Essential skills in family therapy

From the first interview to termination (Third Edition)

家庭治疗技术

（第三版）

[美]
乔艾伦·帕特森（JoEllen Patterson）
李·威廉斯（Lee Williams）
托德·M. 爱德华兹（Todd M. Edwards）　著
拉里·查莫（Larry Chamow）
克劳迪娅·格劳费-格劳兹（Claudia Grauf-Grounds）

王雨吟　译

中国轻工业出版社

图书在版编目（CIP）数据

家庭治疗技术：第三版／（美）乔艾伦·帕特森
（JoEllen Patterson）等著；王雨吟译. —北京：中国轻工
业出版社，2020.8（2025.5重印）
ISBN 978-7-5184-2862-5

Ⅰ . ①家… Ⅱ . ①乔… ②王… Ⅲ . ①精神疗法
Ⅳ . ①R749.055

中国版本图书馆CIP数据核字（2019）第297488号

版权声明

责任编辑：戴　婕　　责任终审：杜文勇
策划编辑：戴　婕　　责任校对：刘志颖　　责任监印：吴维斌

出版发行：中国轻工业出版社（北京鲁谷东街5号，邮编：100040）
印　　刷：三河市鑫金马印装有限公司
经　　销：各地新华书店
版　　次：2025年5月第1版第4次印刷
开　　本：710×1000　1/16　印张：21.5
字　　数：230千字
书　　号：ISBN 978-7-5184-2862-5　　定价：88.00元
读者热线：010-65181109
发行电话：010-85119832　　　010-85119912
网　　址：http://www.chlip.com.cn　　http://www.wqedu.com
电子信箱：1012305542@qq.com
版权所有　侵权必究
如发现图书残缺请拨打读者热线联系调换
250782Y2C104ZYW

推荐序

潮·溪

一个多世纪以前，心理治疗是一个人和另一个人之间的事情。

半个多世纪以前，心理治疗也成了一个人和一家人之间的事情。

时至今日，会和一个人工作的是多数，会和一家人工作的是少数。

可听一位业界名人说：个人问题绕来绕去，往往还是绕不开家庭。

你可能会说：我知道你想说什么，无非是家庭很重要，家庭治疗很重要之类的……

的确，只要是人，就无法抹去家庭的痕迹——你可以没有配偶，也可以没有孩子，但你不可能没有父母，和父母的父母。

甲骨文里，房屋下面摆上野猪用来祭祀，就叫家；

百度百科对家的释义是：家，是温暖的地方，是可以供人遮风挡雨的地方，因为那里，有自己最爱的——亲人；

数十年如一日与家庭一起工作的治疗师可能会说：家，既可能是幸福的源泉，带来无尽的快乐；也可能是万恶的深渊，生出无限的烦恼……

家庭对个人的影响或许如水过石滩，也许无声无息；但我在大连海滩上，不仅看见过被潮水打磨得光洁无比的鹅卵石，也看见过浑身被浸泡敲击得像毛玻璃一样粗糙的玻璃片……

每一天，每个家庭都发生着许多事情。这些事情，或如溪流，或如海潮，影响着、刻画着我们每一个人，也培育着每个人的所谓心理问题和障碍。

如果你有闲暇，或者有志向，愿意了解家庭的奥妙，这本由5位美国人撰写的《家庭治疗技术》便是很好的选择。

如果你是家庭治疗的门外汉或者新兵，那么这本书能指导你从准备初次访谈开始，按照一定的步骤，有章法地对家庭开展工作；如果你是老手或者高手，那么它也能帮助你把多年的感悟分门别类地梳理好，同时为你提供一些新的、可供参考的观点。

难能可贵的是，在第一版4位"老作者"的基础上，第二版加入了一位"新人"，更加详细地介绍了初始访谈的环节与过程，缩减了第一版对治疗进程的某些步骤相对庞杂的表述，增加了对爽约、耗竭的处理，以及有关应对我们不喜欢的来访者等非常务实的内容，对实际工作有更好的指导性。第三版在第二版的基础上又增加了新的一章——与老年人及其照顾者工作，在这章中，五位作者探讨了与老年人的家庭相关的主要问题和工作方法。

译者王雨吟是北京大学临床心理学方向毕业的博士，也是中德班家庭组第三期的优秀成员。她还担任过国际创伤心理治疗连续培训项目的现场翻译，有着很好的专业背景和语言基础，为本书的翻译付出了大量的心血，把作者的思想和经验很好地展现给了读者。

或许，本书的作者没有像巴金那样，把《家》里的人物描绘得那么细腻深刻，也没有像著名治疗师卡尔·怀特克（Carl Whitaker）那样，用绘画一般的语言去描述家庭的格局和进程，但这还是不妨碍你怀着欣喜和期待的心情去阅读这本用最直白的语言讲述着对家庭问题的理解和如何做家庭治疗的书。

曾经听人讨论甚至争论，心理治疗究竟是科学还是艺术。或许，无论说它是反映本质和规律的知识体系，还是说它是减轻负担、美化生活的创作，都有道理。

说心理治疗是科学的论据在于有一系列的相关内容被列为大学和研究机构的研讨课题，还有无数的研究人员在用各种科学的或显得很科学的方法"捣鼓"它。而说它是艺术的同仁们，无论是属于学院派、实战派，还是江湖派、混沌派，都会特别看重心理世界、人际互动以及治疗师本人在此过程中极具个性的经验、灵感和创造力的部分。

反对"非此即彼"，提倡"不分彼此"或"彼此兼顾"、"无可无不可"逻辑的系统式家庭治疗师们肯定会说心理治疗既是科学，又是艺术。用科学的精神去探究，用艺术的精致去创造，或许也是学好家庭治疗的蹊径吧。

有人说，家庭是一笔永远也算不清的"糊涂账"。如果你试图弄明白其中的奥妙，欢迎你加入我们的行列。

但无论算得清还是算不清，家庭还是会像人类一样，生生不息地繁衍下去，一如海边的潮、山间的溪，或奔腾呼啸，或静静流淌……

盛晓春

2019 年 12 月 4 日

译者序

　　近年来，越来越多的临床工作者开始对家庭治疗感兴趣，并愿意学习和在实践中运用该种方式来干预来访者。此时，一本包含明确指导原则的相关书籍会是想要在家庭治疗领域有深入发展的临床工作者的迫切需求。本书正是这样一本能够满足人们需求的书籍。因此，尽管我的工作非常繁忙，但在得知本书的再版时，我还是欣然接受了新版的翻译工作。

　　本书结构非常清晰，根据咨询的时间进程编排内容。这能够使读者对于整个咨询过程中每一个步骤需要注意的事项有清晰和系统的认识。从初始访谈前的接触开始，到初始访谈、评估测评、治疗计划的制订、具体干预实施，直至结束，作者都给出了清晰的阐述。本书作者还对不同类型的来访者进行了独立的阐述：如何对夫妻开展工作，如何对有孩子的家庭开展工作，如何对有心理病患的家庭进行工作。在本次的修订中，作者还增加了新的一章，介绍如何与老年人及其照顾者开展工作。家庭治疗师不仅能从阅读这些章节中获益，还可在遇到特定类型的来访者时着重阅读相应章节，此时将会有更大的收获。除此之外，作者在本书的开篇就对新手治疗师将会遇到的挑战和问题进行了阐述。这部分内容在许多书籍中都未曾得到重视，然而，我相信大量新手家庭治疗师都能够从这部分内容中获益良多。这也反映出本书确实是作者在家庭治疗培训和督导过程中总结而来的，因为它非常贴合新手家庭治疗师的需要。

本书采用生物—心理—社会的理论框架，从而具有较强的指导意义。随着多学科的研究不断发展，对于各种心理障碍的理解都越来越全面和多元化。另外，临床工作的工作特质也决定了临床工作者不可能脱离各相关环节闭门造车。作为一名心理学受训背景的临床工作者，我了解许多心理学临床工作者较易陷入过度看重心理学因素的误区，而忽视了大量其他有贡献的生物和社会因素，从而大大减弱了治疗的效力。本书所秉持的生物—心理—社会的理论框架，能够减少临床工作者进入误区的概率。此外，本书还强调临床工作者与其他专业人员的合作，例如与医生、学校咨询师、保健人员等，这充分体现了系统式的思考模式。

本书内容丰富但阐述非常精练，同时又极具指导性。例如有关预检表、知情同意书等，作者都给出了具体的示例和解释，对临床工作者开展实践工作很有帮助。对于与本书主题相关不大但又非常重要的内容，例如各类精神科药物的使用，作者给予了简要的回顾，以使读者对这些内容有大致了解，同时又不占用过多篇幅。

书中所涵盖的家庭治疗相关知识丰富而多彩，使我在翻译的过程中也在不断学习，并不时反思自己的治疗过程。每读一遍都会有新的收获。正因如此，我非常希望能够将书中的内容尽可能准确而通顺地展现给读者。然而，翻译中一定还有很多疏漏和不足，请读者多多指正。

最后，我要感谢在翻译过程中给予我很多支持和帮助的家人及朋友。感谢中国轻工业出版社"万千心理"的戴婕编辑，相信我并给予我这个机会再次翻译本书。感谢我可爱且富有想法的学生们——范林林、林可秀、王浩比、楼骁斌、邓菊、李燕娟、张伟等，在一次次的案例督导和讨论中，增加了我对于本书内容的理解。感谢中山大学心理学系家庭治疗课程的所有同学，与你们的讨论能让我更清晰地领会本书作者想要传达的思想。最后，感谢我的家人，特别是我的母亲应黎女士，家庭永远是我们力量的源泉！

王雨吟

中山大学心理学系

致谢

　　本书是所有作者集体努力的成果，体现了过去 20 年来我们在圣地亚哥大学的无数次谈话内容。我们的编辑——吉尔福特出版社（The Guilford Press）的 Jim Nageotte，鼓舞我们分享自己的想法。Caroline Thompson，Alicia Joseph、Julius Espiritu、Nicole Goren 以及 Shelby Bambino，是我们的研究生助理、编辑和审稿人，使我们的工作能够保持进度，并且帮助我们处理被忽视了的很多细节。我们的学生不断给予我们挑战，激发我们寻找更好的方式来教授家庭治疗。最后，我们要将最诚挚的感谢送给我们的家人，以及她们为我们的工作提供的灵感！

序

　　大约 20 年前，我们为美国圣地亚哥大学的学生撰写了《家庭治疗技术》（第一版）一书。虽然我们也希望其他家庭治疗领域的学生能够从书中找到有用的信息，但是我们最初写这本书时还是将它视为我们与自己学生的私人通信。我们的信件试图解答学生最常提出的问题，同时回答一些我们认为他们想要问的问题。例如，我们的学生总会报告在开始临床工作的头几个月里觉得自己不合格；其他学生则会出现对于忠诚度的担心：若是自己觉得个体治疗的模型很有价值，那么是否还能成为家庭治疗师？随着受训过程的推进，他们的问题变得越来越复杂。例如，他们开始困惑于如何平衡个体、夫妻和家庭评估；他们要如何考虑精神科药物对来访者的影响，以及他们可以如何与内科医生合作。最近，我们的学生开始对神经生物学和基因学在作为家庭治疗师工作中所扮演的角色产生了兴趣。

　　我们培训项目的优势和弱势都在于圣地亚哥大学没有自己的临床培训中心。因此，从开始临床工作的第一天起，我们的学生就是在社区背景下接待来访者的，而这类机构更注重权宜的和成本获益比较高的治疗方法。此外，我们的学生还需要与各类专业人员协同合作，包括医生、律师、学校咨询师、教师以及其他心理健康专业人员。在努力让学生自然而然地融入治疗师这一角色的过程中，我们也发现社区临床中心对于治疗结果的关注也逐渐改变了圣地亚哥大学培训项目的重点，开始更为关注哪些有作用，而非治疗模式的起源。

圣地亚哥大学的同事们共同发展了一些指导培训项目的核心信念。遵循 George Engel 所倡导的原则，我们相信生理—心理—社会的观点能够指引我们的工作，同时将重点放在系统性思考之上。此外，我们认为我们的主要目标是帮助来访者和他们的家庭，并且我们对所有能够帮助我们达成这个目标的理念、程序、治疗和模型都保持开放的态度。最后，无论具体的治疗方法如何，我们相信治疗师若是能够使得家庭成员互相照顾，那么来访者就必定能够由此获得力量。这些原则在这二十余年中一直指导着我们的工作。

《家庭治疗技术》一书反映了圣地亚哥大学培训项目对学生的关注、实用主义的治疗方法、对多学科观点的重视以及对家庭对来访者的影响力的尊敬。在上两版中，这些信念一直指引着我们，同时我们也在逐步改进。作为第三版，本书反映出了塑造我们教学和临床工作的新的影响力。我们试着阐述对我们的工作产生显著影响的大量新的信息。但是我们发现在一本书中放入所有的新信息将过于烦冗。因此，我们撰写了另外三本书来进一步阐述本书中的核心信念。《治疗师的精神药理学指导手册》(*The Therapist's Guide to Psychopharmacology*)，该书讨论了与生理医生协同治疗的策略并强调了家庭在医学决策和治疗参与上的重要性。此外，我们还撰写了《给夫妻和家庭治疗师的基本评估技巧》(*Essential Assessment Skills for Couple and Family Therapist*)和《家庭治疗研究方法指南》(*Clinician's Guide to Research Methods in Family Therapy*)。这些书都是基于我们的第一本书扩展而来的。

本书第一章关注了新手治疗师经常遇到的苦恼，例如在临床工作中建立自信。之后的章节则致力于帮助新手治疗师建立对于临床工作的理解以及运用治疗技巧的能力。第二章到第六章依照治疗的常规时间顺序——从与来访者的初次接触，到全面的评估，再到治疗计划和干预。所有治疗师都要用到的心理健康技巧被穿插在家庭治疗的知识之中。我们的目标是为新手治疗师提供思考临床工作的工具，而不是仅仅应用他们的指导老师所倡导的取向。

第七章到第十章处理的是基于主诉问题和来访家庭特征的特定临床情境。我们探讨了与儿童和青少年、老年人、夫妻以及受困于严重精神疾病的家庭相关的主要问题和工作方法。

第十一章着重阐述了所有治疗师都会遇到的部分常见阻碍，并且提供了当治疗不再前进时如何解决的具体方法。第十二章关注治疗中常被忽视的部分：结束。在第十三章中，我们通过关注家庭治疗领域新兴的问题对本书进行了总结。我们认为新手治疗师应对这些新兴的主题给予持续性关注，这样她们才能与整个领域共同成长，并且为来访者提供可选范围内最佳的治疗。

在过去的二十年里，我们得知来自美国和其他国家的学生都认为本书非常清晰实用，这使我们感到十分振奋。我们的目标是将我们所学到的许多理念和模型浓缩成精练而具有实用性的指导原则。我们希望《家庭治疗技术》（第三版）能够实现这个目标。

目 录

第一章

新手家庭治疗师
应对挑战

汤姆刚拿到了他在新实习岗位上第一个住院病人的病例。伴随着兴奋和焦虑，他快速浏览了病例上的信息。在"来治疗的主要原因"上，来访者写道："我的丈夫喝酒，还打孩子，我想要获得处理这些问题的方法。"当汤姆思考从哪里入手时，他觉得很不安。是应该全盘接受这位女士所陈述的故事？还是应该采取更直接的方式，立即评估物质滥用的问题？还有另外一个引人关注的问题焦点是案例中存在虐待儿童的迹象。或许，这个非常严重的问题会超越其他问题而占据整个治疗进程。

莎莉看了看今天紧凑的行程，揣度着自己能否熬过这一天。昨天，她刚得知父亲患上癌症，可能活不过今年。她一夜辗转反侧，难以入睡。尽管已是筋疲力尽，但她仍期望能够对来访者进行有效的工作，因此她开始回想今天第一个来访家庭。琼斯一家有一个8岁的儿子，这个儿子有一大堆问题：举两个例子，如白血病和注意缺陷/多动障碍。他是由家庭医生委托而来的，希望能够帮助他"发展出应对技巧"。这一瞬间，莎莉有些担忧，她不知道父亲的事给她带来的伤痛是否会影响到今天的治疗，但她没有过多的时间去思考这个问题，因为她的第一个治疗5分钟后即将开始。

安在回想昨天的小组督导时感到有些畏缩。她之前认为对托马斯夫人进行工作的录像能够展示出自己精湛的联结技巧。显然，她的督导师和小组成员很容易就能看出托马斯夫人非常喜欢她的治疗，也很认真采纳她的意见。但是，让她感到不知所措的是，整个小组并没有把关注点放在治疗师—来访者和谐的关系上，而是一直追问她有关心理评估的问题，而这些问题是她从未考虑过的。托马斯夫人的离婚与她的抑都有什么关系？安是否认为托马斯夫人深夜饮酒反映了她物质滥用的问题？托马斯夫人的孩子是否会因为她缺乏照看的精力和时间而被忽视？安在帮助托马斯夫人寻找工作这件事上应该保持怎样的参与程度？当安意识到自己非常明显地遗漏了对来访者而言极为重要的评估时，她开始怀疑自己是否具备成为一名治疗师所必需的素质。

多数新手治疗师在开始临床工作的初期都体验过焦虑感（Skovholt & Rnnestad，2003）。他们对于自身不足的觉察远超过对个人优势的觉察。同时，他们需要他人的帮助以学会进行良好临床工作所必需的技巧、知识和自信。

许多治疗师在完成理论部分的培训时，都会满怀掌控和胜任感。毕竟，他们在进入研究所时，对于学生生活已非常熟悉，而且对于在课程作业中取得学业成就早已习以为常。然而，学业成就并不一定能轻易地转化成治疗能力。教师和学生都在各自思考怎样才能更好地传授和学习临床工作所需的基本技巧。

书本知识与临床实践工作中的技术实施或理论应用之间的鸿沟是巨大的。即便经过了一年密集的理论培训，学生在开始临床工作时总会有无法言喻的问题：

"我该对来访者说什么呢？"

"我应该如何处理那个情境？"

"在完成收诊表格后，我该做些什么呢？"

"我能告诉来访者自己是个新手治疗师，并且感觉不能胜任、不知所措吗？"

"我该如何清楚地记录会谈的所有信息，以及我该怎样判断哪些信息是最重要的？"

"如果在头两次会谈中，我没有运用强有力的干预或技巧，那是不是意味着我很失败？"

"我知道我该对这个案例有一个治疗的理论框架，但是我就是不知道如何将理论课上学到的知识应用到这个行为冲动的青少年和她充满敌意的母亲身上。"

学生真正需要的是在开始临床工作时培养其作为治疗师的基本技能的方式。本书将提供各种关于"如何去做"的实用指导，包括从周密的评估到精细的治疗计划，从具体干预的要点到在建立治疗关系上的细微差异，以及如何处理治疗中遇到的"阻滞"等各方面。

考虑到家庭治疗、心理健康和医学领域整合的趋势，我们在评估和治疗上强调一种生理—社会—心理的整合观点。这种观点能够为治疗师提供一个框架，使其能有效且全面地了解来访者在治疗中可能呈现出的广泛问题。因此，尽管家庭互动仍是治疗师应关注的重点，但是我们的目标是使新手治疗师做好准备，去整合来自其他领域的信息和技巧，同时也能最好地满足各种来访家庭的需要。

对于刚开始职业生涯的治疗师而言，将家庭治疗理论和干预与个体式的诊断和治疗进行整合的能力具有特别的价值。虽然家庭治疗为临床工作提供了一个独特而重要的视角，但是各种治疗流派对治疗过程中的大部分内容均有着共通的假设。某些临床技巧——例如对自杀风险或物质滥用的评估、有效的转诊——是所有有效治疗里都不可或缺的组成部分。本书将超越传统家庭治疗的边界，涵盖尽可能全面的基本临床技巧。

通常，刚开始进行家庭治疗的治疗师所做的治疗方案会基于他们督导师所喜爱的理论取向或所在机构主导的具体理论流派。我们相信，评估某特定问题是否适合用家庭治疗进行工作是一项基本的临床技巧。当来访者问题超出家庭治疗师工作（或技能水平）的范围时，能够对此做出鉴别是治疗师的一项重要能力，当面对这种情况时，最好请另外一位心理健康专业人员来进行治疗，或是与其他医疗专业人员合作。

的确，心理疾病的生理病因学和心理药物学研究显示，治疗师仅仅精通"谈话治疗"是不够的。治疗团队和多学科治疗方法愈发受到关注，这意味着治疗师必须更多注意生理—心理—社会模型中的生理成分，并学习与其他医疗保健专业人员通力合作。药物管理的知识和向生理医生咨询的能力是多学科方法的一个方面。

尽管本书大部分内容都在讨论贯穿于整个治疗进程的具体过程和重要技术，但我们会在第一章着力阐述新手治疗师最为关心的基本问题——理解与应对新手的惶恐之情。

准备开始

"这是我与来访家庭的第一次会谈，我的心狂跳不已。我不知道该对这个家庭做些什么，而且我也不确定他们是否真的了解为什么全家人都会在这里。我跟这个家庭中的妈妈说着话，因为是她约的治疗，我想要知道其他家庭成员对于他们为什么要来这里了解多少。此时，我意识到，我不怎么喜欢这位女士……"

这是一位实习生的亲身体验，它反映出多数新手治疗师都会遇到的最为实际也最为恳切的两个问题：一个围绕着"我该做什么"；另一个则涉及处理自己对于不同来访者和临床情境的感觉和反应。

治疗有其艺术性和科学性，要想同时学会这两方面是一项颇具挑战的任务，特别是在会见来访者的初始阶段。很多新手治疗师都曾有过阶段性地对自身临床能力有所怀疑或没有把握的经历。部分治疗师担心自己会因临床失误而直接伤害到来访者或导致他们情况的恶化。另外一些治疗师则会担心自己因经验不足而无法帮助来访者。也有一小部分治疗师会怀疑自己作为治疗师的天分和能力，以至于开始严肃地质疑自己是否该继续留在这个领域。

治疗师和督导师都需从发展的角度来看待自信问题（Bischoff & Barton，2002）。临床经验较少的新手治疗师质疑自己的能力是极其正常的现象。事实上，作为督导师，我们更为忧心那些看起来对于自身能力极端自信的新手治疗师。这些新手治疗师低估了要学会如何做好治疗工作的复杂和困难程度。

处理焦虑和自信问题

新手治疗师如何处理缺乏自信心，或是不知所措和焦虑的感觉？第一，治疗师需要认识到这些感受是完全正常的。要学习像做治疗这么复杂的事情本来就是困难的，特别是在新手阶段。更为矛盾的是，当一个人在如何进行治疗上学习得越多时，他会越多地意识到自己未知的领域有多广阔。这种矛盾会滋养着个体作为治疗师的不安感。事实上，学生们质疑自己是否具备成为治疗师所需的特点，这并不是少见的情况（Watkins，2012）。新手治疗师可能会将不知所措的感觉解读为自己天生不适合做治疗师的信号，而这种解读只能更加促发他们的焦虑和不安感。尽管每一位治疗师对于这些感受的强度和应对的方式都有所不同，但每一位新手治疗师多多少少都会遭遇到这些感受。

第二，治疗师需要与其他治疗师和督导师分享他们的不安感。不幸的是，正是出于对不能胜任或失败的恐惧，新手治疗师们难以与他人分享自身的情绪斗争。而当一个治疗师真的冒险与同伴分享自己的恐惧时，其他治疗师一般也会坦言有同样的担忧。这个过程反过来会帮助新手治疗师认识到，这些情绪在职业发展道路上属于正常的情绪，并不意味着自己不适合这项职业（Bischoff et al., 2001）。督导师也会向新手治疗师保证在职业发展的这个阶段，焦虑和缺乏信心是正常的、也是必然会有的反应。

第三，非常关键的一点是，要了解治疗关系本身就具有治疗性。治疗师并不需要为来访者特别做些什么才能使来访者有积极体验。这点对于多数新手来说是非常具有鼓舞性的，因为新手治疗师通常对自己的关系性技术较为有信心。当告知新手治疗师与来访者的联结和共情性倾听有多重要时，多数治疗师会感到解脱，并觉得"我可以做到"。

第四，新手治疗师需要了解，就像其他任何一份新工作一样，他们会见来访者的早期经验也会依循学习曲线。在最初的几个月里，你会同时遇到很多第一次做的事情。当第一次做某些事情时感到焦虑是自然的，因为你也无法确定自己做得是否正确。然而，一旦处理过几次后，你就会积攒一些信息。例如，当你"搞定"过一两个来访家庭的初诊后，再接待初诊家庭时就不会感到那么焦虑了。然而，累积经验需要时间，之后很多情况都会渐渐变得熟悉。

第五，新手治疗师需要检查在自身恐惧和信心问题的背后是否存在着扭曲的认知或不切实际的期待。新手治疗师会受困于完美主义倾向或批判性的自我对话（Hill, Sullivan, Knox, & Schlosser, 2007），而这些是需要被挑战的。身为一名新手治疗师，西奥对自己非常严厉，甚至会质疑，以自己经验不足的水平去治疗大部分的来访者的伦理性。他经常觉得如果他的来访者能够在更有经验的治疗师那儿接受治疗，他们会得到更好的服务。然而，某一天，西奥突然意识到，那些他认为他的来访者应该去寻找的经验丰富的治疗师也曾经是个新手。成为有经验的治疗师的唯一途径是通过学习之路，而他正在路上。要知道，著名的治疗师，如萨尔瓦多·米纽庆和弗吉尼亚·萨提亚，也曾是个新手。认识到这一点会让他更为安心。一组良好的有建设性的想法和意向对于平抚新手的不安大有助益。

很多新手治疗师想知道究竟到什么时候自己才可以不再受困于自信方面的问题。经验丰富的治疗师指出，在从事临床工作 5 ~ 7 年（或者接近

5000 ~ 7000 小时）后，他们就已数次遭遇大多数的临床主题或问题。因此，他们对于自己身为治疗师的能力已非常安心和自信。

幸运的是，治疗师并不需要完成 5000 ~ 7000 小时的工作才能看到自己在自信方面的显著进步。即使是在临床工作的第一年，新手治疗师也能够看到自己信心的增长（Bischoff & Barton, 2002）。初见来访者时常见的焦虑和不安感会在接诊后 1 ~ 3 个月的时间内逐渐减弱。尽管治疗师还会继续与不能提供有效治疗或没能起到帮助的感觉作斗争，但是他们对于自己可能给来访者带来伤害的恐惧将会减少。

在治疗师自信感的成长过程中，500 ~ 700 小时的治疗小时数是另一个显著的里程碑。位于这个时间节点，治疗师可以有足够的临床成功体验，从而开始发展出对于自己能够帮到来访者的初始信心。在这个经验水平上，新手治疗师一般会报告个案概念化的能力已有增长。他们通常知道什么是需要改变的，只是有时不确定如何实施干预从而促使改变发生。

当临床工作经验累积到 1000 ~ 1500 小时的时候，多数治疗师会对自身的整体能力拥有自信。此时，治疗师更精于个案概念化且已发展了整套有效的干预。当然，治疗师仍然会阶段性地怀疑自身的能力，特别是在处理困难个案或问题时。与自信相关的主题也可能在治疗师开始对全新的和不熟悉的人群开展工作时再次出现。然而，处于该阶段的治疗师多数将不再受到怀疑自身临床能力的困扰。

治疗师发展阶段

麦科勒姆（McCollum, 1990）指出，受训背景为个体治疗的治疗师在学习家庭治疗时大致需要经历一个三阶段的发展过程：在第一阶段，他们关注于获取与家庭工作所必需的技巧；第二阶段，他们学着在临床工作中运用系统性理论；第三阶段，"治疗师自身"阶段，他们关注更多与临床工作相关的个人因素，例如探索他们自己原生家庭的经历对其临床工作的影响。

尽管麦科勒姆的观察是基于如何教授有经验的治疗师学习家庭治疗的，但是这些阶段也可以应用于先前无临床经验而直接学习家庭治疗的个体。大体上，最初学习技巧的阶段是以治疗师试着去发现可以对来访者做什么为特征的；之后，关注点转向理论阶段，即如何去思考；在最后的阶段，治疗师则会关注与一个家庭在一起工作时对自体的使用。

尽管每一个阶段都有一个特殊关注点，但这三者可能在不同的时间里有所重叠。虽然发展阶段是根据时间和经验划分的，但是其他因素可能将三者中的任一或者全部都引至台面上——特别是来访者家庭及其临床问题、特定的督导或培训项目的重点以及治疗师自身持续的兴趣等。

第一阶段：学习必要技巧

在治疗师开始他们的临床工作之前，他们通常会有一种复杂的感受。很多人会对终于要开始"做"治疗感到兴奋，有些人甚至表示迫不及待地想要见到来访者。他们急于想将自己在课堂上学到的内容运用到对来访者进行治疗的实际工作中去。然而，多数治疗师报告在见第一位来访者前的主要情绪是显著的焦虑。

治疗师在见第一位来访者前，甚至是开始工作之后，有这些担忧是很正常的。新手治疗师会称自己被这种体验所淹没。很多人称自己在见完病人回家后大哭了一场，而另外一些人称这些压力导致了头痛、睡眠困难、胃疼，甚至食欲改变。

这个最初的阶段是新手开始学习并练习基本技巧的时候。学会放松以及在治疗室中陪伴来访者是一个不错的出发点。治疗师倾听、关注来访者的故事，并向来访者展示对其故事的理解，这些能力是可靠评估和有效治疗的基础。新手可以学着用轻松的好奇心和共情来替代要"做些什么"的焦虑。这个方式能够引出有用的提问和探索，而这正是治疗开始的地方。

第二阶段：学习个案概念化

新手治疗师很快就会意识到治疗关系是促发改变的必要却非充分条件。他们将不再只满足于陪伴来访者；他们意识到一些来访者需要具体的想法或建议来促发其改变。与此同时，治疗师也开始明了为使治疗有效，干预必须源自对家庭动力的清晰理解。因此，治疗师迅速前进至第二阶段，该阶段的重点是对个案的概念化。

个案概念化的学习过程可以是艰难且充满挫折的。在此阶段，治疗师常需与下列问题进行斗争：

"我如何可以得知，在一个个案中，哪个是我最该关注的重要信息？"

"我的来访者每周都会抛给我一个不同的问题。我怎样才能知道应该关注哪个？"

"我知道对这个个案我应该有一套理论，但是我不确定哪个理论框架最适合这个案例。"

"上周我还知道我们应该对什么进行工作，但是现在我又迷茫了。"

"我知道我该聚焦在过程上，但我感到自己又固着在内容上了。"

通常来讲，新手治疗师能够发展出良好的内省和假设，而其难点多在于如何将这些碎片整合成一幅完整的图像或治疗计划。逐渐地，在某些时刻，治疗师会开始渐渐清楚如何将某些碎片拼在一起。随着时间的流逝，这样的时刻变得越来越多，逐渐超越感到迷惘和困惑的时刻。

在第二阶段的早期，很多治疗师发现采取某种特定的概念化理论取向是很有帮助的（McCollum，1990）。当他们运用某一种理论框架进行工作的经验越来越多后，他们会开始意识到它的局限性并开始尝试其他理论。随着治疗师探索更多其他的理论，他们会渐渐发展出自己的框架，将自己

所采用过的不同理论中最好的部分整合在一起。

第三阶段：探索治疗师的自体

当治疗师对个案概念化越发娴熟和自如后，他们会更多地将焦点转向探寻治疗中的自己。治疗师会越发意识到治疗师的自体会在很大程度上影响治疗，进而愈发有兴趣了解自己对治疗个案的独特贡献。

在该阶段，治疗师经常探索他们的自体对治疗有何利弊责任。我们的许多个人经验会成为治疗性工作中促发理解和新想法的催化剂。例如，若一个治疗师能够成功地与其父母发展出成人对成人的关系，那么在处理有关分化的案例时，他可以运用自己的个人经验。特殊的生活经历——创伤、为人父母、分居、疾病——都可能以某种方式有益于治疗性工作。

然而，治疗师的未解决问题或"成长区"会成为治疗的阻碍。因此，在该阶段，某些治疗师会选择更深入地探索个人问题，通常是指治疗师自己寻求治疗。对这些问题进行探索而获得的成长和内省对在治疗中有建设性地运用生活经历来说非常必要。

对临床工作的痴迷

很多新手治疗师报告自己无法停止记挂治疗或来访者。事实上，对来访者的思考几乎填满了治疗师清醒状态下的所有时间，甚至是梦里的时间。新手治疗师梦到来访者或治疗场景的事并不罕见。

学习任何新的事，特别是如治疗这么具有挑战性的事，能够轻易消耗掉一个人的时间、注意力和精力。而且，多数选择治疗作为专业领域的人通常都对人们有着极深的悲悯和关心。不记挂来访者是很难做到的，特别是当来访者正处在极度痛苦的状态中时。

对来访者的记挂（甚至是痴迷）会随着时间和经验的累积而减少。多数资深治疗师在治疗时间之外想起来访者的时间非常少。这个改变的其中一个原因是，得益于经验的累加，治疗师逐渐获得了对临床工作的胜任感。此外，治疗师也学会了如何平衡对来访者的情感卷入和客观性。在某种意义上，治疗师学会了如何设立情感边界（Skovholt & Rnnestad, 2003）。如果边界过于模糊，治疗师易招架不住家庭系统并被卷入其中。而若过于僵硬，治疗师则会缺乏共情，而共情恰恰是充分理解家庭并加入家庭所必需的。前者是新手治疗师常见的问题，在有更多经验后，他们会学会更好地调节边界。

处理耗竭

初一瞥，大家可能都不会预期刚踏上家庭治疗行业的新手会出现耗竭的现象。然而，许多新手治疗师在临床训练期间就会体验到某种程度的耗竭。部分治疗师挣扎于耗竭的泥潭，甚至开始质疑自己是否仍希望将治疗师作为自己的事业。这种现象并不少见。在新手治疗师中导致耗竭现象产生的潜在缘由有以下几个因素：

第一，学习做治疗是一个吃力的过程。正如上文已经提及的，新手治疗室或许时刻将来访者记在心上，从而难以在临床工作中做到心理层面的休息。此外，作为新手治疗师，对于自身能力的担忧会降低从事治疗工作的某些愉悦感（Edwards & Patterson, 2012）。

第二，治疗师也拥有临床工作之外的其他压力源。例如，你可能有其他课程、复杂的考试或是作为你训练项目一部分的硕士或博士论文亟须完成。你也可能需要为了学费或生活费而打工赚钱，家庭或伴侣也会占据你的时间和精力。在努力成功处理所有事情的过程中，你可能会体验到巨大的压力。

第三，在学习治疗的过程中，相关课程或临床工作可能会引发你的个人事务（personal issues）。通过临床训练所积累的内省，会不可避免地导致学生重新审视自己的生活和家庭。尽管这个过程会催化显著的个人成长，但仍会为新手治疗师带来更多的压力。

为了避免耗竭，练习照顾好自己是非常重要的（Norcross & Guy，2007）。例如，你需要设置"为电池充电"的时间。当一个人的时间非常紧迫时，他通常会牺牲掉照顾自己的时间。当面对无数需要完成的任务，还花时间去照顾自己似乎是与人们的直觉反应相悖的。但是，在照顾自己上所花费的时间通常会给你带来旺盛的精力和更高的效率，以作补偿。然而讽刺的是，许多治疗师会给自己的来访者这个建议，自己却很难做到。

避免耗竭的另一重要工具是设置界限。新手治疗师通常报告说他们临床工作时间表的设置在很大程度上是以来访者方便为优先考量的。在某些情况下，新手治疗师可能一周5天都在工作，但如果安排合理，他们的个案总共只需占用3～4天的时间。随着治疗师经验的累积，他们通常会更愿意对他们可利用的时间设置一些限制，给自己一些受到保护的时间。

治疗师还需要一个强大的社会支持网络。在受训过程中，我们中很大一部分人会亏欠家人很多，因为家人为我们提供了大量的情感和经济支持。与非治疗领域的家人或朋友待在一起能够使得你暂时性地逃离对于新手咨询师的各种要求。同时，你也需要来自领域内的他人的支持，因为他们才能理解身为治疗所需要面对的特殊的压力。你会发现与培训项目内的同伴们联结并获得来自他们的支持是一件价值无限的事（Edwards & Patterson, 2012）。无论是资深治疗师还是新手治疗师都需要同事，可以一起分享临床体验，避免耗竭。

小　结

本章阐述了新手治疗师在其职业生涯早期会遇到的一部分常见挑战。在应对这些挑战的过程中，在心中保存一副"整体框架"并不时回想身为治疗师的益处是非常重要的。学习做治疗是个人成长的一剂强效催化剂。在学习如何帮助其他家庭的过程中所习得的内容都可应用于自己的生活和家庭，从而使自身的生活更为丰富多彩。身为一名治疗师，你会目睹许多感人至深的富有勇气的时刻，也会对来访者有着深切的同情。在这些方面你可以说是拥有特权的。当看到来访者创造出更美满的生活，并知道自己对这种成长和改变也有所贡献时，我们会感到自己的付出是值得的。当来访者真的发生改变时，能让我们体验到最强满足感的来访者通常是那些让我们最为纠结、付出最多努力的来访者。在你穿越荆棘时，将下列"提醒"谨记于心会大有助益：

1. 成为一名治疗师是需要时间的。学习者的身份对你而言是一个机会；此时，你并不会被认为是个专家。成为一名有效的治疗师需要好多年的训练。

2. 确保对于自己的照料。运用建设性的减压手段。发展来自其他同学、同辈和同事的支持资源。

3. 自我怀疑很正常。对自己耐心点，聚焦在积极的方面，并且将注意力放在治疗师成长的发展性任务上。

4. 动用将你引至这一领域的技能。在你学习很多新的理论和材料的过程中，继续注意你的直觉、你与他人共同工作的需求以及你天生的个人优势。

第二章

初始访谈之前

社区咨询中心，电话线那头，艾斯卡特尔夫人的声音强烈地颤抖着。"我一定要跟咨询师谈一谈……拜托！"她恳求着。"我孙子有麻烦了，他需要帮助。我都不知道还可以做些什么了。我担心他可能……"咨询中心的接待员简单做了一些记录，就很快给中心的一位家庭治疗实习咨询师打电话。"我接到一位女士打来的电话，她的孙子刚刚拿拳头砸墙壁。"接待员说。"您能接诊吗？"在短短的几分钟内，这个新的实习咨询师就已经开始和他的新来访者在电话的两头相互沉默着，心中都充满了问题和焦虑。首次的接触即将上演，未来康复工作赖以实现的合作关系可能由此建立，也可能就此被摧毁。

处理家庭对治疗的期待和焦虑

上述个案片段所捕捉的这一刻正是治疗过程中最为关键的时间点之一——治疗正式开始之前。正是在这样一个脆弱的时期，你未来的来访者会决定是否要冒险进行治疗。尽管之前有过良好治疗经验的来访者会抱着乐观的态度开始新的治疗，但是其他人则会出现各种矛盾的心理，包括对开始治疗的希望、期待以及恐惧。

以艾斯卡特尔夫人为例。在她的家庭中，处理家庭问题的人一直都是丈夫和妻子、叔叔和姨母、祖父母、知心好友，以及其他与家庭亲近的人。因此，寻求"专业"帮助使她感到万分焦虑，这份焦虑也只有其对孙子的关切之情能够抗衡。她孙子暴躁的脾气已经超出了整个家庭能承受的底线。由于之前没有治疗经验，她不知道咨询中心里的一个陌生人可能会做些什么来帮助自己——毕竟，所有可能的方法都已经试过了！这个咨询师会相信她吗？她该怎么描述现在麻烦的困境？那里的人会真的关心她家的事吗？寻求帮助是不是意味着自己彻底失败了呢？

对于那些因为实在是束手无策而最终决定寻求治疗或被转介而来的家庭来说，上述想法并不罕见。然而机会也正隐藏于他们疲惫不堪、忍无可忍和绝望的感受之中。家庭中每个成员对于尝试治疗的态度、期待和动机可能都有着显著的不同。他们参与治疗的理由可能是显而易见的，也可能是无法言明的，但几乎没有成员的理由会是一模一样的。直到初始访谈或者更后面的会谈，这些信息中的大部分才会逐渐显示出来，但是从初次接触开始就将下述问题谨记于心会大有裨益：

"来访者对于治疗的预期是什么？"

"对于参与治疗，他们有哪些焦虑的问题？"

"是什么使他们来到治疗，以及是谁提出这个想法的？"

"为什么现在来治疗？"

治疗师若是无法意识到与通常被隐藏起来的来访者动机、期待和焦虑相关的因素，那么他可能会不自觉地用一种无效的方式做出反应，而这种反应将使来访者感到不值得冒如此大的风险来参与治疗，或者与之相反，会导致治疗师接受那些更应寻求其他服务的来访者。例如，新手治疗师会发现自己卷入了法律案件的漩涡，包括离婚、抚养权、收养或其他各种诉讼。家庭治疗师通常都没有受过法律调解或抚养权评估等方面的专业培训，因此，对我们中的大多数人而言，在此类情境下，最好是拒绝进行治疗。

即使是在来访者的问题明显需要治疗且没有潜在法律问题的情况下，也需对每个家庭成员开始治疗的理由和动机水平予以重视和评估。在个体治疗中，这个问题可能不会如此突出，因为个体若自己不愿意通常就很少会来参与治疗。联合治疗则不同。例如，在夫妻治疗中，通常会有一方有更强的求治动机，或至少认为治疗是一种有效处理关系问题的方法。而另一方则可能对治疗有所抵触，或更偏好解决婚姻问题的其他方式，或者他愿意参与治疗的原因只是因为将治疗定位为"帮助另一半"或"挽回婚姻"的一种方式。

对于家庭而言，治疗的理由和动机那就更为不同了。或许是家庭中一位强势的成员迫使其他成员参与治疗的。又或许，是因为一位"中立"的治疗师所提供的安全的和每周一次的规律会面使家庭能够有机会坐在一起谈论个人和家庭的重要问题。此外，毋庸置疑，在评估家庭成员对于接受治疗的不同反应时，考虑家庭来诊的委托机构和治疗史非常关键。法庭判定的治疗，可能提示着来访者存在潜在的阻抗或不情愿的心理。若是学校咨询师、医师或家庭朋友的推介，则可能对家庭首次预约治疗的方式有所影响。例如，家庭成员可能不同意学校咨询师对于"问题"的观点，因此在寻求治疗时的投入就较少。反之，若是此类推介来自一位公认的专家，那么这就更加印证了这个家庭确实是要积极寻求帮助。相似的，与其他机构或个体的先期接触会使家庭对治疗有许多先入性的期望，或者反过来一点期望都没有。由于这些很少被表达出来的期望和焦虑会影响到治疗师如何对家庭予以治疗，因此，有必要在治疗最开始的时候就对此有所察觉。

与艾斯卡特尔夫人一样，当初次接触发生时，来访者对治疗师会有很多疑问。位于问题清单首位的就是，治疗师是否具备真正理解和关心来访者的能力，以及他是否真的能够有所帮助。来访者可能会通过以下方式来获得上述问题的答案：自己的电话多快得到了回复，或是在自己的概念里，电话另一端的人是否理解了自己对问题的简要阐述。治疗师（或机构）在应对个体需求上的灵活性也传递着上述问题的答案。如果治疗师关注费用问题而没有专注地倾听来访者则会告诉来访者——他们不是排在首位的，钱才是。若这些早期的知觉使得来访者认为治疗师并不关心或不能帮到他，那么或许就没有后面的初始访谈了。反之，充满了共情和自信的初次接触则已开始为成功的治疗奠定了坚实的基础。

对于初次接触来访者的建议

尽管心中有对未来来访者的无数期待、焦虑和问题，然而治疗师可以根据以下针对初次接触的实用建议，来做好初次的电话访谈：

1. 倾听并向来访者反馈你所听到的。仅仅是倾听并向来访者简要重复其所说的内容，你就能够使未来的来访者感到自己有被听到。有效的倾听在 5 分钟内即可完成，并使来访者在挂断电话的那一刻感受到解决问题的希望。

2. 评估是否是危机情况。初始的电话可能会显示出下列需求，即时的危机干预、住院治疗、转移家庭成员，或是需要其他机构如警察或儿童保护组织的介入。治疗师需要了解危机干预的诊所或机构的联系方式和处理流程，以及在这些情况下会用到的社区或国家法律（如儿童虐待报告的相关法律）。

3. 考虑治疗范畴因素。你是否拥有诊断并治疗来访者主诉问题的知识和经验？部分机构会为新手治疗师仔细筛选来访者。例如，生理医学的问题、自杀风险、严重药物或酒精滥用的问题，或是单纯的个体问题（如恐怖症），这些问题并不属于婚姻和家庭治疗师的治疗范畴。此时，你可以立即澄清自己的强项和治疗限制。

4. 尽快回复。尽可能快地回复电话，约定首次访谈，并完成评估。这些行为能够显示你对来访者的关心，以及对满足其需求的信心。你体现出自己是可以信赖的，这同时也能使来访者确认你能够帮助他。

5. 考虑为何是这个家庭成员发起初次接触，同时牢记与家庭中的每个个体保持良好关系的重要性。治疗师通常会在这个问题上犯错。治疗师很容易被那些最具备"心理学头脑"或最强势的来访者吸引，从而忽视了既是问题所在又是解决方式所在的那些人。在首次访谈前，打电话来的家庭成员基本都是家庭的发言人。但是，治疗师可以在首次访谈前即与家庭的其他成员有所接触。进行额外的电话联系是为了确保使每个家庭成员都感到被欢迎，并且了解他对于治疗师的感觉和想法。

6. 尽快有效地说明治疗的"商业化"部分，同时不要减少对来访者需求的倾听。对于收费标准和支付方式、如何预约以及如何保留和取消预约的基本解释是非常重要的。同时，交通问题对很多家庭来说也至关重要。来访者是否有车，或者有没有人可以载他们来诊所？他们必须开车还是可以乘坐公共交通？他们是否知道诊所的方位？家庭成员工作和上学的时间？如果需要，他们是否有暂时托管孩子的地方？提前讨论这些问题能够帮助治疗师和家庭避免因为无法解决的后勤问题而出现预约了却无法出席的情况。知情同意和保密协议的问题可以在电话上进行处理，更常见的方式是邮寄或者在首次访谈前在诊所里填写。（第三章中将会详述这些问题。）无论信息是通过何种方式传达的，重要的是，确保来访者清楚了解对他们的要求以及他们可以对治疗有何期望。

7. 将初始接触限制在基本的、相关的信息和问题上。初始接触不是提供干预、建议和意见的时间。治疗师需要准备好去引导通话内容的方向。未来来访者可能会冗长地描述问题，详细追问你的资质、方法和治疗理念，或者想要得到即时的诊断，或有其他关心的事项，而这些事项即便是正当的，也更适宜放在初次会面时详谈。你要让来访者感到被理解，同时强调在首次会谈时会有机会更深入地探索问题。通常，来访者在得知已经约上了会面的时间和地点来进一步讨论所关心的问题后，其焦虑感会显著下降。

需要采集哪些信息

许多机构和治疗师都有预检表，用以在初次接触时收集来访者的基本信息。预检的形式（电话、在接待室填写、访谈等）、问及的具体问题以及表格的长度，这些都会根据每个机构的服务范围和使命理念而有所不同。这些信息可以由接待员，也可由治疗师通过电话收集。其他可能的方式包括在首次会谈前将表格寄给来访者，或在首次会谈前让来访者在接待室里完成表格的填写。即使初次电话接触的时间有限，也不能获得如正式预检表般全面的信息，但是电话仍能开启评估和联结的过程。为达到此目的，在初次电话接触中应关注以下问题：

1. 来访者主诉是什么以及其如何陈述该问题？该问题是否是危机事件？是重度还是中度的问题？这是一个独立事件还是长期的困境？
2. 家庭如何对该问题情境做出反应？到现在为止，他们是如何应对的？
3. 家庭之前是否有过治疗经历？
4. 家庭为何现在来寻求治疗？
5. 是否有其他的因素正在影响该问题情境（如各类压力源的性质和出现频率——是来自工作、个人、躯体的还是其他的）？

图 2.1 是预检表的一个样稿，其包含了婚姻和家庭治疗师认为最为重要的信息。心理健康专业工作者会根据自身受训背景的不同而对具体的信息有所侧重。例如，多数精神科预检表更为关注个体的症状，而非关系层面的内容，而儿童心理学家会询问有关儿童胎儿期和分娩情况的问题。然而，无论治疗师的流派和取向如何，所有的预检表都会包括的内容有：来访者对于问题的简要描述（用来访者自己的语言），以往的治疗经历，以及当下的身体情况和用药情况。无论这些信息是在初始电话接触时还是初次会谈时采集的，它们都是至关重要的数据，将有助于测评和治疗。

治疗师如果想要了解更为全面的可用的评估工具，可以参考《电子化时代的纸质办公室》（*The Paper Office for the Digital Age*, Zuckerman & Kolmes, 2017）一书中的众多资源。这本巨著的第五版涵盖了多年来众多治疗师所贡献的工具。因此，该书设计了所能想到的每一个主题，包括记录存档、降低风险、计算机资源、知情同意、治疗计划以及财务记录。对于通过多年搜集和汇编而成的该书，新手治疗师仅仅是阅读该书就能够对治疗过程习得甚多。

姓名：＿＿＿＿　电话：＿＿＿＿　生日：＿＿＿＿　出生地：＿＿＿＿　年龄：＿＿＿＿

地址：＿＿＿＿　婚姻状况：＿＿＿＿　宗教：＿＿＿＿　种族：＿＿＿＿　性别：＿＿＿＿

工作单位：＿＿＿＿　　　　　　　　　　工作年数：＿＿＿＿

上一个工作单位：＿＿＿＿　　　　　　　工作年数：＿＿＿＿

地址：＿＿＿＿　　　　　　　　　　　　主管：＿＿＿＿

电话：＿＿＿＿　　日工作小时数：＿＿＿＿　薪水：＿＿＿＿

最高学历：＿＿＿＿　学校：＿＿＿＿

孩子姓名：＿＿＿＿　出生日期：＿＿＿＿　年龄：＿＿＿＿　学校：＿＿＿＿

＿＿＿＿＿＿＿＿＿＿＿＿＿＿＿＿＿＿＿＿＿＿＿＿＿＿＿＿＿＿＿＿＿＿＿＿

＿＿＿＿＿＿＿＿＿＿＿＿＿＿＿＿＿＿＿＿＿＿＿＿＿＿＿＿＿＿＿＿＿＿＿＿

＿＿＿＿＿＿＿＿＿＿＿＿＿＿＿＿＿＿＿＿＿＿＿＿＿＿＿＿＿＿＿＿＿＿＿＿

你（或你爱人）是否曾经接受过治疗或参与过任何形式的咨询项目？ □ 有 □ 没有
如果有，什么时候？＿＿＿＿＿＿＿在哪里？＿＿＿＿＿＿＿＿＿
理由：＿＿＿＿＿＿＿＿＿＿＿＿＿＿＿＿＿＿＿＿＿＿＿＿＿＿＿
本次咨询的理由：＿＿＿＿＿＿＿＿＿＿＿＿＿＿＿＿＿＿＿＿＿＿
＿＿＿＿＿＿＿＿＿＿＿＿＿＿＿＿＿＿＿＿＿＿＿＿＿＿＿＿＿＿＿＿＿＿＿＿
是否由他人介绍至本机构？ □ 是 □ 否　如果是，由谁介绍的？＿＿＿＿＿＿＿

图 2.1　预检表样稿

介绍的原因：_____

现阶段是否正在接受其他咨询师的治疗？ ☐ 是 ☐ 否 如果是，咨询师是：_____

咨询时间是：_____ 持续时间：_____

曾经是否因任何心理健康问题而住院？ ☐ 是 ☐ 否 如果是，什么时候：_____

在哪里：_____ 主治医生：_____

曾经或现阶段，是否曾因药物依赖或滥用而接受治疗？ ☐ 是 ☐ 否

如果是，什么时候：_____ 在哪里：_____

主治医生：_____ 治疗时长：_____

现阶段是否正在服用任何类型的化学物质？ ☐ 是 ☐ 否 如果是，请注明（毒品和

/或酒精）：_____

服用该物质的频率：_____

现阶段是否正因躯体疾病而接受医生的治疗？☐ 是 ☐ 否 如果是，请列出使用的药

物：_____

医生姓名：_____ 电话：_____

地址：_____

曾经是否被拘捕过或犯过罪？ ☐ 是 ☐ 否

如果是，时间：_____ 理由：_____

处罚结果：_____

现阶段你有哪些问题？_____

_____

你对治疗有什么期望：_____

_____

请列出现与你生活在一起的所有家庭成员：

_____   _____

_____   _____

_____   _____

现阶段最主要的问题是：_____

_____

如果需要，其他亲属是否愿意参与治疗？ ☐ 是 ☐ 否

如果不愿意，请注明理由：_____

紧急情况联系人：_____ 电话：_____

地址：_____

图 2.1 （续）

_____　　_____

签名　　　　　　　　　　　　　　　　　　　　　　日期

敬告所有来访者：
若对治疗有任何问题，请与你的治疗师讨论。_____
_____

接诊意见：
初步治疗计划：_____
_____

图 2.1　（续）

谁该参与治疗

　　在初始电话接触过程中，治疗师需要提醒来访者邀请家庭成员参与治疗的重要性。尽管多数治疗师有足够的灵活性，并不坚持让每个家庭成员每次都必须出席，然而，将治疗通常是整个家庭的事这样的信息尽早地传递给来访者是治疗的基础，它能够促使看似与问题不相关的家庭成员参与到治疗中。当主诉的问题明显涉及关系时（如兄弟姐妹间的争吵，或父母和孩子之间疏离），那么邀请涉及的所有成员都来参与治疗一般都是有益的。

　　除上述基本准则之外，以下规则也可以帮助你尽早确定新来访家庭可能的最佳组成方案：

1. 询问家庭中谁愿意参与治疗以及为什么。

2. 试着确认家中谁受到这个问题的影响，并询问这些成员是否愿意参与治疗。

3. 考虑代沟问题。让所有年龄层的成员都参与治疗是否合适？

4. 即使主诉问题主要还是个人的问题，也可以询问其他成员的存在是否会对治疗有促进作用，或个体是否能从其他成员处获得支持？

5. 其他成员是否可能对治疗造成阻碍或对治疗有所损害？

6. 该家庭拥有怎样的动机和能力使其能够以整个家庭的形式参与治疗？

7. 根据问题的具体情况，每次参与治疗的成员会发生改变。治疗师应对这一点保持开放的态度，但是要试着与所有成员均建立良好的关系。

来访者对于谁该接受治疗自然会有自己的想法，治疗师需重视和思考来访者产生该想法的理由。例如，有时夫妻之一会要求进行个体治疗，"因为我是那个造成婚姻问题的人"。治疗师可以指出这里涉及关系问题，并推荐夫妻双方均参与治疗。类似地，家庭成员可能认为"索引病人"才是唯一该接受治疗的人。很明显，治疗目标与谁参与治疗存在直接的关系。治疗目标会因为不同的家庭成员参与治疗的意愿而受到限制或得到扩展。一旦成员与治疗目标之间的关系得以澄清，治疗即已逐步确立，也就无须设定每次治疗谁该来参加的硬性规则。

在一项对婚姻和家庭治疗师的调查中，Doherty 和 Simmons（1996）发现，家庭治疗师最愿意面对的工作对象先是个体，然后是夫妻，最后才是家庭。Northey（2002）在另一项对美国婚姻和家庭治疗协会临床成员的调查中再次验证了上述结果，发现"来访者 54% 的时间接受的是个体治疗，而夫妻和家庭治疗的时间分别为 35% 和 42%"。然而婚姻和家庭问题是最常见的主诉问题。公众似乎逐渐开始意识到很多问题是关系性的而不是主要集中在个人身上。广播、电视谈话节目以及许多畅销的杂志和电影，都强调了心理健康问题的关系本质。在探索功能失调的关系的同时，人们也开始有更强的意愿去探索正常关系中的压力因素。治疗师需要对新来访者进行心理教育，通过强调关系对人们感受、思考和行动的影响力，告诉来访者共同治疗的益处。社会和文化因素在制造关系困境上所扮演的角色也需得到讨论。尽管在许多情况下，个体治疗也是合适的，但是家庭治疗师通常会让至少两个人参与治疗，并将其治疗重点放在关系层面上。当婚姻和家庭治疗师对个体进行工作时，他会采取系统观来看待个案。这意味着治疗的焦点会包含来访者生活中涉及的重要他人和社会系统。

初步假设

在初始接触后，多数治疗师会为自己收集足够的基本信息来建立一些假设。这些假设能够指引治疗师在初次访谈中就某些领域追问更多的信息。据此，治疗师可设计出一系列问题去获得支持或证伪其假设的信息。

为了开始临床思考的过程，治疗师需要关注已经了解了哪些信息以及这些信息为何是有用的。很多时候，我们在对来访者的主诉问题有工作性的理解之前，就去追寻事件背后的意义了，这不免有些操之过急。所以，首先总结已获得的信息并挑出其中关键的部分会有很大帮助。哪些是来访者告诉你他认为重要的部分？开始时，提问远比对来访者的动机或行为做出解释来得更有成效。

发展假设的过程是创造性思维发挥作用的时刻。我们的猜测和推测会源于先前处理类似案例的经验、我们有关个体或家庭的知识以及我们的临床感觉和直觉。在此阶段，我们并不是要寻找答案，而是在发现问题。我们会从正在发生的事和已经发生过的事中提取相关的假设。治疗师此时并不应假定自己知道答案，而是应在形成某些感觉后进一步询问。接下来的临床情境展示了在初始临床评估中形成某些假设的作用。

一个 9 岁的女孩，从来没有真正喜欢过上学，现在突然开始拒绝上学。她开始变得退缩，闷闷不乐。当问她为什么不想去学校时，她只是哭，也不回答。为了形成对于这个案例的假设，首先总结关键因素会有所帮助。主诉问题是孩子拒绝上学。问及该问题时她的反应是哭和退缩。该场景中的关键词语是"突然"。这种变化是突然发生的，该信息在形成假设时非常重要。她态度和行为上的突然变化会导向的推测是，她的生活中可能发生了什么不愉快甚至创伤性的事件。而她难以回答关于她行为的问题，这个表现也支持了该理念，即发生了某些恐怖的事情，而她则在试图回避。这为治疗师提供了一些可以探索的假设。以下也列出了一些其他的假设：

1. 这个女孩在学校里被某些人恐吓。
2. 家中发生了突然的改变，使她更想留在家里。
3. 她正在发展出学校恐怖症。
4. 她抑郁了，而不愿上学是其抑郁的症状表现。
5. 她有躯体疾病，却不愿意讲出来。

这些假设为治疗师提供了对其行为改变的可能解释。它们能够为进一步询问提供方向，但并非只有这些假设。假设能够帮助我们缩小关注点的范围并排除一些可能性。一旦形成了某些假设，治疗师应开始思考还有哪些信息可能是有用的。当治疗师提问时，表现出对来访者的好奇能使治疗师处于有所帮助却非评估性的位置。类似地，在督导时，督导师和同伴可以就探索的方向和问题提出建议。另外，初始信息也可能提示应推荐来访者做身体检查、心理测验或发展性评估。

小　结

　　治疗从最初的接触就已开始，即来访者与其治疗师正式会面之前。来访者此时便开始形成对治疗和治疗师的印象。此外，治疗师要开始收集建立初步假设所需的信息。最近，我们接待了一位刚来治疗的来访者。她提到接待员温和的嗓音和接待室里温暖的室温让她感到安全。她已做好开始治疗的准备。一位实习治疗师告诉我们，在她带着来访者从接待室走向治疗室的途中，她的新来访者们就开始为他们的儿子而争吵了。她不知道这意味着什么。我们推荐你从最初的电话开始，思考来访者与你或你所在机构的任何接触。处理好早期的互动能够为之后的治疗设立良好的基调。

第三章

初始访谈

她焦虑地看了看表，离初始访谈开始还有 5 分钟的时间。她在心里千万次地演练着会谈开始时想说的那些话。她担心自己会因为紧张而忘掉一些重要的内容。她极力想给对方留下一个好的印象。现在，只剩下两分钟了，如果她心里那些七上八下的感受能够消失，她就觉得自己已经做好准备了。她看了看门，在那一瞬间，她真希望自己能够逃离这里。她深吸了一口气，治疗室的门打开了……

你觉得这描述的是一位正在等待初始访谈的来访者还是治疗师？两者都有可能。治疗师和来访者都一样，开始一段治疗会引发害怕、兴奋以及紧张之感。每一位来访者都会带给你一段不同的旅程。本章的内容涵盖了在初始访谈中应重视的基本内容，以确保你的旅程有个良好的开端。

初始访谈的阶段

许多新手治疗师发现将初始访谈分为几个阶段能够对工作有所帮助。在第一个阶段，治疗师对来访者、来访夫妻或是家庭表示欢迎。这个阶段的目标是相互介绍，并让来访者感到舒适。第二个阶段需介绍管理上的情况。该阶段的目的是确保来访者对治疗的过程有清晰的理解，包括保密原则、录像以及费用。在介绍完管理方面的事务后，治疗师可转向目标设定阶段。在该阶段，治疗师试着去了解来访者希望通过治疗达成什么目标。一旦了解了来访者的目标和对治疗的期望，治疗师即可开始评估阶段。评估阶段通常需要比初次会谈更多的时间。

　　每个阶段所需要的时间会因每个来访者的特点而有较大区别。通常来说，初始访谈的前两个阶段——欢迎来访者和处理管理性事务——可以在开始的 10 ~ 15 分钟内完成。然而，在某些案例中，来访者可能对治疗过程有很多问题，从而导致第二个阶段时程的延长。目标设定阶段的时程取决于一些因素。有些来访者能够极为有效率地阐述自己的问题，而也有来访者会离题万里，或讲着冗长的故事。目标设定所需的时间也依赖于来访者的人数。征求家庭中每个成员对于治疗目标的看法所需的时间一般都要长于个体治疗所需的时间。在多数情况下，治疗师能够在初次会面时把部分时间用于评估性的工作。然而，对某些来访者而言，更为现实的期望是将初次访谈仅用于设定治疗目标。

　　为使初次访谈能够成功，你需要完成几项重要的工作。有些工作，例如目标设定，能够在一个特定的阶段完成。而有些工作，无法在某特定阶段之内完成，而是需要在初始访谈的各个阶段均予以注意。例如，在初始访谈的各个阶段，你都需要注意与来访者建立关系。重要的评估信息也可能会出现在初次会谈的任何一个时间点，即便治疗师还未开始正式的评估阶段。

建立联结：如何加入来访者

　　对治疗师而言，首次会谈最为重要的任务是成功地加入来访者。加入（joining）的含义是来访者感到与你有所联结，这种感觉通常出现在当他们感到被你理解、尊重和关心的时候。加入既是一种技术（建立关系），也是一种态度。加入的重要性是无论怎么强调也不为过的：它是未来工作的基础。若未能成功加入来访者，那么你的所有努力都会受阻，包括评估和治疗。例如，如果你未能与来访者建立安全而坚固的关系，那么他们就不会愿意与你分享较为敏感的信息。类似地，若你没能与他们建立稳固的治疗关系，来访者对你的建议会有强烈的抵制或是对其有防御心态。最终，加入来访者的失败会导致治疗的夭折（Roos & Werbart, 2013; Sharf, Primavera, & Diener, 2010）。

加入是整个初始访谈都需仔细关注的过程。它开始于治疗之初，即来访者被迎进治疗室的时候。当被问及见治疗师的体验时，琴分享说，"从最开始就感觉不太对劲"。在她介绍自己的时候，治疗师似乎有些心不在焉。治疗师好像忙于某件事情，所以一直在走神。她也没有与琴握手，甚至没有眼神接触。这位治疗师错失了与来访者建立联结的机会，因而也无法创造治疗所需的安全的环境。

因为来访者通常都会对治疗感到焦虑，所以当开始会谈时你需要试着让来访者感到舒适。有些治疗师会在开始正式讨论问题前与来访者进行一些简单的社交谈话来达到破冰的目的。例如，你可以问他们从事哪个行业，或是他们喜欢哪些娱乐活动。除了让来访者感到与你谈话很舒适之外，这种方式也表达了你对他们个人的兴趣。你也可以分享一些你的个人信息，让来访者了解你。理想的情况是，你能够找到一些与来访者共通的东西，这会对与来访者建立联结很有帮助。

加入也可以发生在初始访谈的其他时间点。例如，当你怀有敬意地倾听并解答来访者就保密性、费用及其他事务的问题时。同样地，给予每个成员阐述自己故事的机会也会促进加入，因为这会使每个成员都感到被倾听和理解。有反馈的积极倾听、维持直接的目光接触或是身体前倾，都会让来访者进一步感觉你对他有兴趣且关心他们所说的事情。在初始访谈的结尾以正面信息做总结也能增强你与来访者的联结。例如，有一位丈夫虽抵触治疗，但仍然来到了治疗室，治疗师可就其对夫妻关系的关心程度予以称赞，即便这位丈夫对治疗仍持较强的保留态度。

尽管促进加入的技巧是可以学习的，但是需要明确的很重要的一点是，与另一个人建立关系不能仅仅成为一个处方或是一套技术。事实上，任何治疗师所拥有的最大的资本就是自己。你的人格、态度、生活经验以及悲悯之心都会有助于你与来访者建立关系并成为关系的一部分。

尽管治疗师本身通常是促进加入的资本，但是也会出现治疗师的性格特点成为阻碍的情况。若治疗师对于种族、民族、性取向、社会经济地位或宗教取向带有偏见或负性的认知，那么与具有这些特质的来访者建立联结就会有困难。同样，若来访者勾起了治疗师对某段痛苦关系（可能是父母或伴侣）的记忆，那么治疗师也很难加入来访者之中。因此，你需要保持高度警觉，确保个人因素或偏见不会影响你与来访者建立关系。

处理管理性事务

在初始访谈中需及早向来访者说明管理性事务，以使来访者能够了解治疗过程。尽管这些事务被称为管理性事务，但是治疗性事务通常也会通过它们体现出来。一位坚持不允许录像的来访者可能会在后续的评估中表现出对人强烈的不信任——这也成为治疗的关键领域。因此，对于注重过程而非仅关注于内容的治疗师而言，在处理管理性事务时，他们就可以发现评估甚至干预的重要机会。

保密性以及信息披露

你必须向来访者阐明治疗中的保密原则。他们不仅需要被告知治疗的保密特性，同时也需向其解释在何种情况下保密性将会被突破（如，有对自己或他人造成伤害的威胁时，以及涉及儿童虐待、老人或依赖者虐待时）。保密性原则最好能同时通过口头和书面的方式传达给来访者。治疗的知情同意书（在本节后面部分会讨论到）应包括治疗中的内容哪些会以及哪些不会得到保密。

对夫妻和家庭进行工作的治疗师同时也须考虑如何处理家庭成员之间的保密问题。例如，部分治疗师会在夫妻治疗的过程中开展个体会谈。类似地，治疗师可能在家庭治疗之外再单独会见儿童或青少年。治疗师必须阐明个体治疗中获得的哪种程度的信息将会获得保密，或者会与其他家庭成员分享。部分治疗师坚持家庭成员间"无秘密政策"，而部分治疗师则允许对个体治疗中涉及的部分信息进行保密。无论哪种情况，最好在治疗开始时就提供清晰的关于保密性的限制的指导。

在某些案例中，你会需要向其他个人或机构咨询相关的事务，例如前治疗师、精神科医生或生理医生、学校老师、律师、法庭以及假释官。在这些情况下，你需要让来访者签署一份信息交流表，如图 3.1 所示，以允许你与其他人就来访者信息进行交流。治疗中的所有参与者都应在信息交流表上签字。例如，如果夫妻双方都参与了治疗，你应获得夫妻双方签字。若是有他人就与来访者相关的事务与你联系，你甚至不能承认他们正在接受治疗，除非你已获取恰当的信息交流权。令人震惊的是，有些其他专业人员对于必须获得书面允许才准予分享信息这一点并没有坚持其重要性。无论他人采取怎样的态度，对你而言，在讨论案例之前获得书面允许是必不可少的。

在与来访者讨论保密性相关的事项时，治疗性事务可能随之浮现出来。例如，当夫妻治疗中的丈夫或是妻子一方提出法庭是否可以获得咨询记录时，你或许要留心是否有一方正在严肃地考虑离婚的问题。

致：＿＿＿＿＿＿＿＿＿＿＿＿＿＿＿＿＿＿＿＿＿＿＿＿

（从业者，医院等）

我已得知根据＿＿＿＿＿＿＿＿（国家、地区）法律，来访者与其治疗师之间的交谈内容受到保护，治疗师在未取得来访者许可的情况下不可将来访者信息公开。治疗师所保存的来访者记录不得向第三方公开，除非来访者许可或通过法律途径授权。

我授予＿＿＿＿＿＿＿＿（治疗师的姓名）将我治疗的信息或记录与＿＿＿＿＿＿＿（将要与其分享信息的个人或机构的名字）分享的权利。

我允许出于以下目的交流有关我治疗的信息：

＿＿＿＿＿＿＿＿＿＿＿＿＿＿＿＿＿＿＿＿＿＿＿＿＿＿＿＿＿＿＿＿

＿＿＿＿＿＿＿＿＿＿＿＿＿＿＿＿＿＿＿＿＿＿＿＿＿＿＿＿＿＿＿＿

＿＿＿＿＿＿＿＿＿＿＿＿＿＿＿＿＿＿＿＿＿＿＿＿＿＿＿＿＿＿＿＿

我允许以下类型信息的公开（选择其一）：

＿＿＿＿与我治疗相关的所有信息或记录；

＿＿＿＿仅限于以下信息（请明确）；

＿＿＿＿＿＿＿＿＿＿＿＿＿＿＿＿＿＿＿＿＿＿＿＿＿＿＿＿＿＿＿＿

＿＿＿＿＿＿＿＿＿＿＿＿＿＿＿＿＿＿＿＿＿＿＿＿＿＿＿＿＿＿＿＿

＿＿＿＿＿＿＿＿＿＿＿＿＿＿＿＿＿＿＿＿＿＿＿＿＿＿＿＿＿＿＿＿

此项授权有效期至＿＿＿＿＿＿＿＿＿（日期）。有关此项授权的任何改动或取消都应有书面记录。

＿＿＿＿＿＿＿＿＿＿＿

日期

＿＿＿＿＿＿＿＿＿＿＿＿＿＿＿＿＿＿

来访者姓名（打印）

＿＿＿＿＿＿＿＿＿＿＿＿＿＿＿＿＿＿

来访者签字

＿＿＿＿＿＿＿＿＿＿＿＿＿＿＿＿＿＿   ＿＿＿＿＿＿＿＿＿＿＿＿

见证人   日期

图 3.1　信息交流授权书

录像和观察

新手治疗师通常都会因为接受督导而被要求对所有或部分治疗会谈进行录像。将其恰当地解释给来访者时，大多数来访者都会同意录像。你可以向来访者解释为什么录像对来访者和治疗师双方来说都是有利的，并且阐明与录像相关的保密原则。你可以告诉来访者你会定期向督导师咨询，而录像能够使督导师获得治疗中所发生之事的第一手资料。接着，你可以解释以这种方式向督导师咨询有助于你自己和来访者，因为"人多智广"。你可以继续补充，录像使你能够对上次会谈中的内容进行回顾，可能会获得新的想法，这就像很多人在重看一部电影时会注意到更多新东西。最后，录像还为治疗师提供了一个便利条件，可以在需要时向来访者播放会谈中的部分过程。使用这种方式，录像可以帮助来访者采取旁观者的角度来观察他们之间的互动，这就像足球运动员经常通过观看自己的比赛录像来观察哪里还可以改进。

你应告知来访者谁会看到录像，并强调录像也被认为是保密的信息。并且需指出在完成治疗后将会如何处理录像，向来访者保证录像带不会永久保存，而是会定期清除或被其他录像覆盖。治疗师需邀请来访者签署同意录像的知情同意书。知情同意书中应概述录像的目的、可观看录像的人员以及治疗完成后录像的处理方式。

在少数情况下，来访者会不愿意被录像。你需要小心地与之探讨他们的理由。在多数案例中，来访者仅是出于自我感知的原因而拒绝录像。当治疗师向来访者保证他们的反应都是正常的，且人们通常都会很快忘记录像机的存在时，多数来访者会同意录像。对于强烈反对录像的来访者，你需予以关注，因为这种情况并不多见。这些来访者通常都有些想要保护或是保密的敏感信息。如曾有一名拒绝录像的来访者就间接地暴露出他曾参与过一些违法活动。在某些情况下，若保证在来访者指出自己准备暴露某些敏感信息时，你会关掉摄像机，来访者就会同意录像。如果来访者无论如何都拒绝录像，那么你需尊重来访者的决定，以免损害治疗关系造成脱落。一旦他们建立了对你或是治疗过程的信任，来访者也可能再同意录像。

如果治疗包含现场督导，或是使用观察或反映小组，那么你需与你的来访者讨论。当采取这种形式的原理和益处被清晰地解释给来访者时，多数来访者会同意这些安排。通常，应来访者要求，让来访者与在单向玻璃后面观看的督导或小组成员碰面，也会有所助益。

费用

决定来访者的费用往往令人不太舒适。给治疗赋予货币化的价值非常困难，同时治疗师也会对向来访者索要费用感到不舒服，特别是自己所担当的是助人者的角色。治疗师对费用的焦虑易传导给来访者，从而产生治疗中的冲突和压力。自如地处理费用问题能够增强治疗经验，并且提升对于自己能够提供有价值的服务的信心。

治疗关系有其商业化的层面，因此关于费用的讨论应以一种类似做生意的方式来处理。这个讨论应该是清晰的、直接的以及就事论事的。就像购买商品，只不过来访者购买的是服务。部分机构会提供基于来访者收入的费用设置指南。"常规费用"用于明确某些领域的典型费用。常规费用会依据地区的不同而不同。多数项目或从业者会设置最低收费标准然后在一定区间内收费。部分从业者倾向于在会谈一开始处理管理性事务时，就先处理费用问题。而其他从业者则觉得最好在初始访谈的最后来处理。

除了费用标准的设置，你还需与来访者讨论可接受的付费形式、何时付费以及如何处理过晚取消预约或失约时的费用问题。就所讨论的有关费用的设置和政策建立书面协议会很有用。若是第三方付费，那么治疗师和来访者都应清晰了解其相关条文。通常，第三方会对其予以支付的治疗次数、主诉问题类型或诊断加以限制。例如，多数第三方的偿付不会包括夫妻咨询或"居住问题"，如《精神障碍诊断与统计手册》第五版（DSM-5；美国精神病学会，2013）中所列的 V 编码的问题。若涉及第三方，治疗师应在治疗的最开始就明确保险的覆盖面。下列问题需要予以澄清：治疗师的资格证明、年免赔总额、偿付比例以及可获得偿付的治疗次数和治疗类型。通常，需要给予有保险的来访者一个 DSM-5 的诊断。

　　与其他管理性事务相同，对有关费用的细节问题进行处理也会成为诊断过程的一部分，可帮助澄清家庭对于治疗的期待和责任。例如，在讨论费用的过程中，你或许会得知来访者无法支付全额治疗费用是由于遇到了困难，如医药支出过大。另一种可能是，来访者不愿意全额支付，这可能反映出来访者的治疗动机较低。普遍来说，来访者并不会重视免费服务。费用，即便是少量的，能够激发其有效使用治疗的动机。付费这个动作也意味着治疗对于来访者而言是有价值的。

其他管理性事务

　　一些其他管理性事务也需向来访者解释。在某些情况下，治疗师还会被要求与来访者讨论其资格认证。例如，加利福尼亚法律要求所有未取得执照的家庭治疗师向来访者表明自己受训者或实习生的身份。许多机构和从业者要求来访者阅读并签署知情同意书。知情同意书中会呈现对于治疗的简要介绍，包括潜在的风险，例如需要对痛苦的事件进行回忆。知情同意书中也会总结本章讨论的许多因素，例如保密性和费用问题。录像的许可书可以包含在其中，也可作为单独的文件。图 3.2 提供了含有部分事项的知情同意书基础模板。

我了解在_____（治疗机构的名字）的治疗可能会讨论到人际关系、心理和 /
或情感方面等可能引发不适感受的内容。然而，我也了解该过程的目的在于在个人和关系
层面帮助我。我了解有其他的治疗可供选择。

我的治疗师已令人满意地回答了我在_____（治疗机构的名字）处接受治疗的
相关问题。如果我有进一步的问题，我了解我的治疗师会给予回答或为我找寻答案。我了
解我可以在任何时刻中断治疗，当然我也了解最好能与治疗师讨论该决定。
我了解在_____（治疗机构的名字）：

　　1. 家庭治疗硕士生或博士生将在执证治疗师的督导下提供治疗。
　　2. 治疗过程会定期录像，或者督导或治疗团队中的其他治疗师会定期来观察。我
　　　 同意以督导或治疗团队咨商为目的，对我的治疗过程进行录像。我了解录像将
　　　 在治疗结束后被销毁。

我了解治疗中所讨论的内容通常处于保密状态，除非我签署信息交流表，以书面形式同意
分享我治疗中的内容。然而，治疗师可能会为了提供高质量的服务而与督导或治疗团队分
享我的信息或录像。治疗师已告知我其他可能突破保密原则的情况，包括但不仅限于以下
情况：

　　1. 暴露儿童虐待
　　2. 暴露老人或依赖者虐待
　　3. 自伤威胁
　　4. 伤害他人威胁
　　5. 若有法庭传票
　　6. 若是因法庭命令而参与治疗或评估
　　7. 若声称在法律诉讼过程中受到心理或情感伤害

每次治疗的费用为_____，并在每次治疗时支付。我已知晓预约取消政策，即
若我失约或未能在 24 小时前通知取消预约，我需支付一半的费用。
在紧急情况下，我可呼叫危机中心热线，电话号码为_____，或前往最近的医院急救中心。

　　所有参与治疗人员签名。
　　　　签名：_____　日期：_____
　　　　签名：_____　日期：_____
　　　　签名：_____　日期：_____
　　　　签名：_____　日期：_____
　　　　签名：_____　日期：_____

图 3.2　基本知情同意书

明确来访者对于治疗的预期

初始访谈的另一项重要任务是明确来访者对于治疗能够达成的目标和进行方式的预期。其必要性在于能够确保来访者的需求与你身为治疗师所能并愿意提供的内容相协调。

明确来访者的治疗目标

明确预期的第一步是询问来访者他们希望通过治疗达到什么目标。引出该主题的有效方式可以是简单地询问如下问题，"我可以如何帮助你"，或者"你们找我的原因是什么"。通常，来访者最初会描述他们认为主要的问题或事件。来访者希望你能够解决这些问题。个体通常会报告他们想要减轻的东西（"我希望爸爸不要再唠叨我"），而难以清晰描述自己所想要的内容（"我希望爸爸夸我做得好"）。如果可以，治疗师需鼓励来访者以积极的语言（将要发生哪些事情）而非消极的语言（不会再发生哪些事情）来描述所期待的变化。

在讨论问题和目标时，非常重要的是每个家庭成员都应有机会表达自己的看法。显然，这对每个成员都有所帮助。此外，你会发现家庭成员之间对于问题本身以及谁有问题会有不同的看法。通过这种方式，你可以给自己一个机会从不同的角度来看待问题，因为每个人都会提供一些其他人不曾提及的信息。这个过程中会出现的一个问题是某位家庭成员独揽谈话过程。对于治疗师来说，非常关键的一点在于你要掌控整个谈话的结构，在适当时对独揽谈话者予以打断而为其他家庭成员留出发言的空间。你所做的并不是要激怒过度谈话的那个人，但是如果你不能阻止他，那么其他家庭成员将会失去对于你主导咨询的能力的信任。

在明确目标的过程中，会出现一系列挑战。你的来访者可能指出了多个问题领域，但无法区分孰轻孰重。例如，有些夫妻对于彼此或其关系有一个抱怨"清单"。在这种情况下，你需要了解来访者认为哪个问题相对更为重要。例如，你可以询问，"在你们所提出的问题中，哪个最重要，哪个最不重要？"

此外，你的来访者可能无法明确指出问题所在，或是对治疗目标没有明确概念。在这些情况下，你需与来访者协商，用有限次的会谈来探索和明确其问题和目标。另外可能的问题是来访者会有不切实际的期望或目标。例如，一位丈夫说，他认为经过治疗后，夫妻之间应该完全没有争吵。此时，你需要就更为实际的对于治疗的期待与来访者进行对话。

更深一步，来访者未言明的动机或他们不便讲明的某个目的，会使目标设定变得更为复杂。例如，一对夫妻前来治疗，其声称的目标为改善他们的婚姻状况。可后来，你逐渐发现，丈夫来治疗的目的是为确保在他告知妻子自己想要离婚的意图后，你能够照看好妻子。有时，连来访者都完全无法意识到自己寻求治疗的原因。例如，一位女士最终承认，在尝试改善其与丈夫关系而进行的治疗中，自己无法投入其中。更确切地说，她承认自己尝试婚姻咨询的动机或许是想减轻自己对于结束婚姻的内疚。

在夫妻或家庭治疗中，每个成员最初所阐述的目标可能是不兼容的。此时，你需要有创造性地重塑目标，使他们能够一致，或者能够将他们结合起来。例如，家长希望看到他们青春期的孩子能够以更成熟和负责的方式行事，而孩子却想要更多的自由空间。治疗师能够将这些目标结合起来的方式可以是，讨论家长和孩子的共同需求是孩子能够长大成人，并且指出作为成人就意味着在享有权利的同时需要承担责任。此后，治疗师与该家庭工作的重点就可以聚焦于帮助孩子在获得更多的自由和权利的同时发展其承担责任的能力。

一旦你明确了来访者想要或期望从治疗中获得什么，接下来你就需要决定你是否适合接这个案例。第一，你必须评估案例是否在你的实践范围内。这是指，来访者所想要得到帮助的问题是否适合由家庭治疗师提供帮助。例如，提供法律或医学建议并不在你的工作范围之内，但对夫妻的婚姻关系进行工作显然在你的工作范围内。多数情况下，治疗师的工作范畴通常是由治疗师所在地区的认证体系或法律规定的。如果案例落在你工作范围之外，你需将其转介到恰当的专业人员处。

第二，你需要评估案例是否在你的能力范围内。换句话说，你是否拥有必要的技能、培训或经验来有效处理该问题？如果没有，你需要将来访者转介到另一位拥有适当技能或认证的治疗师处。例如，若你的来访者希望做催眠治疗，而你没有相关技术的培训和经验，此时转介是必须的。某些情况下，你可以在治疗过程中，获取必要的能力，以使自己能够治疗某些来访者。例如，治疗师若从未治疗过大便失禁的来访者，但其可以通过查阅治疗该类患者的文献并寻求督导，来继续为该来访者治疗。

第三，如果你在某个机构工作，那么需要评估案例所寻求的服务是否在你机构的实践范围之内。部分机构有设定专门的工作问题或领域，且不希望治疗师就来访者的其他问题进行工作。由于来访者可能呈现出多个领域的问题，可能只有部分是契合于机构的工作范围的。例如，奥利弗在一个专门服务于儿童青少年的机构工作。现在，他正在与一个名叫德斯蒙德的 8 岁儿童进行工作。这位小朋友有焦虑的问题，但是其焦虑似乎严重受到父母婚姻冲突的影响。奥利弗坚定地认为只要德斯蒙德的父母能够解决他们婚姻中存在的问题，孩子的症状就能够得到极大的改善。奥利弗的督导建议他将德斯蒙德的父母转介至其他机构去解决其婚姻问题。若出现此类情况，可以寻求督导的建议，特别是在当问题领域究竟是否属于机构服务范围存在模糊性的情况下。

第四，还会出现的情况是，在处理来访者最初主诉的目标前，优先达成其他的目标能够更好地满足来访者的需求。例如，一对夫妻，其中一方有物质滥用的问题，那么为了有效达成夫妻最初的改善关系的目标，物质滥用的这一方需要先达成戒除物质影响的目标。你需要向来访者阐明，设置特定的治疗顺序背后的理念最终都是为了他们的利益。

来访者的目标与治疗师的目标

来访者的目标通常是根据需要予以解决的问题来界定的。相比而言，治疗师的目标则是根据来访者为解决其问题所需要做出的改变来界定的。来访者的目标告诉治疗师他们想去哪里，而治疗师的目标则会指明来访者如何到达那里。来访者的目标可能陈述为"我想要没那么抑郁"。治疗师的目标则在于帮助来访者运用认知行为技术挑战其歪曲信念。因此，来访者的目标必须整合到治疗师的目标之中，从而能够形成有效的治疗计划。这将在第五章中进行详细讨论。

对治疗的其他期待

许多来访者前来治疗时，不仅会有治疗能够达到哪种目标的期望，同时还会带着对于治疗如何进行的期望。因此，对来访者认为治疗应该是什么样的进行评估，通常会很有帮助。之前有过治疗经历的来访者会预期你以类似的方式进行治疗。如果前任治疗师会布置作业，你的来访者就会预期你也这么做。无论来访者之前的治疗是何时发生的，通常，对前次经历进行探索都会对你的工作有所帮助，因为它会有力地影响（正性和负性）来访者对于治疗的预期。在讨论过去的治疗经历时，许多来访者会有些迷糊。因此，问具体的问题会有所帮助。来访者认为最有用的部分是什么？对他而言，不适用的过程有哪些？具体化的问题能够有助于展示出更为清晰的画面，以及你如何可以将其应用于本次治疗过程。在部分案例中，来访者或许不清楚自己可以对治疗有何期待，或是抱有不切实际的期待。在这些情况下，治疗师需要就治疗过程对来访者进行心理教育（DeFife & Hilsenroth, 2011）。

来访者对于治疗的期待涉及多个不同领域。例如，来访者进入治疗时会有对于疗程长短的预期。部分来访者预期治疗只有 1 ~ 2 次，而部分则预期该过程会持续一年甚至更长。你需要评估来访者的期待是否与你认为现实的疗程长度一致。

　　来访者也会对谁该参与治疗有自己的预期。例如，部分家长将总惹麻烦的孩子带来治疗，他们会预期治疗师能够"修理"好这个孩子，而较少需要他们的参与。这类家长就会质疑为何他们也需要参与治疗。相反，其他家长则期待在治疗过程中扮演积极的角色，若是治疗师选择单独见孩子，他们反而会感到失望。

　　治疗师和来访者对于心理治疗的目的有相似的看法，这一点至关重要。部分来访者前来治疗的预期是心理治疗就是个宣泄情感的地方，治疗师仅仅是提供倾听和支持。而另一部分来访者对于治疗的理解则是心理治疗是发生改变的地方。若是治疗师和来访者在这点上不在一个频道上，那么就可能产生问题。例如，一个试图去促发改变的治疗师在面对没有完成家庭作业的来访者时可能会感到很挫败。然而，这位来访者或许只是将治疗视为一个可以去抱怨和发泄的安全之所。治疗师和来访者需要就治疗是什么进行讨论，希望能够达成一个双方都能同意的共识。

　　来访者的其他预期也有可能会阻碍治疗进程。例如，某对夫妇称，他们不愿意对原生家庭进行讨论，因为在之前的治疗中，他们觉得这没有任何成效。然而这对夫妻所关注的多数问题都跟他们与自己父母关系中的困难有着紧密联系。在这种情况下，你需要去考察这对夫妻想要回避对原生家庭进行探索的想法有多僵化。如果他们坚持，那么你需要判断自己在该点上的弹性，是否愿意配合来访者的要求。在某些情况下，你或许会决定停止治疗，因为该预期过于严苛，会严重限制了你提供有效治疗的能力。

评估和培养动机

　　来访者前来治疗的动机水平各不相同。尽管多数来访者拥有较高的动机，但是你会发现有些人的改变动机极低。例如，在被强制要求接受治疗的人群中，动机永远是个问题。部分来访者前来治疗是因为法庭强制要求其治疗，原因可能是物质滥用、青少年行为不良、儿童虐待或其他问题。部分来访者可能是被家庭成员强行带来的。夫妻中的一方可能被威胁说若不参与治疗就离婚；青少年可能被父母强行带来治疗。初次访谈是评估及开始建立动机的良机。

就评估动机而言，一个具有逻辑性的时机是当你在明确治疗目标的时候。"是什么使你前来接受治疗？"这个问题的答案能够将动机不足的来访者与富有动机的来访者区分开来。有动机的来访者通常会描述问题或强调他们想要获得成长的领域。如果来访者回答有人要求或认为他需要治疗，那么可以预期该来访者的动机是存在问题的。尽管如此，此类来访者中的一部分人会在体验到治疗的益处之后对治疗产生相当的动机。

你也可以询问谁最先建议寻求治疗，或是打电话预约治疗。通常而言，这个人是最具有动机的人。有一个极好的问题可以用于询问来访者，是什么让他们现在前来治疗，而不是更早或更晚？这个问题的答案能够提供关于来访者动机的重要线索，同时也能提供重要的评估信息，例如扳机性事件。

来访者整体的动机水平基于一系列因素，对这些因素进行评估将会引导你选择能够增强动机的干预方式。例如，来访者在改变周期中所处的阶段（Prochaska，Norcross & DiClemente, 1994）决定了其改变的动机。该周期认为来访者在决定改变并采取行动前，会花大量的时间来思考改变（前深思阶段和深思阶段）。此外，该周期认为，维持改变（如不再喝酒）极具挑战性。因此，要注意，复发是通向永久性改变过程中的必经之路。治疗师需要根据来访者在改变周期中所处的具体阶段来调配所使用的干预。

动机性访谈（Miller & Rollnick, 2002）指出治疗师的工作是帮助来访者解决自己对于改变的矛盾心理。富有共情心的治疗师会尊重来访者的观点以及他们自己做出决定的自由，而非使用面质。此外，治疗师需倾听来访者自己对自我动机的陈述（如，"我知道这是个我需要面对的问题"）。

未被满足的需要所带来的痛苦往往能够促发来访者改变。因此，重要的是，你需要清晰于来访者未被满足的需要是什么，以及这些需要引发的痛苦有多强。痛苦程度较低或不认为自身具有问题的来访者改变动机极低。

　　若来访者不觉得存在问题（或者他们不认为问题那么严重），而只是被要求前来治疗，那么这对治疗师而言就会是一项挑战。你需要查明为何来访者要最小化问题，对于这个问题的探索能够逐步引导你接近来访者所处的状态。有些来访者可能没有意识到自己境况的严重程度。此时，与来访者共同探索为何其他人认为问题确实存在，以及不去正视问题可能会引发的后果。这将会对激发来访者的动机有所帮助。例如，你或许可以警示来访者，若其无法关注到伴侣的抱怨，则最终可能导致关系的破裂。

　　有时，来访者否认问题的存在是出于对问题后果或是对自我形象损伤的恐慌。猥亵儿童者通常会否认或最小化猥亵行为，以逃避法律责任，同时回避承认自己是个会对儿童下手的人。在这些情况下，建立治疗动机的工作将会与处理来访者否认行为的工作交织在一起。

　　若被强制就医的来访者拒绝承认问题的存在，那么你可以指出至少存在一个问题——他或她被要求接受不想要的治疗。如果来访者同意这一点（通常都会如此），然后你就可以与之探索需要发生哪些改变才能使他们不再被要求接受治疗。这么做能够使你得以加入来访者，并且对解决问题的中间目标进行工作。

　　部分来访者的动机低下是因为他们不认为治疗能带来任何益处，或是认为治疗是无用的，或者这个境况是无解的。对此类来访者而言，建立治疗能够有所帮助的积极预期是至关重要的（DeFife & Hilsenroth, 2011）。在治疗早期阶段的积极体验能够引燃希望并且增强动机。若是来访者对于自身改变的能力缺乏信心，你则需要突出其力量优势所在，或是帮助他们挑战消极的自我对话。对于问题的例外提问或许有助于建立信心和动机。

　　其他可能降低治疗动机的因素需要通过仔细的评估才能发现。例如，无望感和动机缺乏可能是重性抑郁症的症状。在用药或是其他干预方法减轻抑郁之后，对于治疗的希望感和精力都会获得增长。难以信任他人的来访者或许要在充分的安全感建立之后才能全情投入治疗。还有些来访者或许有实际上的阻碍需要解决，例如交通、财务或是工作安排上的困难。

　　上述策略的运用并不能保证来访者一定会有动机。你依然可能遇到动机极低的来访者，特别是在法庭强制要求且参与治疗可能使其避免监禁的情况下。在此类情况下，你需要安心自在地利用法庭的改变要求。例如，你可以告知来访者，若是令人满意的进展无法维持，那么治疗将会终止，而终止报告将会如实提交给法庭。

　　新手治疗师常见的一个纠结之处在于他们比来访者更富有动机。常常地，来访者突然爽约、迟到、治疗中不怎么言语、不完成家庭作业。此时，治疗师可能会比来访者更使劲。呈现这种动力关系时，就意味着治疗师需要退后一步，回顾一下治疗的原因，并且再次评估来访者的动机。

　　经常，来访者的动机来源于"错误的理由"。例如，来访者想要戒烟仅仅是因为患上了威胁生命的疾病。抑郁的患者想要自杀但制止住自己的原因在于担心她的自杀会对孩子带来影响。在夫妻治疗中，夫妻宣称维持婚姻的唯一理由是"为了孩子好"。你不需要赞同来访者的动机。通常而言，无论出于何种理由，来访者将会面对改变所带来的吃力过程就足够了。

建立信任度

　　新手总是很担心来访者会问这样的问题，"你从事治疗工作多长时间了？"类似地，未婚或还没有孩子的治疗师会担心被问及婚姻状况或生育状况。这是因为此类问题都反映了新手治疗师需在初始访谈阶段处理的一个关键问题——信任度问题。

　　若来访者真的开始治疗，为了让其看到希望或对改变有所期待，他们必须信赖治疗师和治疗，否则他们将会过早结束治疗。因此，对治疗师而言，尽早评估与信任度相关的问题将非常重要。第一，来访者是将治疗看作解决问题的有效途径，还是认为治疗只是用来处理疯子的？第二，来访者是否认为作为治疗师的你有能力或值得信任？来访者可能质疑治疗师帮助他们的能力，因为治疗师看起来如此年轻。或者，父母也会质疑没有孩子的治疗师能否理解和帮助自己。

　　如果你怀疑治疗关系中存在信任度的问题，你应尝试准确描述信任度缺乏之处及其理由。例如，某位新手治疗师曾描述，一位女士在首次会谈时提出想要找一名同性恋治疗师给自己咨询。而治疗师则指出自己并非女同性恋，同时治疗师身边的朋友也少有同性恋者。然而，她也表达了自己愿意就该问题深入学习和了解的意愿。在该次会谈的结尾，治疗师询问这位来访者，由于她的意愿是与一位同性恋治疗师一起工作，那么她现在是否还愿意继续与自己进行治疗。这位女士表示非常乐意与该治疗师继续一起工作。通过深入的讨论，治疗师发现来访者最初对于治疗师与同性恋工作经验的担心实际上来自来访者自身对于被非同性恋者不公正对待的恐惧。当治疗师站在开放和接纳的立场上时，她就能获得来访者的信任和尊敬。你越能精确地理解来访者为何无法信任治疗师或治疗，那么你的干预就越有可能达成与该问题相关的目标。

　　通常，当来访者拒绝治疗时，你可以用一种有助于建立信任度的方式重塑治疗过程。对于那些认为治疗只针对疯子的人，你必须降低其污名感。你可以将治疗比作教练，即使是最好的运动员，像是奥运会运动员或专业人员，都需要教练。也可以把治疗比作咨询工作，商界人士也会雇用某些专家来帮助自己。

　　当来访者质疑治疗师某一特定方面的可信任度时，他们通常会关注于治疗师缺失的某项关键专业背景或生活经历。此时，你可以向来访者重新定义哪些经历是有帮助的。例如，对于自己没生过孩子的治疗师，家长可能怀疑其在为人父母方面帮助他人的能力。在这种情况下，治疗师可以通过阐述自己与儿童共处的其他经历来建立可信任度（例如，照看亲属家的孩子，曾经做过老师或儿童看护）。治疗师也可以指出自己通过与其他家庭的工作，已经了解了哪些教养方式有用而哪些没用。所以，父母对于自己孩子的精准了解和治疗师对于一般家庭工作的经验，二者相结合将会大幅提升治疗成功的可能性。你若是担忧自己过于年轻或经验不足，那么衣着专业并且以专业的方式行为将会有所帮助。

在一些情况下，你可以让来访者了解你缺乏哪些特定领域的经历，并且讨论你会通过哪些方式来弥补这些不足。你可以指出你正在接受一位资深治疗师的督导。当与来自不同种族或民族的来访者工作时，治疗师可以表达自己非常愿意通过来访者来了解其文化背景。有些来访者会乐意如此做，然而也有些来访者会认为教治疗师关于他们文化背景的知识，这不是自己的责任。对于此类来访者，重要的是你要主动通过文献资料来学习。

若来访者仍有怀疑，通常可以与其设定有限次数的治疗协议（一般来说三次）。这将会给治疗师时间来证明自己的能力。你可向来访者解释，如果在完成设定次数的治疗后，来访者仍怀疑你帮助他们的能力，那么你将会很乐意将其转诊至他处。如果所设定的次数合理的话，几乎所有的来访者都会愿意给你这个机会。此时，你需要找到一个可以被快速解决的问题，通过解决这个问题来建立来访者对你的信任度。

非常重要的一点是，当你的可信任度被质疑时，你不能变得非常抵触。如果你能够用一种不带防御的、表示尊重的方式处理来访者所关心的问题，那么你实际上就正在建立可信度。然而，为了做到该点，你必须非常清楚自己可以提供什么，即便你的临床经验或生活经历有限。

第一，你需要了解，来访者非常重视在生活中的困难时期仍会心疼自己、尊重自己和倾听自己的人。让来访者感到如此痛苦的部分原因在于，在与他人的关系中，他们感到孤独、孤立和无能为力。治疗关系能够在来访者孤立无援时提供联结和支持的感受。对于某些来访者而言，与治疗师的关系是他们首段健康的人际关系，单这个方面就相当有治疗作用。仅仅是单纯地存在于另一个人的生活中，你就可以为来访者提供很多重要的东西。

第二，你可以常常为来访者提供重要的内省机会，因为在很多情况下，你不像来访者一样有强烈的情感卷入。作为一个旁观者，你可以帮助来访者指出其自身或与他人关系中的重要方面，从而有助于改变的发生。

第三，即使是经验不足的治疗师也拥有多数来访者没有的或无法轻易获取的专业知识。通过课程学习和准备，你已习得了用于工作的重要概念和理论，拥有超越你实际临床经验的实践知识和智慧宝藏。

小结：初次会谈及后续会谈

初始访谈是治疗过程的关键时刻，某些重要的任务必须在该阶段完成来保证治疗进程的顺利开展。与来访者建立联结并创造可信度是保障来访者第二次来诊的必要因素。明确对于治疗的期待并建立治疗动机也非常关键，同时也需恰当地处理管理性事务。

显然，本章所述的多个事项对于整个治疗来说都非常重要，而不止于初次访谈。你需要与来访者一直保持联结或加入来访者，以使自己可以在所有阶段有效地面质和挑战来访者。同样，随着治疗不断前进，治疗的目标或期望需要不时调整和重新确立。

第四章

评估实施指南

结束与汤普森夫妇的初次会谈后，贝斯看了看她做的记录。她收集了大量的信息。根据在夫妻治疗课上所学的内容，她发现汤普森夫妇之间有许多可以预测离婚的征兆。同时，她还在心理病理学的课上学习过抑郁症的症状表现，而汤普森先生在睡眠、注意力集中以及精力方面有显著的变化。他似乎还很绝望和悲伤。

汤普森夫妇说了一个漫长的故事，关于过去一年内发生的事情——工作变动、家庭冲突、安眠药物依赖、与对方家人的关系以及财务上的困难。贝斯想要找出最重要的信息，并且决定会在下一次的督导中与督导师回顾她的评估问题和临床观察。她想要确认自己有采集到最为切题的信息，没有漏掉重要的诊断信息。汤普森夫妇在初次会谈中谈到了这么多信息，贝斯对此心怀感激，因为这使她可以与督导师一起回顾整个会谈来确保自己对于临床观察优先级的排序是准确的。她列了一个清单来为督导做好准备，其中包括两位来访者各自的症状、夫妻之间的问题、家庭应激以及资源。

对于一个案例，治疗师通常需要几次会谈来确定治疗的优先级。此外，来访者的境况和努力也在不断进化。本章将会呈现实施评估的步骤计划。新手治疗师比较容易对需要在头几次咨询中收集的信息感到手足无措、应接不暇。许多社区精神健康机构还会要求必须在一次会谈之内完成评估，这无疑会加重治疗师的负担。

为了澄清评估过程，并使该过程不那么让人畏惧，我们会将其拆分成几个部分，并用符合逻辑的顺序逐一呈现。然而，现实情况却是这些部分会相互重叠，同时，评估也不会以如此明确的方式进行。在采集评估信息时，治疗师需要了解部分来访者会隐瞒部分信息，直至其对治疗师建立了信任感才会吐露；那么部分领域的信息留待日后再进行更为开放的探讨也并不是罕见的。

表4.1列出了全面评估的一般性大纲。总体而言，评估应采取生理心理社会的系统观点，并且从较为具体的问题逐步拓展到更广阔的情境信息。初始评估通常起始于对来访者的问题或所关心事件的了解，以及对来访者已尝试过的解决方法的探索。在此较早的阶段，你必须评估来访者是否处于危机之中，以及是否存在相关的危险性因素。例如，对于抑郁或绝望的来访者，需要对自杀进行评估。你也需对虐待或对他人实施暴力的相关信号保持警觉。由于酒精或药物滥用常与关系问题相伴生，因此，若忽视这些问题，则会阻碍治疗疗效的产生。此外，应对与生理因素相关的问题予以排除。本章还涵盖了一般性社会心理评估中各个重要的不同方面，包括评估个体、夫妻或家庭系统，家庭外的社会系统以及更大的社会系统（如文化和不同性别的社会化）。

本章提供了在上述各个方面实施全面评估的大纲。这样全面的评估能够帮助你获得对来访者更为精准的认识，并据此发展出有效的治疗计划。

表4.1　一般性评估计划

1. 实施初始评估
- 探索主诉问题
- 评估已尝试过的解决方案
- 评估危机事件和应激生活事件

2. 排除潜在危险因素
- 评估自杀
- 评估家庭暴力和虐待

续表

- 评估性虐待
- 评估有举报责任的问题

3. 排除可能的药物滥用

4. 排除可能的生理问题

5. 实施一般性社会心理评估

- 评估情感、行为和认知
- 评估生活意义系统
- 评估精神信仰
- 评估夫妻和家庭系统
- 评估家庭外的社会系统
- 在更大的社会背景下评估家庭

初始评估

探索主诉问题

治疗师最先考察的是致使来访者前来治疗的问题，即主诉问题。例如，你需要了解来访者对于问题的描述或是问题的性质——问题是什么以及存在多久了。你也许会询问谁受这个问题影响最深。该问题是否只在某个特定时间或地点产生？你还需要了解家庭认为谁是有问题的。在家庭中，该问题被视为是关系性的（"我们不知该如何交流"），还是主要是某个个体的问题（"我家孩子出现了一些问题"）？当只有一个个体被认为存在问题时，该个体通常就被认定为被确认病人，也称为"索引病人"（identified patient，IP）。

当确定索引病人后，你需要倾听并探索其他家庭成员可能存在的问题。这么做是出于两方面的目的。首先，能够帮助你建立对于家庭动力的一些假设。例如，一个家庭最初认为孩子有问题，无论是在家还是在学校都有不良表现。但在进一步探索后，你可能会发现夫妻关系存在持续冲突，这导向了一个可能的假设：即孩子之所以行为异常，是因为他被三角化进了父母的冲突中。其次，如果你能够成功指出家庭系统中其他的问题，那么家庭会更容易理解他们为什么需要家庭治疗，而非仅针对索引病人的个体治疗。显然，家庭在为了拥有一个索引病人而投入得越多，你开展治疗时就越需小心。

你还应了解有谁知道该问题或牵扯在该问题之中。此类信息可以帮助你评估哪些功能领域已受其影响。例如，当家庭告诉你孩子的老师也知道其问题时，你可能会了解到孩子在学校里也有问题。又或者，你发现来访者正牵扯在司法体系之中。在所有情况中，考虑获取信息交流授权书将是明智的选择，这样你可以与其他对该问题拥有专业知识的人员进行讨论。这也可以帮助你评估来访者拥有怎样的资源或社会支持。例如，夫妻或许会提及他们曾向牧师或父母寻求处理婚姻问题的建议。在某些情况下，你会希望将其中某些个体纳入治疗计划中。在处理儿童与学校相关的问题时，你可能需要寻求老师的帮助。而成年子女的父母也可能被邀请加入治疗，去处理原生家庭的重要问题。

最后，询问来访者他们认为问题为何存在，也会对治疗师有所启发。来访者对该问题的思考有助于你形成假设。夫妻之间常常对彼此所存在的问题有精确的认识，却往往不清楚自身存在的问题或是对问题的贡献。与此类似，也可以询问来访者其他人对于问题为何会存在是怎么说的。再次，这方面的信息能够为你建立假设提供有价值的出发点。

某些问题解决流派的治疗师认为，对于问题的详细了解并不是解决问题或发现例外情况的必要条件。尽管这在多数情况下确实如此，但是治疗师仍需明白让来访者讲述他们的故事（即便是问题取向的）也有其他方面的价值。例如，聆听来访者可以帮助来访者发展出与治疗师之间的联结。出于尽快开始治疗的热忱之心，我们见过一些新手治疗师过早地打断来访者。治疗师需要注意不要推进过快，也不要冒险漠视来访者陈述其故事的需要。

评估已尝试过的解决方法

除了探索来访者遇到的问题，对来访者已尝试过或思考过的解决方法进行评估通常也是很有帮助的。这样，你可以避免推荐来访者已尝试过却失败了的解决方法，因为这可能会影响你的可信任度。你也需考察来访者考虑尝试但还未付诸行动的方法，以及其他人曾建议的方法。接下来，你可以与来访者讨论为何没有尝试那些方法。这能够让你了解潜在的阻碍改变的因素，或是改变可能带来的负面后果。讨论已尝试过的解决方法的另一个理由是，在某些情况下，这些解决方法会加重或造成问题（Fisch，Weakland & Segal，1985）。一个回避冲突的丈夫实际上会更易引起冲突，因为妻子会将其解读为对自己的忽视。治疗师可以认可来访者在尝试解决问题上的努力，但同时应建议他尝试完全不同的方法。

在评估已尝试过的解决方法时，非常有帮助的一点是探索来访者是否曾接受过治疗。如果是，那么你可以与之探索在那次经历中有帮助的部分以及没有帮助的部分。这能够帮助你在过去的成功基础上开展工作，并避免犯类似的错误。如果来访者指出过去治疗中的家庭作业或阅读相关书籍对他特别有帮助，那么你也可以考虑采取类似的方式。探索来访者为何不再继续之前的治疗也是一项明智之举。是因为来访者或治疗师搬家，从而使治疗不得不发生变动？还是来访者在短期治疗之后脱落了？这些信息都有助于你评估治疗取得积极成效的可能性。

评估危机和应激生活事件

在初始评估中，你需要评估来访者处于危机之中的程度。是否存在特殊的事件导致来访者前来咨询，还是一系列生活事件的堆积导致了压力的产生？这些生活事件是由于私人事件（如离婚、疾病、家庭成员去世）带来的，还是来自外部社会、经济或政治事件（如经济衰退导致的失业，由经济或社会、政治问题造成的移民）。应激源是长期的还是短期的？这些应激源在多大程度上是现有问题的缘由？来访者拥有哪些应对资源？应激给来访者带来的负担是否超出了来访者的应对能力？应激对家庭关系产生了何种影响？应激导致家庭关系不和或破裂的情况并不少见。最有帮助的方法就是家人聚在一起，了解到应激是造成问题的根源，从而一起相互支持，攻克难关。无论何时，只要来访者处于危机之中，你都需考虑对其自杀可能性或其他潜在伤害性因素进行评估。第六章将会详细阐述如何处理危机中的来访者。

潜在伤害性因素

在评估中，非常关键的一点是，时刻保持对任何可能的伤害性因素的警觉性。潜在伤害性因素包括伤害自己（自杀）或伤害他人（家庭暴力或杀人、儿童虐待或性虐待）。接下来将会对评估中的这些方面以及其他临床因素进行讨论。

自杀

自杀领域的研究发现，多数自杀者均会在实施自杀的数月前就与他人谈论过自杀计划。这个人可能是家庭成员或朋友，也可能是医生或治疗师。家庭治疗师是在日常状态下对抑郁的来访者进行治疗的，因此需要时刻注意他是否出现了想要自杀的信号。

许多新手治疗师对于自杀会持有一些错误概念，其中有两个非常常见：其一，新手治疗师常常持有的错误信念是，与来访者讨论自杀可能会导致他真的去尝试自杀；其二，低估了自杀威胁的严重程度，特别是当他人认为这是来访者获取注意或达成其他目的的手段的时候。其他常见错误概念包括：对于已决定实施自杀的来访者，治疗师难以进行有效的干预；实施自杀的人都是真的想死的人。

那些试图杀死自己的人对于死亡其实通常都有一种很矛盾的心态。在经历了一系列无情的丧失和失败后，来访者可能认为生活不再有解脱，也不会有希望，但要到最后的最后，来访者才会选择自杀。即便在做出决定后，来访者也会为自己留一条活路。例如，著名诗人席薇亚·普拉丝（Sylvia Plath）几次试图自杀都失败了，在最后一次尝试自杀时，她也为自己留下了获救的可能性。她打开煤气试图自杀，却清楚地知道她的佣人很快会到她家。然而不幸的是，那天她的佣人迟到，席薇亚·普拉丝最终还是死去了。

对自杀的评估是所有新手治疗师都需学会的一项治疗技术。研究显示，一些人口学因素和预警信号能够提示治疗师来访者可能会想要自杀。表 4.2 列出了自杀的人口学变量，表 4.3 则列出了提示自杀风险的危险信号。若同时出现下列三项风险因素则预示着极高的自杀概率：归属感受挫、感觉自身是个累赘以及有能力实施自杀（Chu et al., 2015）。

表 4.2　自杀的人口学因素

特征	趋势及评论
年龄	自杀随年龄增长而增长。在白人男性中，自杀风险与年龄呈线性增长关系，而女性则是在 50 岁时达到峰值。近期，青少年与青年人群中的自杀率明显上升。
性别	男性自杀成功率更高，而女性尝试自杀的比率更高。近年来的统计数据显示，年轻白人女性自杀率上升。
种族	白人自杀率高于非白人。近期统计数据显示年龄在 15—35 岁之间的年轻黑人男性自杀率上升。
童年期丧失	早期丧失与成功自杀相关，而后期的丧失与自杀冲动相关。早期丧失亦与科学和艺术创造性相关。
近期丧失	丧失的不可挽回程度越高，自杀风险就越高。自杀与整个人生所积累的丧失总量相关。
酒精成瘾	酒精与自杀高危相关。对于酗酒的治疗与对自杀问题的治疗有许多共通之处。

续表

特征	趋势及评论
心理疾病	自杀较大程度上与抑郁相关。
生理疾病	自杀与健康和权势的衰退相关。
经济收入下降	失业、频繁更换工作、经济地位下降的趋势和工作报酬减少先前均与男性自杀风险相关，而近年来不再有性别差异。
居住的城区	高犯罪率、酒精成瘾、心理疾病、贫困以及家庭结构混乱的地区出现社会孤立和疏离的概率较高。
婚姻中断，包括离婚、守寡以及因外遇而造成的中断	越在婚姻变动的后期阶段，自杀风险就越高。婚姻对男性所起的保护作用更高。女性丧失丈夫后活下去的能力高于丧失妻子的男性。
自杀既往史	过去曾实施过自杀的人会是高危人群。过去所尝试的自杀严重程度越高，其成功自杀的概率就越高。
亲属及其他重要他人有自杀史，包括尝试自杀和成功自杀	家庭成员的自杀与其自杀风险高相关，因为自杀会在家庭中传递。
"死亡趋势"	丧失和死亡的累积是高危因素，因此也是解脱家庭中严重死亡焦虑的主要原因。

注：资料来源，Hirschfeld 和 Russell，1997。

表 4.3　自杀的预警信号

特征	表现和评估
1. 安静、退缩、朋友少	不易识别，因为该个体不易引起注意，也较少制造麻烦。与社会和家庭孤立高相关。
2. 行为改变	人格改变，例如，从亲切变得退缩、缺乏交流、悲伤以及较少表达；从娴静变为大吵大闹、不断制造麻烦。最重要的是变化。
3. 不断失败或角色紧张	在学校、工作、家里、朋友以及恋爱关系中较为常见，但是在学校压力下表现最为清晰。

续表

特征	表现和评估
4.a. 近期家庭变动	a. 家长或其他家庭成员生病、失业或酗酒。这通常是危机滋长的温床。
b. 近期丧失家庭成员	b. 死亡、离异、分居或是有人离家出走。
5. 绝望和无望感	通过多种方式表达，从行为举止的改变到对此类感受的言语表达。无望感与自杀风险的相关比抑郁更高。
6. 症状化的行为	冒不必要的风险，变得沉迷于酒精和药物，开始出现不恰当的攻击性或顺从行为。分发财产。与行为的改变相关。
7. 交流自杀想法或感受	发表这样的言论，如"人生根本不值得活着""我完了""不中用了""我还是死了好"或是"真希望自己死掉"。最好将这些言论放入生活改变和家庭改变的背景下去理解。
8. 形成自杀计划	存药片，买枪等。带着敏感性对自杀企图者进行提问和回复能够有助于最好地理解这些行为和言论的意义。
9. 对治疗或精神科医生的消极或恐惧的态度	"这会表现出我疯了""已是穷途末路了""我会将自己结束在这疯狂的房子里"等。拒绝被帮助。与对家庭忠诚度的冲突相关。
10. 治疗中的僵局	"破坏"治疗，极度阻抗，变得更为抑郁和自我毁灭。作为"消极治疗反应"，它常与治疗中的成功以及对现状的威胁相关。也可能是潜在正性治疗性危机的一部分。

注：资料来源，Hirschfeld 和 Russell，1997。

在对自杀进行评估时，治疗师可以从一般性的问题入手提问，然后逐步转到更为具体的问题，如果需要的话：

"有没有什么时候觉得生活不值得再活下去？"

［如果是］"在那样的时候，你会不会真的希望自己死掉？"

［如果是］"那些是模糊的想法，还是你真的有思考过死亡的具体方式？"

［如果有"具体方式"］"你思考过的具体方式是什么？"

［如果说出了特定方式］"你是否已经在计划或者实施这种死亡方式上采取了一些行动？"［考察过可以跳楼的建筑或是桥梁，囤积药物，购买绳索，写遗书，立遗嘱］

在倾听来访者回答的过程时，治疗师需要评估：（1）自杀计划的细节和明确程度（是否提到过自杀的方法、时间和日期，或计划写或已写好自杀遗书）；（2）致命性和可逆性（如，枪杀还是割腕）；（3）意向性（是否有获救的可能性）；（4）接近性（重要的支持性他人是否知晓其计划，是否随身看护，以及是否表达过对来访者的关心或担心）。若来访者有自杀史，治疗师需同样评估先前自杀经历中的上述因素。其他风险因素包括精神病性诊断，反社会或边缘性人格障碍，物质滥用，紧迫感，冲动控制差，现实检验力差，严重的医学疾病，以及生活压力（Adler, Slootsky, Griffith, & Khin Khin, 2016）。快速回忆风险评估问题的记忆方法是4P问题：计划（Plan），以前的自杀尝试（Previous attempts），来访者再次实施的可能性（Probability），以及防止来访者实施的保护型因素（Protective factors）（Dube, Kurt, Bair, Theobald, & Williams, 2010）。

对什么能够防止个体实施自杀进行评估非常重要，因为这能够帮助治疗师了解哪些能够给予来访者希望。例如，一位同时遭受离异和失去工作的妇女坦言，她不会真的自杀的唯一理由就是不想给孩子带来痛苦。治疗师意识到来访者自己的生活如此痛苦，以至于任何想让其更关心自己的努力都不可能改变来访者的想法。然而，她的责任感和对孩子的爱，以及其宗教信仰中对于自杀的信念，这三者的力量足以让她继续撑下去，直到生活状态有所改变。治疗师应倾听并强化来访者不能自杀的理由。

在其他家庭成员面前讨论某个个体的自杀想法或自杀企图涉及多方面的考虑。治疗师需要辨别家庭成员在预防或促进个体自杀企图可能性上所扮演的角色。例如，当感到被其他家庭成员拒绝或抛弃时（如离婚），个体可能会将自杀作为要挟的手段。激化的家庭冲突是青少年试图自杀的催化因素。另外，想要保护孩子远离伤害的愿望是家长活下来的唯一理由。一个来访家庭在一次滑雪事故中失去了 16 岁的儿子，这个事件使这个家庭的母亲陷入了深度的抑郁。两年后，这名母亲报告说，支撑她活下去的唯一理由就是不愿让她 12 岁的女儿经历更多的丧失。

自杀可能性通常会成为一个家庭人人心知肚明却各自讳莫如深的秘密。依据年龄、成熟度以及家庭成员间的关系，对于自杀开诚布公的谈话能够减轻家庭的负担。有时治疗师认为谈及自杀的话题会提升自杀可能性；但事实上，坦诚的对话和重视才是真正保护性的举措。社交孤立、家庭自杀史以及因死亡或分居而造成的家庭成员缺失都是自杀的预测因子，特别是在家庭关系中。家庭成员间的关系在有关自杀问题的任何讨论中都是需要考察的重要因素。

评估暴力和虐待

家庭暴力和儿童虐待是你在初始评估时应考虑的另外两个领域。暴力有多种形式，同时会给各种不同的关系类型带来伤害。配偶间虐待和对儿童的躯体虐待是治疗师所能够接触到的最常见的暴力类型，然而近年来对老年人的虐待也逐渐增多。家庭暴力的受害者会遭受大范围的生理和心理问题。例如，殴打是导致妇女受伤最为常见的原因。

研究者推荐对所有夫妻进行家庭暴力的常规评估（Riggs，Caulfield & Street，2000）。揭发家庭暴力的一条途径是请来访夫妻描述某次吵架或打架的过程。直接询问一方或双方是否曾被对方殴打、伤害或威胁也是非常必要的。某些个体可能不敢在对方面前承认存在家庭暴力，因为怕回到家后遭受更加暴力的对待。因此，某些个体不会承认任何家庭暴力，除非是在个体咨询中。若来访者身上有明显的伤痕，且不能提供合理的解释，治疗师应怀疑家庭暴力的存在。在测查疑似亲密关系中的暴力行为时，也可以使用诸如冲突策略量表（Conflict Tactics Scale，Straus，1979）这类测查工具。

　　当许多警戒信号提示着存在某种类型的暴力时，治疗师还需关注自己对来访者的内部反应。通常，学生会报告对某位家庭成员的安全有着不堪其扰的担忧，即使是在会谈结束之后。另一项常见的内部线索是治疗师的恐惧和威胁感，对自身安全的担忧，特别是因为多数新手治疗师是年轻的女性。

　　越来越多的证据表明，家庭暴力有多种不同的形式（Greene & Bogo，2002）。其中一种称为"族长式恐怖主义"，即施害者使用暴力对配偶进行严格的控制。在这类家庭暴力中，施害者通常是男性。另一种称为"普通夫妻暴力"，是指当吵架升级时，双方间歇性地对对方施以身体攻击。与第一类不同，这类暴力并不以过度控制为主要特征，夫妻任何一方都可以发起这种暴力行为。无论是哪种类型，对于治疗师而言，重要的是需严肃对待暴力行为并坚持停止暴力行为。

　　Greene 和 Bogo（2002）提出有四个因素可用于区分族长式恐怖主义和普通夫妻暴力。首先，与普通夫妻暴力相比，族长式恐怖主义中的施害者通常会使用除暴力之外的多种控制手段，包括情感虐待、威胁以及对经济和其他资源的控制。其次，暴力行为出现的动机不同。在族长式恐怖主义暴力行为中，其目标在于建立对对方的控制，而在普通夫妻暴力中并非如此。再次，族长式恐怖主义的影响更大，因为其暴力类型更为严重。若个体正遭受族长式恐怖主义，则其身体、情感、职业功能以及与夫妻关系外的人际关系（例如，朋友、家庭）都会受其影响。最后，个体对于暴力的主观体验不同。在普通夫妻暴力中，双方都不会对对方感到恐惧，而族长式恐怖主义中的受害者对施害者有着强烈的恐惧。

　　对这两类家庭暴力的区分非常重要，因为其对治疗有着不同的含义。例如，对于陷入普通夫妻暴力的夫妻，在采取恰当的安全保护措施后（例如，无暴力协议），可以对其实施夫妻双方联合治疗。然而，对陷于族长式恐怖主义的夫妻而言，这种治疗就不再可行。针对此类家庭暴力的施害者的治疗应着重于处理男性权力和控制感。而对于女性而言，情感依赖和缺乏经济来源通常是女性维持关系的两项重要理由，即使这段关系充满了暴打或族长式的控制。基于此，对于受害者的治疗应聚焦于帮助她找到庇护点、经济来源以及与其他支持性人员和资源的新的联系。同样重要的是，临床工作者必须谨记女性也可能成为施害者（Stith, McCollum, Amanor-Boadu, & Smith, 2012）。家庭暴力是严重的风险因素，因此对此经验不足的治疗师在制定治疗计划时应经常寻求督导师的帮助。

　　尽管从历史上来看，社会和法律系统对于两个成人间的暴力行为的干预发展较慢，但是这两个系统对于可能涉及潜在儿童虐待的案例的关注则较高。对于儿童虐待的高度注意可能是因为相较于成人，儿童的力量更弱，也更难以保护自己。通常，家庭暴力和儿童虐待会在同一家庭中出现。虐待的其他预测因素还包括，面临经济困境的家庭，以及与外界支持系统隔绝的家庭。

　　尽管部分孩子会直接报告自己曾经受过躯体虐待（通常是在私下），但很多孩子并不会直接报告。若孩子在解释自己为何会受伤（如有淤青、灼伤、鞭痕、骨折）时言辞闪烁，或是不能给出令人相信的解释，那么治疗师需怀疑孩子是否经受了躯体虐待。当询问家长如何规范孩子的行为时，父母可能暴露出躯体虐待的情况，但或许不承认这是虐待，或是矫饰自己的行为（如，为了让孩子表现良好这些行为是必需的）。

　　治疗师还需留意另一种儿童虐待，即忽视。遭受忽视的儿童可能穿着肮脏的、不合身的或不应季的衣服，也可能表现为身上一直很脏或者散发着难闻的体味。屋子乱糟糟或是杂乱不堪也可能是儿童受忽视的依据。在下列情况下，治疗师也需怀疑儿童忽视的存在：儿童接受了不恰当的医疗或牙科治疗，或是在没有恰当监管的条件下被独自留在家里。若家长有严重的抑郁或物质滥用，那么你需仔细评估儿童忽视，因为这可能损害了他们照料孩子的能力。

　　性虐待的发生率常比报告的更为严重。每个州对性虐待的定义均不同，但通常都是指成人或年长的孩子以性刺激或性满足为目的发起的对儿童的性活动。尽管研究报告的数据各不相同，但是大概的比率为，有 1/5 的女性和 1/9 的男性报告曾在童年期遭受过性虐待（Finkelhor, Hotaling,

Lewis & Smith，1990）。多数性虐待的案例都发生在男性施害者和女性受害者之间。

儿童期性虐待的施害者和受害者通常都不愿自我报告，因此探查童年期性虐待是治疗师的工作。治疗师需根据间接的行为线索进行探查。由于躯体和性虐待均涉及法律问题，因此小心处理每个相关个案至关重要，因为可能需要治疗师提供相关的法庭证词。限制儿童暴露自己被害经历的次数对于保护孩子的情绪非常重要。

站在生物—心理—社会学的角度，性虐待的评估需要覆盖儿童生理状况、行为和社会环境的信息。如果儿童报告以下症状，则需对其进行进一步的访谈：（1）生理上，儿童表现出睡眠困扰、大小便失禁、腹部疼痛、食欲紊乱并伴随体重变化；（2）行为上，儿童可能表现出突然的、无法解释的改变，包括行为变化（焦虑或抑郁）、退行行为或出现与年龄不符的过度的性方面行为或知识，出现自杀想法、逃跑或物质滥用；（3）社会、家庭环境包括儿童父母所扮演的角色、不恰当的父母应对技巧、婚姻困难导致一方父母从孩子身上寻求身体情感、社交孤立、酒精和药品滥用以及父母的性虐待史（Edwards，1986）。

儿童性虐待会对个体有多方面的不良影响，包括高创伤后应激障碍风险、抑郁、自杀以及性倒错（Paolucci，Genius & Violato，2001）。儿童性虐待的幸存者在其后期的亲密关系中也会遇到问题，如性功能障碍（Davis & Petretic-Jackson，2000；Rumstein-McKean & Hunsley，2001）。性虐待对受害者的后果受多项因素的影响，例如虐待的持续时间和严重程度。在暴露出儿童遭受性虐待之后，家庭的反应也会起到中介作用。若家庭相信儿童所报告的性虐待，且采取恰当的方式保护孩子远离进一步的伤害，则有助于儿童的康复。相反，若家庭不相信孩子所说，或因孩子遭受性虐待而责备孩子，那么这会增强孩子的受害程度。在很多案例中，儿童性虐待的受害者错误地将指责背负在自己身上，这会进一步增强他们的羞耻感。若案例报告了性虐待经历，治疗师需仔细地评估虐待对该个体所施加的影响，并考察可能调节这种影响的因素。

当与有老人或无自理能力者存在的家庭一起工作时，你也应留意虐待或忽视存在的可能性。老人或无自理能力者可能会直接告诉你虐待的情况，而对他们的虐待也可存在多种形式，例如躯体虐待、性虐待、忽视或经济虐待。与其他形式的家庭暴力或虐待相似，你需直接询问个体是否曾遭受过任何形式的暴力、虐待或忽视，特别是当你有所怀疑的时候。同时治疗师也需对无法解释的伤痕，如擦伤、淤青等，进行询问。可以询问照料者，当他们感到挫败的时候，如何对待老人或无自理能力者。你也需留意提示忽视的任何线索，例如衣着不整，或是其医药或生理需求没有得到恰当的满足。

当你怀疑或知晓暴力或虐待的存在时，法律事宜是你需考虑的重要方面。在美国大部分州，法律强制规定必须报告儿童身体虐待、忽视或性虐待。对老人或无自理能力者的虐待也通常被规定必须报告。除非是在下述情况下，治疗师并无报告家庭暴力的法律义务：家庭暴力涉及躯体或情感伤害儿童；老人或无自理能力者虐待；塔拉索夫（Tarasoff）情况或"警告义务"情况（参见下文）。基于此，清楚你所在州的相关法律就极其重要。

除法律知识外，在某些情境下，还需要治疗师有良好的临床判断力。例如，在大部分州，疑似虐待案例也被强制要求报告。证据积累到何种程度后可以向特定机构报告则有赖于治疗师的判断，新手治疗师需要逐渐发展形成这种判断能力。当新手治疗师开始怀疑个案涉及虐待问题时，应立即寻求督导师的帮助。

如何收集信息是另一项需长期积累发展的技巧。特别是在怀疑可能涉及虐待问题的情况下，治疗师必须非常谨慎地获取和验证信息。理想情况是，能够对访谈进行录像，并且有督导师或资深治疗师来进行。治疗师需要了解每个事件所包含的人物、地点、事件、过程以及原因，但同时不能有任何可能影响来访者回答的问题和反馈。治疗师还需评估危险的迫近性。对儿童虐待潜在受害者进行访谈是一项需要特殊训练和技能的工艺活。当怀疑存在儿童虐待时，若家庭治疗师受过相关培训则可继续进行访谈，否则，需要通过该社区的儿童保护机构，将儿童转介至专家处进行评估。

当确证存在暴力或虐待时，治疗师将不能再"如常地进行治疗"。对于暴力行为的内省并不能保护受害者。受害者在家中和治疗环节中的安全是最为重要的。这意味着治疗师需采取极为实际的治疗方法，考察受害者是否可以逃离，以及是否有安全的地方可以去。如果受害者是儿童或老人，没有办法保护自己，那么治疗师就要更为主动，作为社会的代表，明确地指出施害者必须立即停止暴力，并通知相应的机构去落实。

从站在来访者的角度到作为社会的代表并动用个人的权威来制止来访者的行为，这种转变对于新手治疗师而言是十分困难的。许多治疗师选择这个行业是因为想要以一种合作的方式来帮助他人。但是，在少数情况下，治疗师不得不采取权威者的立场并坚持必须制止某项行为，暴力和虐待就是其中两种情况。来自督导的指导能够帮助新手治疗师习得如何应对这些充满挑战的情境。

警告义务

治疗师会遇到的另一项潜在的有关安全的事务是来访者存在杀害或伤害他人的威胁。一位在大学心理咨询中心工作的治疗师遇到的类似情况是，其来访者普罗森基特·波达尔宣称要杀死自己的女友。治疗师通知了校警，校警对普罗森基特进行盘问后将其释放。两个月后，普罗森基特杀死了他的女友塔蒂阿娜·塔拉索夫。法庭（塔拉索夫一家状告加利福尼亚大学董事会）裁定治疗师未采取足够的行动去保护他人免受伤害，因为他并没有告知塔拉索夫本人。基于这个案例，多个州都要求治疗师在存在严重威胁时告知潜在受害者，并称之为警告义务。你必须熟悉自己所在州的法律条文，在何种情况下存在"警告义务"，以及要求你采取哪些行动。例如，在加利福尼亚，治疗师必须警告可确认的潜在受害者，并且联系法律机构以获得法律豁免权。

在确认风险严重程度的过程中，需要考虑一些因素。Borum 和 Reddy

（2001）提出治疗师需要考虑六个因素。这六个因素的英文首字母拼在一起即为"ACTION"。第一个因素为探索"支持或促进暴力的态度（attitude）"。例如，来访者是否认为在某些情境或环境中，暴力代表正义。C 代表着能力（capacity）。来访者是否能够接触到实施威胁所需的工具（如武器）？来访者是否能接触到潜在受害者？字母 T 则代表"越界阈限"（threshold）。鼓励治疗师找出来访者是否已有明确的计划，以及在何种程度上已将计划付诸实施。治疗师也需评估"意图"（intent），来访者的抱怨会显示其是有严肃的伤害他人的意图，还是只是一种普遍性的抱怨——仅仅是来访者受挫时的反应而并无伤害他人的真正意图？O 代表"他人的反应和反馈"（others）。例如，是否有他人鼓励或反对来访者以敌意的方式进行反应？"对减少风险表现出不顺从"（noncompliance）是最后一个因素。如果个体表现出不愿意考虑其他替代伤害他人的解决办法，那么风险性将会更高。除上述因素外，评估来访者是否有过对他人使用暴力的历史也非常重要，以及来访者是否有心理疾病而使他更倾向于使用暴力。

评估物质滥用

物质滥用是美国最主要的心理健康问题之一。事实上，许多医疗保健付费组织将物质滥用独立为一项单独的开支。尽管部分专家坚称物质滥用极为流行，但是在治疗中，物质滥用和成瘾通常都会被低估，除非物质问题是来访者的主诉问题。

治疗师对物质滥用的忽视可能出于一些不同的原因。第一，来访者不认为物质滥用本身是一个问题，而是将它视为一些其他问题的结果，例如不好的工作、痛苦的童年或是争吵不断的婚姻。来访者因为其他的主诉问题而前来寻求帮助，因此不会提到自己对于物质的使用情况。治疗师可能因为没有询问来访者的物质使用情况而沦为来访者的同谋。或者，药物和酒精滥用会被忽视的另一个原因是业内并没有对滥用的清晰定义，社交化的饮酒者何时可以被界定为有问题的酗酒，而有问题的酗酒何时可被认定为成瘾。换句话说，滥用者可能不将其物质使用情况视为有问题的。家庭虽然会认为其物质滥用是有问题的，却会害怕提及这个情况。

本书作者之一曾有一个来访家庭，声称家中父亲不是酒精成瘾者，因为他只喝啤酒。家庭对于怎样才算得上是物质滥用问题有着不同的定义。对于咖啡因的依赖是成瘾吗？将大麻用于娱乐消遣算得上是问题吗？常规的物质使用什么时候会成为问题？专家在这些问题上都没有一致的看法，家庭就更是如此。即使家庭认为其中某个成员的物质滥用已到了构成问题的程度，他们通常也会对治疗师隐瞒这个情况。

例如，某位治疗师有一对夫妻来访者。妻子认为主要问题在于丈夫酗酒，而丈夫则认为问题在于妻子过于唠叨，特别是在他喝酒的问题上。治疗师提出以下三种假设，并建议治疗的目标在于找出哪个假设是正确的：（1）丈夫的酒精滥用是根本问题；（2）对于酒精的争议才是关系中真正的问题；（3）妻子对于酒精歪曲的认识才是问题。随后，治疗师挑战该丈夫，让他戒酒2周，以便查明"真相"。而丈夫无法停止喝酒，因此这个丈夫开始愿意考虑第一个假设。

新手治疗师最常犯的错误是会低估物质滥用的可能性。物质滥用经常伴发于其他障碍，例如抑郁或焦虑。它也会与暴力、虐待、交通事故、杀人和自杀等相关。在这方面，治疗师需掌握的一项基本知识是了解物质滥用来访者可能在治疗时表现出其物质滥用的各种方式。第二步则是在初始访谈中询问新来访者有关物质滥用的常规性问题。

有一些筛查测试也常用于评估来访者酒精滥用的情况（Kitchens，1994；Selzer，1971），而这些测试中的问题也可被用于测查除酒精外的其他物质。两个较为常用的测试是密西根酒精成瘾筛查量表（Michigan Alcoholism Screening Test，MAST）和酒精使用障碍确认量表（Alcohol Use Disorders Identification Test，AUDIT）。美国政府的物质滥用和精神卫生服务管理局（Substance Abuse and Mental Health Services Administration，SAMSHA）发布了许多物质滥用的测查工具，包括MAST和AUDIT。你在搜索引擎上输入 SAMHSA 和 screening（量表）就可以找到大量公众可用的评估工具。图 4.1 列出了 AUDIT 的条目，作为测量问卷的例子。

削减、恼怒、内疚、醒神问卷（Cutting down，Annoying，Guilt，Eye-opener，CAGE）含有四个问题（Ewing，1984）：（1）你有没有曾经认为应该削减自己喝酒的量？（2）别人有没有因为不满你喝酒的行为而对你有所恼怒？（3）你是否曾经因自己酗酒的问题而感到内疚或者感觉糟糕？（4）你有没有过这样的情况：清晨起来的第一件事就是喝杯酒来稳定你的神经，或是解除宿醉（醒神）？治疗师可以记住这些简单的问题并将其整合到常规接诊访谈中去。CAGE 问卷的准确度已经在多个不同的背景中得到了验证。一般而言，若两道以上的题目为阳性回答，则可认定该被试为问题饮酒者。

使用频率是评估物质问题的另一个关键变量。然而，来访者可能会谎报少报他们的使用量。其他可能提示着物质使用问题的行为包括单次使用量、来访者使用物质的理由，以及当来访者试图戒断物质时的反应。

分值	问题
2	1. 你觉得自己是个正常喝酒的人吗？
2	2. 你有没有过这样的经历，在头晚饮酒后，第二天早晨醒来时发现自己记不起头晚发生的部分事情？
1	3. 你的配偶或父母是否曾经因你喝酒而对你有所担心或抱怨？
2	4. 在喝过一两次酒后，你能不能够毫无困难地停止喝酒？
1	5. 你有没有曾经觉得自己喝酒的习惯非常不好？
2	6. 你的朋友或亲属是否认为你是个正常饮酒的人？
2	7. 你能否在任何想要戒酒的时候就能停止喝酒？

图 4.1 酒精使用障碍确认量表（AUDIT）

分值	问题
5	8. 你是否参加过匿名戒酒小组？
1	9. 你有没有过因喝酒而与人打架？
2	10. 喝酒有没有造成你和伴侣之间的矛盾？
2	11. 你的伴侣或其他家庭成员有没有因为你喝酒的问题而向其他人寻求帮助？
2	12. 你有没有因为喝酒而与男友或女友分手或失去朋友？
2	13. 你有没有因喝酒而在工作中陷入困境？
2	14. 你有没有因喝酒而丢掉工作？
2	15. 你有没有因喝酒而连续一两日忽视你的义务、家庭或工作？
1	16. 你有没有在中午前喝酒？
2	17. 你有没有被告知有肝方面的问题？如肝硬化？
2	18. 你有没有在大量饮酒后出现震颤性谵妄或严重的颤抖，听到或看到某些不存在的东西？
5	19. 你有没有因自身喝酒的问题而向他人寻求帮助？
5	20. 你有没有因喝酒问题而去过医院？
2	21. 你有没有将喝酒作为问题的组成部分而去精神病院或普通医院的精神科就诊？
2	22. 你有没有因情绪问题（而喝酒在该问题中起到了部分作用）而向精神或心理健康机构或医生、社工等寻求帮助？
2	23. 你有没有因醉酒行为而被拘捕，即使只是几个小时？
2	24. 你有没有因醉驾而被拘捕？

图 4.1（续）

评估生理因素和神经方面因素

乔治·格什温在一位拥有两个医学学位的心理分析师处接受了几年的

分析性治疗。在他去世后，一位验尸官发现格什温脑中有一个肿瘤，而这正是他行为异常的原因。为了避免犯与格什温的分析师一样的错误，家庭治疗师必须在评估过程中考虑生理或器质性因素。然而现实情况却是，家庭治疗师所接受的训练在于识别和治疗心理及社会问题，关于生理因素对行为的影响却知之有限。因此，我们就会有这样的风险，将提示着潜在生理问题的重要线索错误地解读为人际问题——我们被教会如何进行治疗的部分。然而，将这个风险时刻记在心上能够帮助我们减少忽视潜在生理或器质性因素的可能性。

对生理问题有所警觉并不意味着要求治疗师成为人类生理学专家。然而，治疗师必须做到能够识别基本生理问题的预警信号，并且认识到心理症状并不一定非得是心理因素导致的（Taylor，1990）。治疗师还需要对通常的家庭治疗涉及的内容之外的任何信息都保持敏感。不要因为这些信息不符合自己的模型而忽视它们，治疗师需要带着开放和好奇的态度去就这些问题进行一系列提问，即使问题最终可能导向转诊。

治疗师需要对提示着生理问题的线索保持警觉，包括，（1）既往史中没有出现过类似症状；（2）无易识别的病因；（3）年龄在55岁以上；（4）长期身体疾病；（5）早产；（6）药物滥用。某些线索特别能够提示器质性大脑病变存在的可能性。大脑病变的症状可能源于脑肿瘤、癫痫发作、心脏病或肝功能衰竭。以下一种或多种认知方面的缺陷都可能提示着大脑病征：注意力不集中、定向障碍、短时记忆损伤、推理能力减弱以及感觉区分障碍。其他提示着大脑病征的线索包括头部受伤、头疼模式改变、视觉混乱、言语功能缺陷、异常身体运动以及意识改变。来访者身上呈现出越多的线索，你就越需怀疑其生理问题。在这些线索的警示下，你需改变提问方向，关注在个体及其症状上。其他家庭成员的回答则可用于印证索引病人的症状细节，或是给出他们对索引病人症状的印象。在发现这些症状后，你需要立即做出医学评估的转诊。在咨询记录中清楚写明转诊过程以及转诊的理由。

家庭治疗师需要熟知的一项重要诊断工具叫作精神状态检查（mental

status exam，MSE）。MSE 常被医生用于身体检查，可作为一种快速评估工具用来探测定向能力、智力功能（言语、记忆和计算）、思维内容、判断能力、心境以及行为等方面的变化。MSE 在家庭治疗中使用较少，其原因可能在于多数寻求家庭治疗的来访者不会表现出需对其认知功能进行关注的行为。

尽管在发现不寻常的症状（如上所列）时，将来访者转介给医生是明智之选，但是你也可以立即先对来访者实施 MSE，因为获得的信息会有助于转介过程。在实施 MSE 的过程中，治疗师还需考虑来访者的外貌；与他人的互动；来访者对于自身所在地或正在发生的事情的知觉；行为适宜度；来访者的心境、语言的运用、注意力和集中力；短时和长时记忆；简单算术和回答具体问题的能力；是否存在妄想（怪异的想法），伴有或不伴幻觉；社会和道德判断以及冲动性（Dilsaver，1990）。治疗师可以在搜索引擎中输入"精神状态检查"（mental status exam），就能获得不同版本的 MSE，有一些版本比较短，更适宜用于治疗。

治疗师可通过缩写 JOIMAT 来记忆 MSE：判断（judgment）、定向（orientation）、智力功能（intellectual functioning）、记忆（memory）、情绪（affect）和思维过程（thought processing）。由于家庭治疗师较少使用 MSE，因此较难记住该测验的细节。然而，你可以记住上述缩写，并通过询问自己"来访者不寻常的地方在哪里，我可以问他哪些问题来获得更多的信息"来开始探索可能的生理上的病因。例如，一对老年夫妇在家庭治疗师处接受支持性家庭治疗，与此同时该丈夫正在接受肺癌的治疗且治疗已进入缓解期。在某次会谈中，丈夫显得有些混乱且无法聚焦。治疗师怀疑这些行为可能是抑郁的认知症状，因为抑郁在癌症病人中较为常见。然而，当治疗师将丈夫转介回其原来的医生处，并进行电子计算机断层扫描（Computed Tomography，简称 CT）检查后，最终发现原来是癌症已转移至他的大脑。

一般来说，当下列问题产生时，家庭治疗师或许会考虑寻求神经心理学方面的评估：儿童或成人的学习问题、记忆问题、言语障碍，以及做出计划或完成任务的组织功能紊乱。若来访者的日常功能在学校或工作环境中发生了巨大的变化，那么治疗师则需考虑要求神经心理学的评估。年少和年老的来访者是最常被转介进行神经心理学评估的来访者。在学校遇到困难的年轻来访者可能有学习障碍。老年来访者则可能有痴呆、谵妄或抑郁。转介的另一项常见理由是怀疑个体有创伤性大脑损伤。神经心理学评估能够有助于梳理来访者困扰的原因并对治疗方向有所启示。

普遍来讲，神经精神测查会评估智力功能、注意、决策、记忆、视空技能、语言、运动功能和情绪功能。多数评估都是由拥有博士学位的神经心理学家来完成的。然而，学校心理学家也可以做该项评估，且所需费用更少。对于老年人，神经学家或者精神病学家都可以完成评估。家庭治疗师通常会接到以儿童"懒惰""态度问题"或"叛逆"为主诉的家庭。然而事实上，儿童可能患有某项综合征，如注意缺陷／多动障碍。对家庭治疗师来说，这是个绝佳的机会，能够帮助来访家庭了解儿童的大脑是如何工作的，以及儿童良好的成长和学习需要怎样的条件。好的神经心理测查能够提供对于儿童困扰的新的理解。家庭治疗师能够重新定义家庭的问题，并且就儿童独特的学习方式提供内省。同样地，运用神经心理评估的结果，家庭治疗师也能够帮助家庭理解老年家庭成员独特的需要。这些技巧在老龄化问题益发严重的今天尤为重要。

基因和神经科学的研究结果正逐步改变着家庭治疗师对于问题发展成因的理解。如表观遗传、神经可塑性以及压力毒素这样的概念让我们逐步理解生理和环境如何相互作用从而创造了每一个独特的人。此类研究也强调了在促进儿童大脑的健康发育上，滋养性的环境是如何的至关重要。目前，帮助家庭治疗师对生理因素进行评估的指导原则仍较少。在不久的将来，表观遗传方面的研究将会给家庭治疗师带来相应的指导原则，使得我们得以同时评估心理社会因素和生理因素对于儿童、成人以及家庭的影响（Lester, Conradt, & Marsit, 2016; Patterson & Vakili, 2014）。

评估心理因素

心理病理学和 ABC 理论 *：评估情绪、行为和认知

多数心理学理论均关注于情绪（affect）、行为（behavior）或认知（cognition）。因此，其评估和治疗目标通常都会集中于这些领域的其中之一或多个。我们相信，一个好的治疗师，无论其理论流派是什么，都应兼顾情绪、行为和认知。对这三个领域都需评估的一个关键理由是，DSM 诊断系统中对心理障碍的症状描述多属于这些范畴。

某些儿童期障碍，例如对立违抗障碍和品行障碍，几乎只关注行为；妄想障碍则关注病人对于自己及其人际关系的信念；而心境障碍主要关注情绪和情感的变化。多数 DSM 障碍的症状在这三个方面都有涉及，尽管侧重点有所不同。近年来，DSM 的编著者试图剔除理论驱动的术语（如，"防御机制"），取而代之以可观察得到的标准。这些改变能够使对于病人症状的评估变得更为简易。

在评估过程中，你需考虑来访者所描述的以及你所观察到的问题是否更适合某个范畴而非另一个。你可以在"ABC"的框架内进行思考，也可以考虑来访者的多种症状表现是否与某个 DSM 诊断相匹配，即使家庭系统理论通常侧重于互动过程而非个体症状（Denton, Patterson & Van Meir, 1997）。没有必要成为一个过分追求纯粹的治疗师——只选择家庭互动或个体诊断作为自己的关注点，同时运用两个框架能够获得更为全面的评估。

治疗师对 DSM 有基本的了解是非常重要的，因为它是心理健康工作人员之间沟通的共同语言。此外，许多治疗方法和心理药物处方都与

---

* ABC 理论，即关注情绪（affect）、行为（behavior）和认知（cognition）的心理学理论。——译者注

DSM 的个体诊断分类相关。如果你无法记住每一种障碍的诊断标准，那么你至少需要能够识别抑郁、焦虑、物质滥用、躯体化以及其他常见障碍。请培养好奇的态度，并将自己视为对于人的境况有着敏锐度的观察者。记录下来访者所描述的主要症状，并记下你自己在与来访者互动过程中所得到的观察。然后问一问自己，这些症状聚集在一起是否满足 DSM 中某种心理障碍的诊断标准？同时，需考虑来访者患有多种障碍的可能性，因为共病是非常常见的现象。

评估意义系统

评估中的一个重要方面是要理解对于治疗中呈现的问题每位来访者都赋予了怎样的意义。基本上，意义系统是由各种认知、信念、记忆以及情绪组成的。通过这些因素，来访者会有意无意地对其日常生活经历赋予意义。意义系统影响个体看待和解释内部和外部经验的方式以及他们所选择的对这些经验做出反应的方式。叙事治疗，就特别强调我们会如何通过发展故事来对我们的生活赋予意义。

若无法理解来访者如何对其经验赋予意义，那么对治疗师而言要创造改变是非常困难的。在一个案例中，一位女士患有慢性疾病。当她丈夫就她的疾病提出任何建议时，这位女士的心情就会变得非常糟糕。她指责丈夫对自己和对她的病都不够支持，并且威胁要中断夫妻关系。然而反过来，她的丈夫也感到非常受伤，并且为她的指责所困惑。他觉得自己提出建议是在表达对妻子的关心。通过探索这位女士对丈夫给予建议的行为赋予的意义，治疗师发现她将丈夫的建议解读为丈夫认为她的慢性疾病能够治愈。她害怕某天当丈夫真的发现她的疾病是长期的、无法治愈的时候，丈夫会将她视为一个负担并且离开她。这个发现打开了一扇门，使得大家能够对关系中的重要因素（即疾病、照料和信任）进行讨论。

你可以运用各种方法来理解来访者如何对正在发生的事情赋予意义。通常，最佳的方式是直接询问来访者他怎么看待某件事的意义。然而，这个方法并不是万无一失的。因为要相信来访者自我报告的内容，你必须相信来访者是诚实的、合作的，同时还有足够的自省力。来访者并不是一直都愿意或有能力做到这一点的。例如，猥亵儿童者不会愿意去充分暴露他行为的细节，或者甚至出于羞耻和对法律后果的害怕而不会承认自己的猥亵行为。在某些案例中，来访者则对自己行事的动机或理由的心理内省不足。在某种程度上，我们每一个人都会有一些心理过程是在我们的即时觉察之外自动运行的，因此通过来访者的自我报告这种方式也有缺陷。

除自我报告外，有时你还可根据来访者的外显行为和这些行为发生的环境来推测其意义。若丈夫在被妻子挑剔后总会变得退缩，那么可以推测丈夫对妻子的指责感到很受伤。基于行为做出推测的困难在于可能存在多种可能性，因此可能存在错误的推断。这种风险在对抑郁的夫妻进行工作时尤为明显；来访者对对方行为的归因通常比对方的真实意愿更为负面。

在推测个体行为背后的意义方面，你在某个特殊领域的知识也会有所帮助。例如，对于个体发展过程的了解能够帮助你理解青少年在想要自由的心理背景下所出现的行为。同样，当来访者对某些特定行为或事件的解释与主流文化不同时，对来访者文化背景的了解能够为你提供重要的视角。

评估社会因素

评估家庭系统

家庭治疗区别于其他治疗流派的一个重要方面就是家庭治疗把对夫妻或家庭系统的评估放在极为重要的位置，这么做是为了将个体放在合适的背景中进行考察。显然，你所使用的理论流派会对你的评估方法有所影响。结构流派的家庭治疗师关注纠结或模糊的边界，而鲍文流派的治疗师则注重家庭内部的融合或未分化的自我。然而，各个流派都或多或少涉及亲密和距离的概念。因此，我们将在这个部分列出评估中需考虑的重要方面，而不管你所选择的具体流派。而对这些方面进行探索时所使用的具体方法则取决于你的个人风格和理论取向。

家庭结构

家庭评估的第一步是获取家庭结构。若你对代际之间的问题感兴趣，那么对于家庭结构评估的理想情况是至少获取三代的信息（如孩子、父母和祖父母）。家谱图（McGoldrick，Gerson & Petri，2008）是在视觉上抓住家庭结构的有效方式。家庭结构应能反映出所有对来访者生活有显著影响的个体，无论他是否在场。例如，家庭结构应包括两边的生身父母，即便来访者与其中一方可能极少有联系，因为父母的缺失通常都会是一个治疗点。类似地，家庭结构不应仅限于生理上相关的亲属，因为其他人，例如继父母或是住家的保姆，都可能对来访者的生活有显著影响。询问来访者多次婚姻过程以及谁与谁同住等问题也有助于揭示与来访者无血缘关系的重要他人。

家庭结构是产生临床假设的重要资源。在再婚家庭中，你可以探索可能的有关忠诚的心理冲突；在单亲家庭中，你可能需要与一个没有恰当社会支持的单亲父母讨论无法尽到父母职责的问题。同样，假设也可能源自兄弟姐妹的组合（出生顺序、性别、兄弟姐妹间的年龄差）。举例来说，最大的孩子很可能被赋予父母的职责（长兄如父、长姐如母）。

家庭功能

需要对家庭进行评估的内容还包括家庭成员对彼此的承诺，关系联结，以及沟通。在承诺方面，你需要评估父母各自对孩子的投入程度。在完整的家庭中，父母双方是否同等地承担了教养责任？在离异或分居家庭中，父母双方是否都仍参与养育孩子？如果没有，那是为什么？孩子是如何思考这种状况的？父母是否有最喜爱的孩子，或是对于某个特定孩子所承担的责任高于其他孩子？

　　需要探索的一个领域是家庭成员之间关系联结的性质。有没有哪对亲子之间的冲突特别大？父母是否有在孩子身上花充分的时间，包括陪伴孩子完成家庭作业、一起玩耍或是参与孩子的一些活动？孩子能否从父母处获得赞赏，包括言语和身体的情感表达？或是，成员之间的关系以消极为主？父母是否过多地依赖从孩子处获取自身的情感需求？有没有任何迹象表明存在躯体虐待、忽视或是性虐待？

　　在对家庭成员之间的关系联结进行探索时，除了亲子之间的关系，思考其他的关系联结也是非常重要的。兄弟姐妹之间的关系是孩子重要的支持来源之一。此外，兄弟姐妹之间的关系也可能会提示着孩子与不同的父母联盟，从而折射出父母之间存在冲突。因此，你也需要评估孩子彼此之间的互动如何？他们是否经常一起活动？孩子之间的关系大体上是和睦的还是紧张的？在多代同堂的家庭中，你还需要评估跨代际成员之间的关系。例如，孩子与住在家里的某位祖辈之间的关系是亲近的还是疏远的？

　　你应就家庭成员之间如何沟通进行观察。家庭成员能否不被打断地自由表达？家庭成员是否会替别人发言？孩子是否能够自如地表达自己的想法和感受，又或是会惧怕父母？家庭成员是否在谈论某些特定话题和事件上存在困难？与此类似，是否存在某些特定的情绪是不被允许出现或表达的，例如愤怒或悲伤？家庭成员之间在对话时是否相互尊重，还是存在言语攻击？家庭成员之间的冲突是否升级到某位或者多位成员对其他人实施了身体暴力（参见"潜在伤害性因素"部分）？冲突是否存在重复的模式？

　　要判断家庭工具性意义上的功能是否行使良好，重要的一点是去探索父母一方或双方是否有其他的承诺或问题会对他们的养育功能产生负面影响。例如，父母是否因为将精力过于投注到新的关系或婚姻中而忽视了孩子的需求？父母一方或双方是否有过于关注工作而忽视孩子？是否存在精神疾病或其他的应激源，使得父母用于照看和养育孩子上的精力减少？

　　你还应评估家庭内部与控制和责任相关的可能因素。思考一下，父母是如何监管孩子的活动和行为的，以及管教是如何实施的。父母在实行规则时是否一致？当规则被违反时，父母是否有给出恰当的后果？这些后果是否是以一种平静、非反应性的方式实施的，抑或是父母会变得极为愤怒，甚至可能出现躯体虐待（参见"潜在伤害性因素"部分）？反过来，你也应评估孩子是否承担了与发展程度相适应的责任，以及是否享有相应的权利？看一下每个孩子所承担的责任。是否有孩子被亲职化？例如，是否存在某个孩子被赋予了过度的责任，要去照顾其他孩子或是父母的需要？孩子是否知晓或是忧心于某些只适合于成人去处理的事情？在进行决策方面，孩子可以在哪种程度上给出年龄适应性的意见？

家庭生命周期

在实施评估时，你还需考虑生命周期的因素，因为来访者常在身处生活转折期的时候前来咨询。要注意：家庭是否正在经历一个新的生命阶段，例如生第一个孩子或是孩子成年离家，又或是家庭正在应对急性危机，如某位家庭成员的突然离世？家庭在应对这一转变上是否有困难？以及这一转变发生在正常范围之内，还是有其他的应激源扰乱了正常的发展轨迹？例如，父母与青春期孩子的冲突可能与孩子寻求更大的自治权有关，这是属于正常发展阶段的。然而，孩子的脾气暴躁也可能与寻求注意的需要有关，而这可能是父母关注于新的婚姻关系的结果。

对于生命周期因素进行评估会在两个主要方面体现出其价值：第一，它能够让你从跨时间的角度，而不仅限于当时当下，去探索和理解家庭失功能的模式；第二，它可以帮助你从一个系统自然成长和发展的角度去识别可预测的（如，转入为人父母阶段）和不可预测的（如，死亡、生病）改变。一起处理和适应这些改变的能力是一个家庭的核心功能。根据Nicholas 和 Everett（1986）所述，"有些家庭会在［发展性］变动的起始阶段就来寻求治疗，而有些家庭不会将其视为问题，直至变动事件累积起来……并且最终导致严重的症状"。在第七章中，我们将就家庭发展过程中会遭遇的可预测的和不可预测的应激源进行更为详细的探讨。

评估夫妻系统

在婚姻或夫妻治疗中，显而易见，评估夫妻关系极为重要。然而，即使是在以孩子为主诉问题的治疗中，评估夫妻关系也是非常重要的。婚姻或夫妻冲突会对孩子产生显著影响。例如，当夫妻中一方对夫妻关系感到非常不满意时，就可能会不恰当地转向孩子去获得某些情感需求的满足，又或者孩子可能因缠绕在父母冲突的三角关系中而最终出现行为问题。

在开始进行夫妻关系评估时，可以使用某些测量婚姻调试度或婚姻质量的工具，如二元调试量表（Dyadic Adjustment Scale，Spanier，1976）、婚姻调试度测试（Marital Adjustment Test，Locke & Wallace，1959）或是婚姻满意度问卷（Marital Satisfaction Inventory，Snyder，1979）。这些测量工具能够为你提供整体的关系不适程度。此外，它们还能够帮助你快速评估夫妻双方有矛盾的领域（如性、经济、姻亲），或者反过来，评估夫妻处理良好的领域。

你也应评估有关承诺的可能性因素。如果这对来访者没有正式结婚，那么其中一方或双方对于继续这段关系是否有所动摇？如果是已婚的夫妻，那么是否有一方严肃地考虑过离婚问题？简单的纸笔测验能够用来评估夫妻离婚的可能性，如婚姻不稳定指数（Marital Instability Index，Edwards，Johnson & Booth，1987）或婚姻状态问卷（Marital Status Inventory，Crane，Newfield & Armstrong，1984；Weiss & Cerrato，1980）。你还需评估关系中的单方或双方是否过分陷入与他人的关系或活动而影响他们对双方关系的承诺。是否有人有婚外情？是否有一方，或者双方，将应与对方共处的时间花在与朋友、父母或孩子身上？与此类似，一方或双方花在工作或爱好上的时间量是否已经对二人关系造成了负面影响？

夫妻如何处理有关控制和责任的问题也是非常重要的评估方面。评估该问题的最佳办法就是讨论夫妻如何做出决定。是双方共同决定，还是通常由单方决定？躯体暴力或使用暴力的威胁是否常被用于获取控制权（参见前文"潜在伤害性因素"部分）？性别角色也会影响夫妻如何分享控制权和分担责任。夫妻是遵循传统的还是平等主义的关系模式？夫妻就其在关系中所扮演的角色和承担的责任是否达成一致？在承担责任方面，是否有一方过度负责而另一方过于不负责？

夫妻互动的方式能够揭示出双方关系是如何联结的。夫妻是一起参与活动，还是有各自独立的生活？他们一起参与哪种类型的活动（休闲活动、度假、工作项目、教会活动、志愿者活动）？双方能够在何种程度上用言语或肢体表达对对方的深情？夫妻是否有满意的性生活？如果没有，那么他们关注担忧的点是什么？探索夫妻的恋爱过程也有助于评估双方关系的联结。例如，对方最初吸引自己的地方是什么？在某些案例中，回顾求婚过程能够揭示夫妻双方之间并没有充分地联结（例如，由于计划外的怀孕而不得不正式登记结婚）。

你还需评估夫妻的沟通技巧和解决冲突的技巧。在沟通方面，双方是否能够倾听对方？是否能够向对方表达自己的想法和感受？此外，双方是否能够为自己的感受和行为负责，还是常采取一种指责的态度？让夫妻就某个具体事件进行讨论，而你可以趁机观察他们的互动方式，这是评估夫妻沟通技巧的良好方式。此外，你也需要评估夫妻如何处理矛盾。双方都倾向于回避冲突，从而形成了冲突—回避的模式吗？还是会采取需求—退缩模式，即一方想要就问题进行讨论而另一方回避讨论？还是双方都攻击，从而导致矛盾的快速激化？如果是后者，那么夫妻是否有曾在吵架过程中引发肢体冲突（参见前文"潜在伤害性因素"部分）？冲突或吵架都会遵循一定的可预测的模式或顺序。明确并打断这个循环或顺序是夫妻治疗取得成功的关键环节。循环提问（参见第六章）是揭示夫妻吵架模式的有效工具。

你还需探索孩子如何影响夫妻关系？如果夫妻还没有孩子，那么他们是否打算生孩子？在现阶段，是否存在一些因素（如不育、一方不想要孩子）导致他们还没有孩子？如果已有孩子，那么在养育孩子的过程中，双方是否能够互相支持，还是教养过程就是夫妻双方的矛盾源？夫妻是否能够在承担养育责任的同时不忘滋养他们的二人关系？即使夫妻已经离婚了，你仍需评估孩子对其关系的影响。如父母双方是陷入了争夺抚养权的战争，还是能够找到有效的合作方式？

评估精神生活

治疗师在对来访者进行评估时经常忽略的一个非常关键的领域是来访者的宗教或精神生活（Bergin，1991；Hodge，2005；Walsh，2010）。治疗师不愿强调精神生活的原因有几个方面。第一，多数治疗师在接受培训时都处于对非实证性结果进行质疑的时代。在接受培训的过程中，治疗师习得了，若不能被测量那就不应纳入评估的考察范围之内。此外，实施评估意味着治疗的可能性。但是多数治疗师都认为自己并没有提供精神生活方面的解决办法或是给予治疗的能力，并且可能会将任何灵性方面的治疗等同于劝诱改宗。

然而，越来越多的声音认为，在具有文化敏感性的治疗中应将精神和宗教的评估置于重要的位置（Bergin，1991；Hodgson，Lamson，& Kolobova，2016）。上述作者及其他一些作者鼓励心理治疗师将精神生活方面的因素作为心理治疗的一个部分，因为精神方面的观点会强烈影响来访者（和治疗师）对于人类本性、道德以及宗教仪式和习俗的看法。此外，他们还指出，治疗师若对宗教和精神习俗缺乏明确的认识，那么极有可能与来访者的信念系统不一致。普通大众中信奉宗教的人非常多，比治疗师更为依赖于宗教的信条。例如，盖洛普公司的一项调查显示，50%的老人希望当自己面临死亡时，医生能够与自己一起祈祷，75%的受调查者则指出医生（以及治疗师）应将精神方面作为其治疗的一部分（Connell，1995；Tanyi，McKenzie，& Chapek，2009）。

在评估精神生活时，你可以将自己作为一个提出开放性问题的人，将自己放在对来访者的信念感到好奇的位置上，并且只是希望能够理解来访者的故事（Griffith & Griffith，1994）。例如，你可以问问自己，"由于精神信仰和经历，来访者的生活有了哪些改变，以及这些改变已有多长时间？"就算生活中的变化已然发生了，灵性体验也不需要戏剧化到发生了某种"转变"。你也可以使用各种可用的工具去探索精神信念的资源，例如精神家谱图（Hodge，2005）。

在过去的 25 年内，研究者已发展出多个精神评估的模型（Fitchett，1993；La Rocca-Pitts，2012）。La Rocca-Pitts（2012）讨论了多种精神测量和评估工具。这些工具都较为简短且便于记忆。其中一个例子是HOPE，但其他的也可以在网络上搜索精神测量（*spiritual screeners*）即可获得。Anandarajah 和 Hight（2001）提出的缩写字母 HOPE 评估的是：H（hope），生活中希望、意义和力量的来源；O（organized religion），有组织的宗教；P（personal practices），宗教实体外的个人习俗；以及 E（end-of-life），受宗教信念影响的生命终结决定和医疗护理。多数模型关注的都是去理解精神信念和习俗如何为个体服务，而不是个体信仰的精神信念和习俗究竟是怎样的。这些模型均将精神视为多维度的。它"并不能替代在心理功能和心理健康治疗方面累积下来的经验知识"，但却是有力的补充（Bergin，1991，第 399 页）。例如，Hodgson，Lamson 和 Kolobova（2016）提出了许多策略用于整合形成生物心理社会 – 精神评估模式，可用于不同类型的夫妻治疗。

评估家庭外部的社会系统

作为一个家庭治疗师，尽管你主要关心对夫妻或家庭系统的评估，但是你也应当认识到一个完整的评估应不局限于这个范畴。家庭成员还会与核心家庭之外的多个社会系统有交集。例如，大家庭通常在核心家庭的生活中扮演重要的角色。此外，学校、工作场所、朋友网络以及邻居都是需要评估的重要社会系统。在某些案例中，法庭、社会服务机构、健康和医学服务或其他心理治疗师都可能与某个或多个家庭成员相关。一个全面的评估需考虑每一个系统对来访者潜在的影响。

首先，你需评估外部系统或个人所能为家庭提供的支持或资源的程度。我们从大量的工作中已经可以了解到社会支持越多，家庭系统的功能就会越好。大家庭成员或许能够提供重要的情感或物质支持。朋友也可能提供所需的帮助。如果你的来访者所拥有的家庭以外的支持极少，那么你需要帮助他们发展出更好的社会支持网络。

对每个家庭成员在家庭外的功能水平进行评估也非常重要。家庭中的问题是否影响到了个体的工作表现？儿童的不良行为主要出现在家里，还是在学校中也有同样的表现？对此类问题进行提问能够帮助你评估问题的严重性和背景信息。在某些案例中，你会发现家庭成员在某个系统中的功能水平明显更好——例如，孩子在学校所表现出来的问题明显少于在家中。在这种情况下，你可以采取问题解决的方法，在一次会谈中找出对来访者行使功能和幸福感有作用的因素。

对外部系统的评估能够为家庭内部的个体和人际动力提供重要的线索。在许多案例中，个体与家庭外人员建立关系的方式与他们和家里人相处的方式极为类似。一位来访者坦诚自己不能信任朋友和同事，而这提示了他与已离婚的妻子的互动模式。仔细评估家庭成员与家庭外人员的互动方式能够揭示或证实家庭内部的动力关系。

最后，你需评估家庭外系统对治疗进程的潜在影响。例如，某些来访者是被法庭判决强制来接受治疗的。你需要明确法庭想要达成的目标，以及不服从该判决会带来的后果。无论何时，只要你必须与家庭外的个体或系统协同工作时，就有可能出现妨碍治疗进程的三角关系或联盟。例如，在处理孩子的行为问题时，你也需小心，不要涉入学校和家庭的三角关系中。在其他情况中，不同的家庭成员可能拥有不同的治疗师。那么理想的情况是，这些治疗师能够紧密联系一起工作，从而防止治疗目标不一的情况出现。

评估更大的系统：背景、性别、文化

过去，家庭治疗常因忽视了历史、社会及经济背景对个体和家庭的重要影响（Goldner，1985；James & McIntyre，1983；Taggart，1985）而受到批判。例如，女权主义家庭治疗师曾提出，不同性别的社会化过程和社会中男女不平等会使男性和女性对于家庭的不同体验有重要影响。就像个体取向的治疗师被指责忽视了儿童行为不良的家庭背景一样，家庭治疗师则被指责对家庭动力的社会背景有所忽视。

男女性别的社会化过程是需要被纳入评估的重要背景因素。因社会化过程的不同而造成男女在亲密关系中的矛盾冲突，这种现象并不少见。例如，丈夫抱怨妻子总是追查自己的行踪，这使他感到很厌恶，并将此行为视为对他的控制。而妻子则认为自己这么做只是想知道丈夫的一天是怎么过的，而不是追踪他。她对丈夫愤怒而退缩的反应感到非常痛苦，从而使她感到更孤独，这反过来增强了她想要与丈夫有所联结的需求。对于这对夫妻，不同的社会化过程造成了他们"一个追一个跑"的行为模式。与大多数男性一样，丈夫的社会化过程使他非常注重独立，并对地位、层级和控制权非常敏感。因此，他将妻子希望他"随时联系"的要求理解为"审查"。这对夫妻在了解了彼此不同的社会化过程对二人冲突的影响后，就能够打断追和跑的关系模式。

然而，正如任何过分概括化的过程，治疗师也应认识到在一般性的性别行为模式中总会出现例外。一些女性身上可能出现被认为是男性化的行为或想法，而某些男性身上也可能出现女性化的行为或想法。性别模式应被视为需在进一步的评估中加以验证或排除的一个假设，而不是生硬地运用于所有的男女动力关系中。

当不同性别的社会化过程是问题化动力关系的贡献因素时，治疗师常可以找到对此有强化作用的其他因素。例如，原生家庭过度纠缠的动力关系会强化女性所接收到的社会信息——女性应优先照顾他人的需求而忽视自己的需求。而在之前所提到的案例中，丈夫对于被控制的恐惧也因自己的父母极度控制自己而得到强化。因此，你需留意性别社会化之外，哪些其他因素会强化有问题的动力关系。

家庭的种族或民族背景也需在评估中加以重视，特别是当其与你自己的背景不同时。在初始访谈阶段，对文化因素保持高度敏感性非常关键，它有助于建立牢固的医患关系，并且促使来访者继续接受治疗。幸运的话，尊重和保持敏感能够潜移默化地为治疗师注入对治疗关系的信心。例如，本书作者之一（52 公斤，中产阶级，从不吸毒，高加索人）在她实习阶段所接的第一位来访者是位 113 公斤、浑身纹有刺青、海洛因成瘾、经济社会地位低下的西班牙男性。二人之间之所以能够建立起极好的工作关系，应归功于来访者愿意教治疗师一些自己背景的知识，以及治疗师与来访者建立共情性联结的能力。

三条指导原则可用于文化敏感性的评估。第一，在对评估所获得的信息进行解释时，你需考虑来访者的文化背景。若没将来访者放在恰当的文化背景下进行思考，治疗师可能会误读来访者的某些行为。在美国文化下，不能与成人直接目光接触的儿童被认为缺乏自信。然而，在其他文化下，若孩子敢于与成人有直接的目光对视，则会被认为对长辈不敬。因此，治疗师需关注自己的文化背景对自身的影响，因为它会对你如何认识来访者及其行为有所影响。例如，由于不同的文化背景，在何为恰当的家庭沟通方式或养育方式上，你和来访者可能会有不同的想法。

第二，你不能假设来自某特定文化群体的个人一定会遵循该群体的社会标准。因此，任何基于文化标准的对个体行为的假设都应被视为暂时性的，直至通过进一步的评估得以证实。例如，来自移民家庭的孩子可能更适应美国文化，而非他们的父辈或祖辈所处的文化。在某种程度上，每一个家庭都应作为"个案"处理，因为每一个家庭接受与呈现出文化标准的程度都是不同的。

第三，你需注意文化差异对咨询关系以及评估的影响。例如，少数群体的家庭可能不愿意讨论敏感问题，因为他们害怕来自主流群体的偏见

（Garbarino & Stott，1989），而这会对治疗师的评估过程有所影响。治疗师还需思考来访者预期治疗师会以何种方式帮助他们。许多文化会预期治疗师采取权威的角色，而其他文化则认为治疗应该基于一种双向的关系。

上述用于具有敏感性的、跨文化的评估的指导原则也可用于探索除种族或民族外的文化背景。例如，文化差异可能存在于不同的宗教背景、性取向和社会阶层等群体中。每一种社会群体都会对个体的身份、信念以及与他人建立关系的方式有潜在影响。因此，你需要确认这些潜在的文化中的哪个对各个家庭成员有最为显著的影响，并评估其对整个家庭的影响。

无论个体所定义的"文化"范围有多广，我们都需要注意当一个家庭的文化传承能够被积极地得以评估时，治疗师就能够为家庭寻找到进一步改变的资源。正如米纽庆和费什曼所述，"每个家庭在他们自己的文化中都有能成为杠杆的元素，若能够对之理解并加以运用，那就能够撬动家庭成员的行为资源库，使其得以发挥并扩展其优势"。

小　结

　　完成一个完整的评估，从多个方面来说，就像完成一幅拼图。初始评估像是将边角的碎片拼在一起，形成案例的初步框架。之后，你开始一片一片地拼，直至整体临床图景出现。重要的图片包括潜在伤害性因素，潜在物质滥用问题以及潜在的生理学因素。你必须将这些问题与其他图片连在一起，例如与心理病理学因素、来访者的意义系统以及精神生活的问题联系起来。这些图片还需与其他揭示家庭成员之间动力的拼图碎片连接起来。然而，拼图可能是不完整的，如果没有考虑到家庭外的其他系统。如果你能够关注到这些相互联系的拼图中的每一块图片时，我们相信你就可以获得一幅完整的临床图景。

第五章

建立治疗焦点和治疗计划

　　罗莎琳达——一位29岁的女性，带着她9岁的儿子——雅各布，来到你的诊所。学校强烈建议她寻求治疗，因为雅各布在学校里遇到了不少麻烦——他经常迟到，并且不交作业。他的老师反映多数时候他都独自一人。最近，他还在学校操场上发生了几次推搡事件，虽然没有严重到被勒令停学的地步，但已非常接近。罗莎琳达不知道该怎么办。她极为焦虑，甚至无法安睡。

　　试想你已与这个家庭有过两次会面，询问了一些问题，与雅各布玩了一局棋，也进行了一些评估，并通过上述步骤开始加入每一位家庭成员。你发现，雅各布早产一个月，而且目睹过母亲和父亲之间的家庭暴力。他的父亲在他四岁时离开，从此再也没有回来过。罗莎琳达的男朋友最近因为另一个女人而离开了她，同时罗莎琳达告诉你，雅各布只听这个男朋友的话。罗莎琳达在家中还有两个更年幼的孩子（他们的父亲是这个男朋友），而她的收入仅够维持生计。之前，雅各布也难以适应学校，并且脾气急躁，但是对于弟弟妹妹却爱护有加。罗莎琳达的母亲会在她去工作时帮忙照顾孩子，但是时常批评她为人母的能力。你注意到，在治疗室里，雅各布在玩玩具时表现出较高的攻击性，而且只会在提到母亲男友的名字时他才会看向母亲。你还留意到，罗莎琳达似乎只能注意到不好的事情，以及每一次

> 她提及对于儿子的担忧时都会紧抓项链上的十字架。你寻思着，是否该在某次会面时邀请雅各布的外祖母或弟弟妹妹前来，以便更好地理解他们之间的互动。

　　许多新手治疗师常在治疗进展到这个关口时感到手足无措。你已经与来访者一起回顾了重要的信息，并且与来访者建立了信任关系，但是治疗师依然感到困惑，要从哪里开始，要治疗什么，要忽视什么，以及问题的优先级该怎么安排。运用概念化地图和临床推理来建立治疗焦点能够有助于你对评估信息进行组织并且设计治疗计划。治疗计划会对治疗师需要予以解决的问题进行界定，并且明确为解决这些问题所需要使用的干预方法。撰写初始治疗计划就意味着与来访者之间的治疗协议正式启动。所有家庭治疗师都需要掌握如何进行个案概念化，以及如何清晰地陈述他们将要进行的工作。这样，一方面能够展示自身专业的精熟程度，一方面也能够令临床服务的赞助者满意。然后，有一些阻碍会对治疗师形成治疗焦点产生阻滞。

形成治疗焦点上的四大阻碍

阻碍 1：最初的两到三次的会谈结构化不够

　　在他们开创性的经典著作《热锅上的家庭》（*The Family Crucible*）中，纳皮尔和惠特克（1978）指出了治疗师赢得"结构之战"的重要性。换句话说，治疗师，而非来访者，需要在最初的接触时就开始去建立和沟通（言语和非言语地）关于治疗进程和内容的基本规则。例如，谁该参与初次会谈？纳皮尔和惠特克认为**所有**家庭成员从首次会谈开始就参与进来是极为必要的，所以除非所有人到场，不然他们就拒绝开始治疗。这样的预期能够为家庭建立系统性思考的定位（Weber & Levine, 1995）。然而，极少有家庭治疗师能够遵循这条严苛的标准（Berg & Rosenblum, 1977），相反，多数治疗师会根据个案的情况来决定谁需要参与治疗（Nichols & Everett, 1986）。

尽管我们对"战争"的比喻感到不适，但是我们强烈支持治疗师应在与来访者的工作中承担领导者角色并在评估和治疗过程中起引导作用的理念。提供结构是治疗师的工作，包括设定具体的时间、地点和设置，从而让来访者能够安全地谈论自己的苦恼。治疗师的基本责任包括准时进行治疗，在治疗关系中保持专业形象（包括穿着和举止），遵循在治疗中你承诺提供的资料（例如心理教育资源或转诊资源），记得询问家庭作业，以及把控与来访者共同度过的治疗时间的结构也是治疗师的责任（准时结束，必要时对治疗目标进行回顾，制止争吵升级）。上述这些都能增强工作联盟。

治疗师也需对治疗形式负责，包括针对沟通过程的规则，如每位成员都应有讲述和被倾听的时间。对于非常混乱或激烈的案例，治疗师可能需要严密地监控沟通，从而协助家庭发展出更为有效的沟通技巧。治疗师也可能要开启一个讨论，来与家庭成员一起讨论会谈中的材料在治疗外可以如何使用。再次，治疗环境应能提供安全保护伞；建议来访者在习得更为有效的沟通技巧前，将某些主题仅留在治疗中进行讨论，这个策略将会有所助益。

阻碍 2：每一次会谈都像初次会谈

我们的学生常说她们在进入会谈前都有自己的计划，但是无法贯彻执行，因为来访者每次都会有新的危机事件，最终导致都在解决急性问题而没有就其核心问题进行探讨。若是来访者处于伤害自己或他人的危险之中，那么治疗师理应优先处理此类问题。然而，在多数案例中，治疗师可以为绝大多数急性事件和问题分配限量的时间，治疗师在这个时间内进行全面的评估并制订治疗计划。相比于每次解决一个问题，治疗计划应将日常或每周发生的问题（如，父母与青少年之间发生的一次具体的争吵）嵌入到核心主题中（如，沟通模式）。

来访者失约也会导致每次的会谈进行得像是初次会谈一般。失约的原因各异，例如交通问题、无法支付治疗费用、责任冲突以及缺乏动机等。在治疗的开始阶段，会谈之间间隔时间过长会导致难以获得改变所需的动量，也难以设定治疗焦点。我们建议与来访者直接讨论他们在出席治疗上面对的挑战，为了能够持续性的出席，双方可以做些什么，以及若是持续性的出席难以实现会带来怎样的局限。许多临床设置有关于失约和过晚取消的规则（如，三次失约将导致治疗终止）。若是你所在的临床设置没有对这些进行明确的规定，你可以自行设定并在治疗的开始阶段与来访者沟通。

阻碍3：认为你需要解决每一个问题

家庭治疗师一旦与一个家庭会见，倾听了她们所有的问题领域，并且完成了全面的评估，治疗师就会得到一长串的问题等待解决。深呼吸一下，然后把你所发现的问题列给来访者看。在这个节点上，重要的是为问题制定优先级。安全和危机相关的事宜必须永远被优先处理。然而，在解决这两类问题后，治疗师和家庭就需要面临抉择。有时，有所助益的方式是，将问题列出来（或许有四到八个问题在列表上），然后邀请家庭与你一起安排先后顺序。一般而言，较为有效的方式是将治疗聚焦在两个或者三个问题上，并据此制定治疗计划。当你开始运用概念化地图来思考如何干预相应的问题领域时，你会发现问题之间经常是相互联系的。

阻碍4：治疗师缺乏理论取向

对于任何一位治疗师而言，在治疗的初始阶段，一项重要的工作就是组织整合大量的信息。与多位家庭成员工作增加了信息的体量和复杂度。

治疗师需要一个理论取向来过滤信息，并且据此来组织自己对于来访者的思考从而最终形成治疗焦点。而理论取向的缺乏常导致治疗师感到被信息淹没，以及依靠个人经验的滤镜来过滤信息。尽管所有治疗师都会使用个人经验来理解问题以及做出治疗决策，但它不能作为形成治疗焦点唯一或主要的滤镜。理论取向的清晰度能够有助于我们为治疗决策的制定提供专业理念。一个具有一致性的理论取向会用其特定的方式帮助我们在主诉问题、评估内容以及我们为促发改变所做的事情之间建立联结。

运用理论和研究来建立概念化地图

在督导中，我们发现，可供选择的概念化理论和治疗方法种类繁多，常使新手家庭治疗师感到眼花缭乱。早年间，家庭治疗师会认同某一种家庭治疗的流派。20 世纪七八十年代，家庭治疗师常将自己定位为某一特定的理论流派，例如"我是结构派家庭治疗师"或"我是焦点解决流派的治疗师"。在那个年代，培养项目也常只教授一到两种理论，最为常见的是结构和策略流派的家庭治疗。受训于彼时的家庭治疗师会用自己喜爱的理论流派治疗每一位来访者。这种理论的单纯性至今依然存在，并且对于部分来访者以及某些特别化的设置而言是非常有效的。然而，工作在社区精神健康第一线的治疗师们面对的是各种各样的来访者和主诉问题，因此需要理论的灵活性和整合性。我们这里所提的"整合"，并不是指简单地把来自各种理论模型的技术放在一起。我们倡导的是，一种理论概念的整合（如家庭结构、认知、情绪、更大的社会系统）从而能够引导治疗决策（Mikesell, Lusterman, & McDaniel, 1995; Nichols & Everett, 1986; Pinsoff, 1995）。

生理心理社会（The biopsychosocial, BPS）模型和一般系统理论构成了我们所强调的整合基础（Bertalanffy, 1968; Engel, 1977）。系统理论是家庭治疗的基石，其强调整体性的概念以及"整体大于部分之和"的理念。

不同于通过还原的方式将整体降解为部分，家庭治疗师会在对于问题的描述中寻找模式和过程，其所认可的理念是无论什么只要影响了系统中的一个部分（个体）那么就会影响到系统中的其他部分（家庭）。传统的家庭系统观认为，无论家庭中的哪些人实际来到了治疗，家庭这个整体才是需要去理解和照料的单元。即便是对个体进行工作，家庭治疗师也会去理解来访者的关系和文化背景，并且认识到任何问题都可能有多方面的观点解释。系统理论会给予治疗怎样的指示呢？通过为其他家庭成员打开大门，家庭治疗师在评估和治疗中将关系放在优先级的最高位，并且通过改善关系来解决来访者的主诉问题。

BPS 模型，是由罗彻斯特大学的乔治·恩格尔于 1977 年提出的，其描述了一个包含广阔系统的层级化模型，而这些系统随着时间进程总是发生着相互作用。尽管这个模式最初被用于训练医生，但它与以系统为基础的家庭治疗是契合的，因为它们都强调系统之间的联系。如果不对其所处的背景进行了解，我们也就无法真正了解一个系统（或系统的一个部分）。恩格尔最初提出该模型是为了帮助医生理解医学问题的社会心理因素，而支持在家庭治疗中使用 BPS 模型的人士则是希望能够帮助家庭治疗师理解来访者心理社会问题的个体方面因素，特别是在来访者具有严重精神和 / 或生理疾病的情况下（Shields, Wynne, McDaniel, & Gawinski, 1994）。一个整合的世界观能够帮助你组织评估中获得的信息，并最终形成包含了多种理论模型的治疗决策。

具体理论模型的角色

治疗师一旦完成了基于生理心理社会系统框架的评估后，他就可以开始概念化案例，对问题进行排序，并且选取与概念化相一致的干预方案。概念化指的是治疗师对于主诉问题的思考和假设的简要总结——该问题或多个问题是存在于系统的哪个部分，这个特定问题存在的解释是什么，以及问题之间的关系是什么？心理治疗和家庭治疗的理论通常都会以来访者的某一方面体验为主，例如强调认知或情绪，关注某一段特定的时期，如当下的工作或历史性的数据。举例而言，情绪聚焦疗法以此时此地的互动为目标，而鲍文流派的理论则重视原生家庭，以及问题的发展过程。相比于受某种单一理论取向的限制，我们更偏爱对多种理论观点进行整合，例如情绪和认知的协同合作；当下互动和历史观点的整合（Hardy, 2011; Lebow, 2004; Seaburn, Landau-Stanton, & Horwitz, 1995）。从下列案例中可以看到整合观念的影响：

- 治疗师在与一对夫妻的工作中识别出了他们要求 – 回避的沟通模式，然后通过情绪聚焦疗法对此模式进行打断并创建了一个更为安全的依恋关系。同时，她也对早前的关系历史和原生家庭对于此特定沟通模式的影响感到好奇。

- 治疗师在与一位青少年及其单身母亲的工作中发现二人之间扁平的层级结构，并依据结构派家庭治疗对母亲进行赋权。同时，他还感兴趣的是这位单亲母亲自己在青少年时是如何被养育的，以及她现在与父母之间的关系。

- 治疗师在与一位成年男性工作时，发现其在多个系统中存在问题，包括抑郁和自杀意念，近期失业，与他六岁的儿子的母亲之间的冲突，由于法律问题而被吊销驾照，以及当下正在使用大麻。治疗师对上述的问题进行了排序和处理（例如，最先处理抑郁和自杀意念）。除此之外，治疗师还了解到来访者的母亲在两年前因癌症去世，因此治疗师通过与来访者父亲和祖母的合作来一起帮助来访者处理未解决的复杂性哀伤的问题。

整合使得治疗师可以根据来访者所处的特定环境来调整理论和取向。然而，仍有一些地方需要理论的纯粹性。对于某些来访者以及在某些特定的设置之下，采用某一特定的模型是正确的选择。例如，研究文献可能已表明对于某一特定问题就需要使用某种模型。当代的心理健康实践要求治疗师运用基于循证研究的干预方法。

循证实践的角色

循证实践（Evidence-based Practice，EBP）指的是将最棒的研究成果与临床技能以及患者的价值观进行整合（Williams, Patterson, & Edwards, 2014）。EBP 的核心在于**运用**研究成果，而非治疗师自己采集数据。在有关婚姻、夫妻以及家庭治疗的研究和实践之间架起桥梁的尝试引发了很多争论和富有激情的辩论。对于聚焦于个体治疗，寻求精神障碍的治疗之途的研究，家庭治疗师对其有效性提出了质疑，因为这些研究忽视了互动性的关系系统的复杂性（如，夫妻／婚姻、亲子、代际间、更广阔的关系系统）以及家庭所面对的多重问题。在研究中常见的研究人群并不能准确反映出家庭治疗师所见的多问题家庭的复杂性，而且也违背了家庭治疗培训中核心的以系统观为基础的临床培养理念。因此，家庭治疗师有时会质问，"研究到底跟我的以系统观为基础的临床工作有什么关系？"尽管研究文献与以系统观为基础的治疗工作之间无法形成完美的同盟战队，但是我们依然鼓励你在进行临床工作时考虑一下以下资源。

美国心理学会第 12 分会的网站上列出了各种治疗成人心理障碍的循证治疗方法。针对每一种障碍，网站提供了对该障碍的简要描述，以及已经经过评估的各种心理治疗方法。此外，研究对于每种治疗方法的支持程度也会予以标注（如，强烈支持，中等程度支持）。网站还提供了对于各种治疗方法的简要描述。该网站上所列的治疗方法中的绝大多数都为个体取向的治疗，这与其个体心理病理学的关注点是一致的。美国心理学会第 53 分会的网站（www.effectivechildtherapy.com）则特别关注儿童和青少年的障碍。与前面的网站相同，该网站也列出了针对每一种障碍的循证治疗方法，以及每种方法的证据强度。根据实证支持的程度，治疗方法被分为以下几类：完善的，基本有效，可能有效，或是试验性的。网站还提供了对于多种治疗方法的简要描述，包括个体的、团体的以及基于家庭的治疗方法。

美国精神病学会也有网站（www. psych. org/practice/clinical-practiceguidelines）提供了用于治疗各类成人精神疾病的实践指南。在治疗儿童和青少年障碍时，你可以咨询美国儿童和青少年精神病学会的网站。他们的实践指南中还包括了筛查或评估儿童和青少年相关障碍的推荐工具。正如你可以预见到的，这两个网站上的实践指南着重强调了对于精神疾病的药物治疗。

自 1995 年以来，《婚姻与家庭治疗杂志》（*Journal of Marital and Family Therapy*）已有三期专门刊登了基于家庭的干预方法的研究综述，这些干预都是针对特定家庭问题的，包括青少年的品行障碍和行为不端、药物滥用、儿童和青少年障碍、酗酒、夫妻关系困扰、亲密伴侣暴力、情感障碍以及躯体健康问题等。得到最多实证支持的夫妻治疗模型是情绪聚焦夫妻治疗、夫妻行为治疗以及各种整合模型。这些整合模型（功能性家庭治疗、短程策略式家庭治疗、多系统治疗以及多维度家庭治疗）对于治疗以儿童为焦点的主诉问题也表现出了良好的疗效。这些模型有许多共同之处。首先，它们会将理论揉入对于多重系统的关注中：个体、夫妻／婚姻、家庭以及社会。它们从多系统式的和非系统式的夫妻和家庭治疗模型中（包括结构式家庭治疗、策略式家庭治疗以及认知行为治疗）借来具体的干预方法。其次，它们强调加入技巧、治疗联盟以及治疗师的积极卷入。治疗师并不采取被动的方式；他们同时提供支持、领导以及指导，以促使家庭做出想要的改变。再次，它们关注结构的变化和对于失功能的模式的扰动，包括家庭内外以及治疗会谈内外。最后，它们还强调寻求同伴以及发展亲社会的朋友团体的重要性。我们会在第六章重新回到这些点上。

只有具备了完整的评估、扎根于理论的概念化、对于不同治疗模型的熟识程度以及搜寻循证文献资料的能力，治疗师才能写出全面的治疗计划。多数机构会要求治疗师在最初的三次会谈后完成治疗计划，这么做的原因部分在于表明这是优秀的专业化的服务，部分也是跟精神健康服务的资助者之间的一个沟通。无论有没有这个要求，书面的治疗计划都是一个窗口，让我们得以看到治疗师的思考过程和对于治疗的愿景；它也为治疗师和来访者提供了一个结构框架，当治疗需要与他人分享或是未来有可能要分享时，将有助于与其他专业人员的沟通。

治疗计划的组成部分

社区机构和个体治疗师会使用各种结构的治疗计划，但多数治疗计划都包含表 5.1 所列的组成部分。

表 5.1　治疗计划的组成成分

基本信息

来访者姓名

出生日期

推介来源

共同居住的其他家庭成员

参与照顾来访者的其他机构或个人（如，精神病学家，家庭医生，IEP）

家谱图

对于来访者家庭的描述，可以使用叙述性的书写方式，也可以使用符号性的家谱图方式。

主诉问题

来访者 / 家庭如何描述主诉问题？（使用来访者的语言，用事实性的解释来陈述是什么促使来访者前来治疗；若是夫妻或家庭前来，则要采集多方的观点）

他们尝试过哪些解决方法？

来访者 / 家庭希望有哪些改变？

主诉问题的既往史

问题存在多久了？

在这段时间内，问题有过怎样的变化？

家庭中有过哪些其他的变化发生（生活周期改变，其他变动）？

生理心理社会 – 多系统评估

个体评估（认知、情绪、可能的 DSM 诊断、健康相关的困扰、用药）

夫妻 / 家庭评估（结构、跨时间的模式、大家庭的角色）

续表

更大系统的评估（居住条件、邻里关系、学校）

背景性评估（种族、文化、民族、宗教/信仰、性别、性取向、性别认同、社会经济地位）

临床假设

基于你的评估和理论，你对主诉问题的假设是什么？

问题/目标/干预

基于治疗师和来访者之间的协商以及问题的严重程度对问题进行排序

- 问题/症状 #1
  - 目标
  - 干预/行动（与概念化和研究启示保持一致）
- 问题/症状 #2
  - 目标
  - 干预/行动（与概念化和研究启示保持一致）

转介/合作

以下是本章开始时所描述的那个家庭的治疗计划。

基本信息

来访者姓名：雅各布，9 岁。

出生日期：2008 年 10 月 12 日。

推介来源：罗克维尔小学。

共同居住的其他家庭成员：罗莎琳达，母亲，29 岁；妹妹，阿纳，3 岁，伊琳娜，1 岁；男友，约翰，于 2013 年至 2016 年 12 月期间同住。

参与照顾来访者的其他机构或个人：四年级的学校老师，罗斯女士；外祖母，伊萨贝拉，在罗莎琳达工作时照看雅各布及其妹妹们。罗莎琳达和雅各布的父亲弗朗西斯科在几年前离婚。弗朗西斯科搬离，并且从此和家人没有任何联络。

家谱图

家谱图见图 5.1。

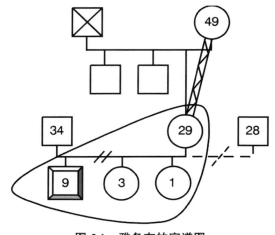

图 5.1 雅各布的家谱图

主诉问题

母亲和雅各布报告她们前来治疗"是为了让他不会被停学"。校长已经对雅各布发出了警告，如果他再有一次校园事故就将被停学。母亲报告，在家里，雅各布不太听话，偶尔"顶嘴"，这是她不太喜欢的。母亲称雅各布"总是难以适应学校"。雅各布认为学校还好，只是他不太喜欢。雅各布称学业在四年级后变得更难了，作业也变得更多。母亲说自从她的男朋友约翰在三个月前搬走后，每个人都过得很难。她说她"每时每刻"都很焦虑，睡不太好。罗莎琳达的母亲会来帮忙，但是，据罗莎琳达的说法，她"对所有事情都很挑剔"。为了应对这些问题，母亲试图为雅各布设置一些限制，例如拿走电视以及取消电脑使用权，但是她认为这似乎无效。她很后悔地说到当雅各布不听话时她会冲他喊叫。外祖母恳求雅各布成为"家里的男人"。母亲和雅各布都希望校园生活能够变好，也希望家里的怒火和压力能够少一点。

主诉问题的既往史

　　间歇性的愤怒爆发和学校困难一直存在于这个家庭的生活之中；学校事故是近期开始发生的。家庭正在经历很多转变，包括母亲男朋友的离去；母亲工作时长的增加，以及外祖母的到来；学业期待增加。

生理心理社会多系统评估

　　个体评估：母亲是焦虑的；来访者表现出抑郁，伴随有愤怒爆发。双方都报告有无望感。母亲和外祖母都有 II 型糖尿病，都在服用二甲双胍片；家庭中没有其他的药物或物质使用。来访者的生理父亲可能有酗酒。生理父亲和母亲双方都在学业上有困难，特别是阅读方面。

　　雅各布的 DSM 诊断：适应障碍，伴有情绪和品行的混合紊乱；排除特殊学习障碍（在阅读方面有中度损伤）。

　　罗莎琳达的 DSM 诊断：广泛性焦虑障碍。

　　夫妻/家庭评估：家庭结构上，是一个相对封闭的系统（外部边界僵化，内部边界纠缠），家务只能依赖于大家庭成员（外祖母）的帮助。家庭功能上，应激程度高，经济来源有限，并且除了愤怒和指责反应外情感卷入较少。家庭生命周期则受到近期母亲男友的离开的扰乱，之前男友能够提供经济来源和情感支持。同时，家庭从未对生理父亲的离去进行过哀伤处理。

　　更大系统的评估：居住条件、邻里关系和学校是稳定且恰当的。

　　背景性评估：生理父亲是拉丁裔的；男友是高加索人。家庭并没有很强的民族认同。天主教信仰对于罗莎琳达及其母亲而言是非常重要的。同时，来自外祖母的强烈的性别信息（"做个男人"）传递给了雅各布。社会经济地位较低。

临床假设

通过评估可以看到这个家庭正在经历一个显著且近期的丧失，即罗莎琳达的男友离开这个家庭，这个丧失既是情感上的也是实际生活上的。研究显示，男生在面对丧失时可能会用付诸行动的方式（品行问题）应对，而女性则可能以内射的方式应对（增加焦虑）。这里需要有很多的正常化。因为封闭的外部边界，这个家庭相对较为孤立，因此增强社会支持（治疗、社区、宗教信仰）可能对这个家庭有所帮助。同时，也可能存在未得到诊断的学习障碍，这可能增加了当下正在经历的学业困难。

问题 / 目标 / 干预

问题 / 症状 #1：学校和家里的愤怒爆发
- **目标 1**：通过增加其他情绪（如悲伤）的表达来减少愤怒。
  - **干预 / 行动 1A**：与家庭一起回顾家谱图，从而来探索来访者的生理父亲和妈妈的男友离开家庭时的情绪反应。
  - **干预 / 行动 1B**：使用游戏和绘画的方式来拓展家庭成员对于个体和家庭内部情绪的识别，特别是对于悲伤和愤怒情绪的命名。
- **目标 2**：增加家庭成员间的积极沟通。
  - **干预 / 行动 2A**：使用焦点解决的提问来揭示家庭成员间体验到积极支持的时刻。在这些治疗会谈时可以邀请外祖母参与。
- **目标 3**：在家庭层级中对母亲进行赋权。
  - **干预 / 行动 3A**：识别和实施其他的教养策略来应对雅各布的愤怒爆发。
  - **干预 / 行动 3B**：帮助母亲在与她自己的母亲之间设立恰当的边界，特别是在被指责时。

问题 / 症状 #2：母亲的焦虑
- **目标 1**：减轻焦虑症状，具体表现为更少的自责，以及睡眠改善。

○ **干预** / **行动** 1A：将当下的困难正常化为可预期的应激源而非个人失败。

○ **干预** / **行动** 1B：推介罗莎琳达进行医学评估。

● **目标** 2：增强社会支持，包括来自学校、社区以及宗教信仰的资源。

○ **干预** / **行动** 2A：与家庭成员一起制定社交图谱，来确认其他可能能够提供支持的资源，包括其他家庭成员、朋友、社区资源如青少年运动或课后项目，或是教堂联系（天主教神父）。

○ **干预** / **行动** 2B：探索家庭成员能够与这些资源建立联系的方式。

医学咨询

家庭治疗师曾对在治疗中使用精神科药物持保留态度（Patterson & Magulac，1994）。事实上，在家庭治疗的早期阶段，使用药物被认为是在承认自身的失败。近年来，家庭治疗界对于使用药物的态度发生了改变。没有处方权的治疗师开始愿意与医生（通常是精神科医生、内科医生、家庭医生或儿科医生）合作进行联合治疗（Patterson, Albala, McCahill, & Edwards, 2006）。医生来开处方并管理精神药物的使用，而治疗师则提供"谈话治疗"。

家庭治疗师在考虑医学转诊时需十分小心。因为药物的不良副作用非常常见。此外，病人也可能将治疗师的转诊建议解读为治疗师说"你完全疯掉了——疯到不能接受家庭治疗"，或是解读为治疗师将来访者扔给其他专业人员。然而，作为一个可选项，药物治疗也不能被忽视。通常，家庭治疗师没有精神药物方面的培训或知识，同时生理学方面的知识也比较有限；因此，他们不会将药物治疗作为一种可能的干预方式。除此之外，治疗师还害怕失去对来访者治疗进程的掌控感，或是将转诊视为失败或失职的表现。出于上述理由，家庭治疗师可能不会考虑医学转诊。

尽管多数家庭治疗师认同评估和治疗的生理—心理—社会模型的观点，但是却极少考虑或强调生理学的部分。然而，真正的生理—心理—社会模型会同时考虑评估生理因素的影响，例如家族基因和以生理学为基础的治疗，包括药物治疗和手术。这种整体性治疗方法应包含生理医药方面的专业人员，若家庭治疗师并不精于生理评估的话。

除了生理—心理—社会模型，另有一些因素也会促使治疗师考虑医学方面的咨询。其中之一便是来访者的自身要求。过去 20 年的医药研究已经发现了多种副作用较小且有效的新型精神类药物。你在报刊中经常能发现关于这类新型药物成功性的报道。治疗师可能考虑药物治疗的另一个原因在于他所工作的机构是以医学治疗为主，或者主管人员是医生。健康促进组织和优选医疗服务组织鼓励使用医学治疗，因为这种方式通常更为便宜也有效。

治疗速度也是治疗师考虑医学治疗的原因之一。时间和金钱是多数治疗机构的关键标准。尽管有的治疗师坚持认为这是过于草率的治疗，但是许多治疗师迫于压力不得不使用短平快的治疗方法，就是在病人身上使用所有可能的治疗方法。由于药物能够带来快速的症状改善，因此在治疗的初始阶段使用得越来越多（McNeil，2001）。

专业领域的变化也可以解释治疗师对于药物不断增长的认识。在家庭治疗发展的早期阶段，人们注重于与主流的传统心理健康治疗之间建立边界、澄清区别。而如今，家庭治疗已成为一个独立的专业领域，强调这些区别就不再重要了。如今的多数家庭治疗师已不再认为只有家庭可以作为治疗对象，而是接受家庭中的某个成员或许需要医学方面的治疗，而其余部分的治疗仍以家庭互动为主。尽管家庭治疗师没有处方权或是不能监管药物使用，但是他们仍有义务评估或识别出各类可能从精神类药物中获益的问题和疾病。了解何时以及如何获得精神科相助是我们工作的重要部分，正如下面的例子中将要展示的。

比尔，39 岁，男性，因婚姻问题前来就诊。他陈述夫妻二人之间的问题具体包括不断的争吵、经济问题以及缺乏共同爱好。玛丽，他的妻子，37 岁，刚开始一份保险推销员的全职工作。她抱怨比尔极为情绪化，同时缺乏对于家庭生活的参与，"他唯一想做的就是让他一个人待着"。比尔在过去的十年里一直从事股票经纪人的工作。他指出生意变得越来越难做，也开始占用他越来越多的时间。到现在为止，他们的婚姻治疗已经进行了四次。丈夫很快就将自己定义为"问题"，并声称自己无法控制自己的感受和负面的态度。同时，他也对妻子缺乏对他的支持表示愤怒，特别是在妻子开始全职工作之后。妻子则称自己已经支持了他那么多年，现在需要为自己做一些事情。双方都指出自己在婚姻关系中感到十分孤独，而且也无法理解为什么双方的不满程度会恶化到如此地步。对于二人的个体状态进行进一步的探索后，治疗师发现丈夫呈现出多种抑郁症状，包括食欲下降、睡眠紊乱、精力缺乏以及易激惹。他称自己感到情绪"低落"已经好多年了，实在无法回忆起是从什么时候开始的。家庭史显示，比尔14岁时，他的兄弟出车祸死亡。比尔为此感到十分内疚，也认为自己应对此负部分责任。

比尔抑郁症状的病程和严重程度提示治疗师需要进行是否使用抗抑郁药物的评估。然而由于现在婚姻问题被二人认为是最主要的问题，可以预期比尔和他的妻子或许会对药物治疗有所抗拒。当他们来寻求婚姻治疗时，并没有预期会见到除婚姻治疗师之外的医生。他们二人对于精神病理药物的使用都有先入为主的看法。因此治疗师有必要与他们就药物使用的经历进行讨论，同时对其进行精神类药物的心理教育。对于治疗师而言非常重要的一点是，在陈述比尔需要进行药物评估时，应以来访者的利益为出发点或立足点。若治疗师在表述的过程中，阐明转诊会对来访者有益，那么转诊过程就会有效率得多。在这个案例中，比尔愿意接受精神科医生的医学评估。而他的妻子则担心药物"像拐杖，可能会上瘾"。治疗师建议玛丽跟丈夫一起去看精神科医生，如果有任何问题或担心，则可以在就诊过程中提问，力求找到所有问题的答案。因此，双方答应去见精神科医生。

最后，家庭治疗师不能忽视的是，快速发展的研究结果显示，生理因素至少在某些障碍中扮演着重要的角色，例如精神分裂症、双相障碍以及其他一些之前被认为源于不良家庭功能模式的障碍。承认病理学上的生物因素则会导向生理学的治疗，最为常见的就是药物治疗。

　　随着公众对于药物的认识越来越深，家庭治疗师就需要学习更多的精神药物方面的知识。学习这方面知识的最佳途径是见习培训——体验药物治疗对某些障碍的有效性。若有愿意使用联合治疗模式进行工作的精神科医生或主治医生，那么建立与这类人员的专业关系也是学习医药知识的理想方式。如果可能，我们应尝试私下了解合作医生的情况，这样能够保证医生的专业能力和人际技巧。另外一些学习医药知识的方式包括参加连续培训课程，或是阅读写给非医学专业人群的精神药物书籍。表 5.2 中列出了药物中普遍使用的主要"成分"。

表 5.2　精神药物成分

治疗抑郁的药物 [a]

SSRIs 和 SNRIs	选择性五羟色胺再摄取抑制剂（SSRIs）是通常用于治疗抑郁症的一线药物。并没有一致的证据表明其中哪一种 SSRI 的效果要优于另一种。氟西汀（fluoxetine）是唯一一种被美国 FDA 批准可用于儿童的抗抑郁药。而对青少年，氟西汀和艾司西酞普兰（escitalopram）都被批准可用于治疗抑郁症。五羟色胺和去甲肾上腺素再摄取抑制剂（SNRIs）也是用于治疗抑郁症的一线药物。然而，这类药物是否有比 SSRIs 更好的效果仍是不清晰的，但是已知的是它们会带来更多的副作用。
安非他酮	若抑郁患者没有严重的焦虑或者没有并发某种焦虑障碍，那么安非他酮（bupropion）可以作为 SSRI 的备选项。安非他酮可以改善性欲低下障碍，以及由抗抑郁药导致的性功能障碍。它不具有镇静作用，而且不会导致体重增加、性功能失调或是流血风险的增加。
米氮平	对以失眠为主的抑郁表现，米氮平（mirtazapine）就能有所帮助。而其促进胃口和促进体重增加的特性会对伴随有厌食倾向的抑郁症患者特别有帮助。

其他药物	曲唑酮（trazodone）具有镇静作用，较少被独立使用，多以较小的剂量配合 SSRI 用于伴随有失眠的抑郁患者。 奈法唑酮（nefazodone）的药理结构与曲唑酮相似，由于虽然较为罕见但其可能导致肝中毒，所以在部分国家已被禁止流通。 维拉佐酮（vilazodone）是一种 SSRI，并且部分起到五羟色胺 1a 受体激动剂的效果。它似乎是一种有效的抗抑郁药，但到现在为止还没有可接受的证据表明其起效快于 SSRIs。 沃替西汀（vortioxetine）能够抑制五羟色胺的再摄取，并且能起到对多种五羟色胺受体的激动剂和拮抗剂的作用，是 FDA 批准的治疗抑郁症的药物。 三环类抗抑郁药（tricyclic antidepressants, TCAs）和单胺氧化酶抑制剂（monoamine oxidase inhibitors, MAOIs）是对于中度到重度的抗治疗性抑郁的有效备选药物。MAOIs 要注意不能与血清素激活性药物（SSRIs）或是其他会增加单胺氧化酶的药物（去甲肾上腺素激活性，多巴胺激活性药物）共同使用。并且 MAOIs 的使用要求严格遵守低酪胺饮食，以防产生危及生命的药物交互作用。
二线治疗	当患者对于合适剂量的某种 SSRI 药物（持续用药 4 ~ 8 周）没有响应或是响应极小时，多数专家会换用另一种 SSRI 或尝试其他类属的药物。其他选择还包括将来自于不同类属的药物结合使用，例如安非他酮和某种 SSRI，或是增加另一种药物来增强药效。用第二代抗精神病性药物来增强药效是较为有效的，但是这常引发体重增加、新陈代谢的副作用以及静坐不能。喹硫平缓释剂、阿立哌唑和依匹哌唑是 FDA 批准可用于联合治疗抑郁症的药物。对于抗治疗性的抑郁症，FDA 批准特定剂量的奥氮平和氟西汀的联合使用。已有报道认为碘塞罗宁作为增强剂是有效的，但需要监控甲状腺的功能。在使用 TCAs 和更新代的抗抑郁药时，使用低剂量的锂盐来增强药效也是有效的。

非药物治疗	心理治疗，特别是认知行为治疗（CBT）和人际治疗，是对轻度到中度的不伴随精神病性症状的抑郁症有效的治疗方法。对于严重的抑郁症、伴精神病性的抑郁症、双相障碍以及对药物无响应的抑郁症，电休克治疗（ECT）非常有效。经颅磁刺激（TMS）和迷走神经刺激（VNS）是获得 FDA 批准的针对抗治疗性抑郁症的治疗方法。与 ECT 不同，TMS 不需要使用麻醉，并且也不太会出现认知方面的副作用。TMS 相关的研究显示，其响应率和消退率与抗抑郁药相近；当患者无法忍受抗抑郁药，或是对药物没有响应时，TMS 或许可以作为合理的治疗选项。深度大脑刺激在一小群抗治疗性抑郁症患者中有效，但是在临床试验中并未发现其优越性。

治疗焦虑的药物 [b]

苯二氮平类药物	包括地西泮（Valium）、阿普唑仑（Xanax）、劳拉西泮（Ativan）、奥汀西泮（Serax）以及氯硝西泮（Klonopin）。苯二氮平类药物有较高的药物依赖风险，因此仅限于短期或间歇性使用。"阿普唑仑可能导致疗程间焦虑复发，并与戒断综合征相关，包括病情突然发作"。
丁螺环酮	丁螺环酮（BuSpar）是一种非苯二氮平类药物的抗焦虑药，不会导致镇静或功能性损伤，也没有滥用的高风险。服药 1～2 周后显效。
普萘洛尔	普萘洛尔（Inderal）和其他 β 受体阻滞剂能够通过抑制焦虑所致的外周自主神经系统症状来预防表演焦虑或"舞台惊恐"。
抗抑郁药	部分抗抑郁药可用于减轻焦虑障碍的症状表现。氯丙咪嗪（Anafranil）、氟伏沙明（Luvox）、氟西汀（Prozac）、舍曲林（Zoloft）以及帕罗西汀（Paxil）可用于治疗慢性强迫症。对于高度焦虑的强迫症患者，增加苯二氮平类药物或抗精神病药物也有益处。SSRIs 和 MAOIs，包括帕罗西汀（Paxil）、舍曲林（Zoloft）、文拉法辛（Effexor），是治疗社交焦虑障碍最为有效的药物。创伤后应激障碍通常用 SSRI 治疗；然而，MAOIs 和 TCAs 也都有益处。

续表

治疗双相障碍的药物

治疗躁狂　第二代抗精神病药、锂盐、丙戊酸钠都能有效治疗急性躁狂发作。锂盐和丙戊酸钠需要几天到几周的时间来发挥充分的治疗作用；使用这些药物来治疗急性躁狂发作通常都需要额外的抗精神病药辅助。

治疗抑郁　第二代抗精神病药喹硫平和鲁拉西酮，以及奥氮平和氟西汀的联合使用都能有效治疗双相障碍中的抑郁。抗抑郁药，如 SSRIs 或安非他酮，可以有效治疗双相抑郁，但是它们会促发躁狂，因此一般应与心境稳定剂（如锂盐）联合使用。锂盐在用于治疗双相抑郁时能够有效预防自杀和自伤。拉莫三嗪对于该问题具有适度的效果，但是其在治疗急性发作上的效用需要通过起效剂量的安全滴定所需的时间长度来限定。

维持治疗　锂盐仍是双相障碍维持治疗的首选药物，特别是在预防躁狂发作上。抗惊厥药拉莫三嗪可以有效预防抑郁发作的反复发作。抗癫痫药，如丙戊酸钠和卡马西平，也被广泛地应用于维持治疗，但是它们的效果通常不如锂盐。单独使用锂盐的维持治疗，或是与丙戊酸钠、卡巴咪嗪、或拉莫三嗪的联合使用，都能够降低躁狂和抑郁发作复发的风险。第二代抗精神病药也能有效预防躁狂和抑郁发作的复发，特别是在和锂盐联合使用时。

治疗强迫症的药物

在"治疗焦虑的药物"部分介绍。

治疗精神病性障碍的药物

非典型性　非典型性（二代）抗精神病性药物现在的使用范围比一代传统抗
（第二代）　精神病性药物更广。尽管疗效优点仍未获得确切的验证（除氯氮平），但是它们更易耐受，且副作用小。氯氮平（Clozaril）在治疗对其他药物具有抗药性的精神分裂症患者上尤为有效，并且在减少自杀风险上优于一代药物。其他非典型性抗精神病性药物包括阿立哌唑（Abilify）、奥氮平（Zyprexa）、喹硫平（Seroquel）、利培酮（Risperdal）和齐拉西酮（Geodon）。最近获得 FDA 批准的抗精神病药物，阿塞那平、伊潘立酮、鲁拉西酮，对于部分患者有效，但其安全性和有效性仍未得到最终确认。

续表

第一代	第一代抗精神病性药物普遍在治疗"阳性症状"（幻觉，妄想）上的效果优于"阴性症状"（社交退缩，情感淡漠）。传统抗精神病性药物包括氯丙嗪（Thorazine）、氟奋乃静（Prolixin）、奋乃静（Trilafon）、氟哌啶醇（Haldol）、硫利达嗪（Mellaril）、替沃噻吨（Navane）以及三氟拉嗪（Stelazine）。第一代抗精神病性药物洛沙平（Loxitane）已被 FDA 批准以口腔吸入的方式用于双相障碍或精神分裂症相关的激越状态的急性治疗。
不良反应	**一代药物**：所有一代抗精神病性药物都会出现性功能失调、高泌乳素血症、神经阻滞剂恶性综合征以及迟发性运动障碍（嘴唇、舌头、手指、脚趾或躯干的非自主运动）。低剂量处方能够降低这些风险。其他的副作用包括口干、便秘、嗜睡、体位性低血压，以及锥体外系反应（僵化、运动不能、震颤）。 **二代药物**：患者有高血糖、糖尿病、体重增加的风险。其他可能的副作用包括高血脂、体位性低血压、失眠、便秘、嗜睡、静坐不能和焦虑和头疼。相比一代药物，较少导致锥体外反应、迟发型运动障碍以及抗精神病药恶性综合征。在患有痴呆的老年人中会增加死亡风险（一代药物也有类似副作用）。

心理测评咨询

另一种可能需要的咨询是，推荐来访者到心理测评机构进行测评，来获取关于治疗师已经观察到的方面的更为标准化的报告，或是对来访者生活的某些方面更为深入的描述。在做出测评推介时，治疗师对自己想要了解的内容需尽可能具体。治疗师应熟悉各种可用的测评工具，并了解可从测评中获取哪些信息。正如在进行医学咨询时需要医生的参与一样，心理学家则是在测评方面经过特别培训的心理健康专业人员。测评报告的撰写通常基于心理学家所使用的测评工具。主要的测评工具包括智力测验、投射测验、描述来访者部分情绪生活的自我报告工具以及行为检测表。

测评较常用于精神病医院、学校机构、司法机关以及其他需要除治疗师临床观察之外标准化信息的机构。例如，家长和老师对孩子的行为或能力担心时，就会要求对孩子进行测评。法律方面的专家也可能要求进行测评，因为他们关心咨询者的心理稳定度或认知功能。典型的心理报告基本包括以下信息：进行测评的理由以及转诊来源、来访者的简要个人史和个人描述、测验实施过程、测验结果以及建议。

当然，也存在一些不进行测评的理由。来访者可能认为心理测评过于刺探个人情况且冗长沉闷，又或者他们看不到需要参与测评的理由。推荐至测评师处意味着带入另一专业人员和治疗关系。治疗师或来访者都可能担心个人隐私和保密性的问题，并且希望正式留档的文件越少越好。心理测评收费较高，来访者或第三方付费方可能不愿意承担附加的费用。

在完成测评后，家庭治疗师、来访者和推荐机构通常会发现测评结果对其有所帮助，但并非一直如此。家庭治疗师需要拥有评估测评报告质量的基本技能。对于测评结果最为常见的批评是它们过于含糊或抽象。在阅读了测评结果后，治疗师可能的反应是"那又如何"。报告只有在它所提供的信息与治疗方向切实相关时才有意义。

为了增加获得有效测评报告的概率，家庭治疗师应熟知哪些测评可用，并且了解一份好的报告应具备的品质。识别一个测评是否会有帮助的一种方式是亲自试验某些测评（如明尼苏达多相人格调查表，或家庭治疗工具，如二元调试量表），并且思考所得到的信息是否能用于治疗。另一方法是阅读一系列测评报告，质量好的报告自然会脱颖而出。家庭治疗师应认识所在社区中的两到三位心理学家，这些心理学家应在评估儿童、成人或其他特定领域（如记忆）方面有卓越的表现。邀请这些专家对自己的部分来访者进行评估就是双方合作关系的开端。

评估治疗的有效性

一旦你开始实施一个治疗计划，定期评估它的有效性极为重要：你的来访者进展如何，以及哪些对他们的进展（或是没有进展）有所作用？他们有变好吗，还是更差了，又或是没有变化？你能否预测接近治疗结尾时他们会是怎样？正如你会在下一章中所读到的，研究已经非常清晰且一致地表明：治疗成功的因素包括来访者的动机、治疗师引发希望的能力、治疗师和来访者之间强劲的联盟关系、来访者对于治疗能够有所帮助的预期以及家庭内部的联结（如，相互的理解、关爱以及对于家庭联结的重视）（Chenail et al., 2012）。

对于临床工作的评估被称为基于实践的证据（Dattilio, Piercy, & Davis, 2014; Swisher, 2010）。聚焦于治疗的研究关心的是特定的临床干预方法的有效性，与其相比，基于实践的证据更关心的是对于来访者在治疗中的进展的监控，并使用来访者的反馈来进一步指导治疗。聚焦于来访者的反馈能够使你更快更及时地评估临床工作的进展，帮助你理解来访者发生变化的进程，并且可能使你及时调整治疗方案来增加治疗成果的可能性。

Miller、Duncan、Sorrell 和 Brown 在他们《变化结果管理系统的伙伴》（*Partners for Change Outcome Management System*, PCOMS）中提及了两个非常简单的量表（各有四道题），由来访者完成，可以在治疗过程中与治疗师一起回顾治疗的进程和进展。《会谈评估量表》（the Session Rating Scale，SRS）是一个四道题的纸笔测验工具，用于评估有效质量关系或治疗联盟的核心维度（Duncan & Miller, 2008）。用比喻的方式来说的话，这个量表评估的是会谈的温度。在每一次会谈的结尾，你可以请来访者完成 SRS 来评估本次会谈，其关注焦点在于你的有效性：来访者有没有感受到被倾听、被理解，以及被尊重？你是否关注在来访者想要工作以及讨论的领域？你的方法是否适合来访者？最后，整节会谈是否恰当，或是有些东西被遗漏了？你可以在每节会谈结束时与来访者一起回顾，或是在两次会谈之间进行评估并在下次会谈时进行讨论。

《结果评估量表》（*the Outcome Rating Scale*, ORS; Miller, Duncan, Brown, Sparks, & Claud, 2003）是一个四题的量表，用于评估会作为治疗干预结果

而发生变化的生活功能。在每次会谈开始的时候，可以请来访者独自完成ORS。这会让我们看到来访者在过去的一周内在三个领域分别过得如何，在 1—10 分的计分单位上：个体方面，人际方面（家庭），以及社会功能方面（工作、学习、朋友）。此外，来访者需要评估他整体上如何（一般性的幸福感）。量表可以立即算分。分数一旦被算出来，它就可以被放在图表上，来追踪来访者每次会谈的进展。当治疗师和来访者看到三个领域中的哪个得分最低时，就可以帮助决定哪个领域应该获得即刻的关注。

小 结

　　建立治疗焦点会使新手治疗师从优秀的倾听者转变为专业人员。通过初始治疗计划，你能够概念化，并向来访者解释如何通过治疗来解决当下痛苦的问题。你也可以清晰地向来访者提出建议，谁需要参与治疗，治疗将持续多长时间以及你会使用怎样的方法。与其他人员或组织的协同合作也有利于临床工作。

　　家庭治疗师需要平衡实践过程中的关系性、治疗性和伦理方面的关注点。这是个极为费力的角色，但是也非常值得。将创造性和专业知识结合在一起，能够帮助康复过程中的人们。基本治疗技巧应与有着特定问题的特定来访者相匹配，并且时刻记得自己是哪种类型的治疗师，不断评估工作的有效性。这是作为家庭治疗师持续一生的且具有挑战性的因素。

第六章

基本的治疗技术和干预

> 凯伦和里克沮丧地盯着对方。凯伦首先说话，"你从来不帮忙带孩子。我甚至不能……"里克打断她，"你太敏感了。我整个下午都带着孩子的时候怎么说……"凯伦闭上眼。萨米，9岁，打断他，"别嚷嚷。你一嚷嚷我就受不了。"这时，治疗室里出现了一阵尴尬的沉默。

对于这样的家庭，一个有经验的治疗师会使用怎样的技术？在本章中，我们将首先回顾与来访者建立关系的关键元素。有效的治疗师都拥有共同的特质，无论其理论或干预取向是什么。接下来，我们将讨论作为坚实的治疗工作基础的一些基本咨询技巧。最后，婚姻和家庭治疗师持有一系列与系统观点相关的独特技术。治疗师需要小心地选用其中某些技术。在这部分，我们将提供一些指导原则，并强调治疗师在做选择时所担任的角色和责任。

尽快实施干预还是先建立关系

治疗有效性研究显示，有一个变量在预测积极疗效上极为关键。在治疗师关注理论模型或强大的技巧时，研究却显示治疗师—来访者之间的关系是最重要的变量，更确切地说，是来访者对治疗师和双方关系的知觉（Baldwin, Wampold, & Imel, 2007; Grunebaum, 1988; Miller, Duncan & Hubble, 1997）。认识到治疗关系的强大影响力是一件既让人兴奋又让人沮丧的事情。

新手治疗师被来访者的问题和认为自己不足的想法压迫着，通常会不够耐心而急于在治疗中"做些什么"。正在学习家庭治疗的学生特别容易患上"做事综合征"，因为他们的培训项目基本都包括观看大量治疗大师演示绚烂治疗技术的录像。在观看了这样的录像，并且听到同班同学的成功经历后，学生只能开始想为什么自己的治疗中什么激动人心的事情都没有发生，同时也会感到要赶紧做些什么的压力。

患上"做事综合征"很是不幸，因为学生没有意识到最强有力的治疗工具是他们自己。通常在督导中，我们会建议学生坐下来，靠着椅背，放松，只是简单地试着去理解来访者和他的故事。这么做的关键在于，在技术和理论发挥作用之前，必须要先建立关系。建立关系是治疗中最初也是最核心的任务，即使是对那些治疗模型不以治疗关系为重点的治疗师也是如此。

对来访者表现出兴趣，并表达真诚的共情，是新手治疗师在治疗中有效运用自己作为工具并开始建立关系的有效方式。共情——进入来访者的主观世界，并运用自己的生活经历、想法以及感受与来访者的痛苦进行联结的能力——能够在治疗师与来访者之间建立起有力的联结，并借此建立紧密的治疗师—来访者关系。由于这种深厚的联结，治疗师在与来访者的关系中，有责任恰当地管理自己。他们不需要为了表现出共情而将来访者的经历"背上身"。痛苦只能属于来访者，而不是治疗师。治疗师所应分担的是如何减轻痛苦的压力，而非承担痛苦本身。

在我们的经验中，来访者与治疗师"相匹配"的理念有一定道理。某些治疗师特别适合与特定来访者一起工作，而与其他来访者则不合适。若双方没有匹配上，那么治疗师就应考虑转诊或建议来访者自己寻求其他治疗师。无论是在哪种情况下，治疗师对来访者共情的能力都是建立治疗联盟的关系基础。

　　当治疗师对夫妻或家庭进行工作时，共情就变得更为复杂。治疗师可能与某个成员的联结感更强。这种情感动力关系会影响临床会谈中的联结，也可能对治疗产生正面或负面的影响。治疗师在临床关系内建立多种共情性依恋关系，会给自己增加许多情感上的负担。

　　部分新手治疗师认为，将家庭成员分开单独会谈能够有效帮助家庭，但是这个策略其实只是在试图保护自己的情绪能量和降低自身焦虑而已。若想获得切实可靠的治疗效果，治疗师就需学会如何建立自己与来访者之间恰当的边界，这是一个必要条件。能够既站在系统之外，同时又与系统内的成员维持某种情感联系，体现了治疗师精妙的平衡能力。督导能为这种平衡能力提供反馈，包括给新手治疗师指出一系列提示失衡的信号，例如会谈超时，过于频繁地接听来访者的电话，而没有就危机电话设置更为明确和严格的规则，被来访者占据过多精力以至于干扰了自己生活的其他领域（失眠或整日想着来访者），或是觉得好像只有自己才能帮助来访者（救世主情结）。

　　优秀的治疗师能够营造没有威胁的、可信任的氛围，并且在这种氛围下邀请来访者诚实且勇于改变。治疗师需要用温暖和接纳的方式来与来访者交流，即使是在直接讨论对来访者而言最为困难的问题的时候。例如，当来访者暴露她小时候遭受过父亲的猥亵时，来访者可能会警惕地盯着治疗师的反应。带着被指责或羞辱的准备，来访者会紧紧地察看治疗师到底有多值得信任和安全。

　　信任是首要的（Rogers, 1972）。来访者通常都曾遭受过各种形式的指责，他们的感受、想法或行为是"坏的"或"错的"。治疗师对每个人最基本的、开放的接纳，是建立治疗联盟的有力保障。来访者需要体验到治疗师陪伴着他们并且支持他们，而不是反对他们。

　　来访者也需要了解治疗师会在需要的时候诚实且恰当地进行自我暴露。例如，如果治疗师感到对某个主题的讨论已经超出了自己的舒适区，那么有时就有必要让来访者知道这一点。新手婚姻和家庭治疗师通常在开始提供治疗的初期会有这样的感受。相比于"掩饰"，向来访者说明自己是受训者，正在接受督导，会与来访者共同工作，这将获得更多的信任。当然，受训者需要牢记，他们所接受的培训中的训练和专业知识、之前的临床见习以及自身的生活经历都有助于建立治疗关系。

就像在评估阶段所做的，好奇心能够帮助治疗师与来访者建立良好的关系。特别是在与和治疗师有着不同生活经历的人一起工作时——例如不同的年龄或文化——采用学习的姿态通常很有帮助。当治疗师将自己放在这样一种位置上时，就不太容易形成刻板印象，就如下面这个案例中所描述的。一个老挝的家庭前来寻求治疗，因为他们12岁的女儿"离家出走"了。这里的离家出走，指的是这个女孩与她父母不认识的她的一个朋友待了一整个晚上，而没有告诉父母。本书的作者之一问这对父母，在老挝，在他们的成长过程中，一个12岁的女孩应该怎样度过与朋友在一起的时间，因为治疗师对他们的文化并不熟悉。这对父母指出，12岁的孩子只有在学校的时候才能和朋友在一起，出了学校就只能和家里人待在一起。他们的家庭会和其他家庭聚会，那时孩子们就可以在一起玩。治疗师询问这些父母，是否讨论过有没有其他"合法的"方式能够让女儿们在除了学校或自己家以外的地方与同伴们一起玩耍。在互相看了对方一眼后，他们回答没有进行过这样的讨论。他们的女儿很害羞地提出，偷偷溜出去是她唯一能够与朋友一起玩的方式。之后，治疗师和该家庭一起讨论，提出了几种家长和青少年都能接受的、能够让12岁的女儿与朋友一起玩的新方式（在学校和家庭聚会以外）。倾听来访者的故事并表达对他的好奇不能在第一次会谈后就结束。若能促使来访者更多地表达自己和自己的观点，这将有助于促进安全和疗愈的氛围，在这种氛围下，理解和改变的发生都将会更容易。

基本咨询技术

下文将强调一些对家庭治疗师有用的核心技术，虽然这些技术不仅限于家庭治疗领域；多个流派的心理治疗师都会使用如下技术。

使用（或不使用）自我暴露

设置结构的一个方面是确保与来访者的关系是单向的：治疗的内容是关乎来访者的，治疗的目标也是关乎来访者的，而自我暴露一般也是由来访者来做。治疗中不能寻求关系的相互性，治疗只关心来访者以及他的问题。然而，治疗师可以在治疗情境中选择做某些自我暴露。

治疗师对于个人信息的暴露会根据每个人的个人风格而有所不同。自我暴露方面的个人风格可以从某些方面窥见一二，例如装饰治疗室的方式（如放置配偶和孩子的照片），以及在来访者问及治疗师个人家庭生活时，治疗师的回答方式。

治疗师在决定自我暴露程度时应考虑以下准则：

1. 就像任何人际关系一样，治疗关系的建立需要花费一定的时间。在对某人有较长时间的了解后再谈及较多私人的事情是更为恰当的。

2. 多数治疗师在面对儿童和青少年时会更自如地进行自我暴露。这类来访者会将自我暴露等同于信任。他们比成人更容易提出私人的问题，也会对治疗师表现出更多的好奇。

3. 治疗师的可信度会通过暴露个人的教育或专业认证而得到提升。

4. 治疗师需谨记自我暴露对各个来访者的影响不同。部分来访者更喜欢双方保持职业化的距离，使自我暴露维持在最小的程度；而另外一些来访者则更喜欢在放开自己之前先了解一些关于治疗师的信息。

5. 治疗师只可以暴露经过思考和加工的个人信息，而避免暴露眼下正给自己带来混乱的事件。

治疗师必须考虑自我暴露对来访者的影响。提供诸如教育背景或专业培训经历的信息对加入来访者并增强来访者对治疗过程的信心非常有帮助。有时，来访者会问一些私人问题，可能是关于治疗师的婚姻状态或是否有孩子，而这也可能对加入来访者及建立默契有益。治疗师可以提供对某事的个人看法或感受，例如来访者的幸福，作为引发来访者反应的引子。治疗师也可提及自己的某个生活事件或某些发生在他人身上的事情，来激发来访者思考，或是为来访者提供不同的观点。然而，治疗师也可能被自己对来访者的直觉反应所困，而不恰当地与来访者分享自己的感受。这就提示着治疗师已经丢失了治疗进程的方向。

治疗师需要了解自己暴露个人信息和反应的意图，并尝试预测对来访者的作用。处于离婚边缘的夫妻不会从治疗师正在办理离婚的信息中获益。然而，在另一种情况下，治疗师则可以通过分享自己的经历来正常化夫妻在初为父母时所遇到的困难。非常清楚，治疗师分享个人信息的程度取决于个人偏好、理论取向和对来访者因素的综合考量。

尽管上述讨论都注重治疗师的责任，但是要记住来访者也应对他们的行为和自己所做的决定承担部分责任。治疗师的责任是引导来访者，而非帮他做决定。如果来访者决定发展一段可能对自己有损害的关系，那么这个决定也应得到治疗师的尊重。治疗师可以提供不同的选项，或是检查来访者想要这类关系的动机，但是最终做决定的还是来访者。来访者必须为此负责。最后，来访者需对自己在治疗中所提的问题负责，也需保持对整个过程的尊重。如果来访者在前来治疗时已准备好谈论当下困扰相关的事情，那么治疗会更有成效。

提问

从初始电话接触开始，治疗师就要运用良好的提问技术去发掘所需的临床信息。特别是在治疗关系的早期和中期阶段，提问能够让治疗聚焦在来访者的感觉和需要上。提问也能够通过帮助来访者从不同的角度思考问题，从而有助于促发改变。

为了澄清可用于治疗的提问以及每种提问的作用，Tomm（1988）总结了四类用于发现和理解治疗可能性的提问。他将其命名为线性提问、环形提问、策略提问以及内省提问。所有的提问都有其目的和意图。

线性提问的特点是具有调查性、推导性，含有丰富的信息量，呈现出"这就是事实"的观点。通过此类提问获得的信息被认为可以用以解释问题所在。例如，关于孩子为何旷课和晚回家的回答会是"他不喜欢上学；他讨厌老师；他讨厌同学；他不喜欢去年的学校；他需要矫正其态度"。通常，线性提问指向某些需要改正的"错误的"人或事。

环形提问则是具有探索性的，发自治疗师的好奇。不再是将某个需要改变的人或事单拎出来，此类提问的答案强调的是家庭内部或与更大系统的互动过程。此类提问的潜在假设是任何事物都与其他事物有联系。治疗师可能问，"在你儿子逃学的那天，有什么不同寻常的事发生吗？"或是，"你家谁最先发现儿子逃学？接下来发生了什么？"环形提问有助于发现关系中的模式。

O'Brian 和 Bruggen（1985）将环型提问分为四类：第一类是让一个家庭成员评论另两个家庭成员的关系或互动模式。例如，治疗师问妈妈，"你丈夫和儿子相处得如何？"或者问孩子，"你爸爸喝醉酒回家时，你妈妈会怎么做？"第二类环形提问是就家庭成员对某个实际或假设情境的反应进行排序，治疗师可以问，"对于离婚，谁最伤心？谁第二？"或者可以更为宽泛地问，"如果问题解决，谁最解脱？谁第二？"第三类环形提问则对跨时间的差异进行考察。问题都是有关某个发生在过去或是预期将会发生在将来的事件。例如，一位母亲可能会被问及离婚后孩子的行为发生了怎样的变化，或者父亲可能会被问一旦孩子离开家，他的婚姻将会发生怎样的变化。环形提问的第四类则用于间接获取不愿回答问题或没来参加治疗的个体的信息。治疗师可能问妻子，"如果你的丈夫在这里，他会说你们婚姻中最大的问题是什么？"

策略提问，或影响提问，其本质是挑战来访者。治疗师在此类问句中植入新的可能性，通常是具有特定导向性的。例如，治疗师可能问，"在这个问题上，如果你和前夫采取共同的养育方式，会怎样？"或者"如果你和孩子他爸在几周的时间里不要去关注孩子早退的问题会发生什么？"在这些问题里，治疗师都试图让父母在对孩子的行为反应上保持一致，从而来打断现在的互动序列。这类提问都是带有目的性的，通常也具有矫正性。进行策略提问的主要目的是改变家庭现有的反应方式。

内省提问则是不带任何导向性地促进家庭的改变。治疗师，通过他们的提问，试着动员家庭自发产生新的可能反应。治疗师认为来访者拥有可以获得改变的内部资源。内省提问的例子有，"如果你的儿子有一些强烈的感受但是不愿意告诉你，你怎样才能让他知道你希望听到他的感受？"或者，"如果你儿子重新开始每天上学，你们的生活会有什么不同？"在上述例子中，治疗师都保持中立的态度，并且相信来访者能够找到"不同的、更好的"新的行为反应；不是关注任何精确的行为改变，而是将通向不同可能性的大门打开。内省提问能够促进改变却不对其进行指导。

在所有类型的提问中，非言语信息也像言语信息一样传递着治疗师的态度和观点。例如，"你的反应是什么"，这个问题可以以要求的方式也可以以请求的方式提出。保证非言语信息和言语信息的一致可以使沟通更为有效。在很多案例中，在促进来访家庭生活发生改变的能力中，提问技术是非常重要的一环。

正常化

正常化要求治疗师具备哪些是常见的家庭经历的相关知识。这意味着治疗师需要了解，来访者认为是症状的部分内容其实是个体或家庭在特定发展阶段的常见行为。将一个14岁孩子的情绪化解读为"青春期孩子的常见表现"有助于让家庭放下他们的担心。在有了两个学前期孩子后，夫妻俩开始越来越无兴致制造浪漫了，二人对此感到苦恼。正常化这种体验能够帮助来访者接受和理解，而不是担心关系的转变。当一些事情得到正常化后，治疗师往往会发现来访者立即平静了下来。有时，家庭会自发提供一些能够佐证症状的正常性的故事（例如，约翰叔叔也有同样的问题）。

提供心理教育资源，例如发展心理学方向的书籍或自助小组，对正常化症状相当有帮助。我们在本书中就生活周期的正常反应和其他发展性因素进行了一些讨论。自助小组也能够为来访者提供有力的正常化体验，特别是对那些社交孤立的个体。对于部分家庭，参与极为短程的治疗（3～5次）都有助于来访者家庭确认他们所担心的事情是正常的，并且为家庭设立合适的临床基调。在短程治疗之后，个体可以重新评估在将症状标定为正常后，问题是否得到了恰当地解决。许多非常好的发展心理学方向的阅读材料都可用于帮助来访者进行正常化。

改释

在一次家长会上，四年级的班主任告诉迈卡的妈妈，迈卡在课堂上有一点吵，有时没有举手就直接说话，有种我知道所有事情的样子。老师还说在操场上，迈卡是一个引领者、很好的运动员，也是一个积极的榜样。迈卡在课堂上的破坏性行为放在操场上可能是恰当和积极的。然而当行为发生的背景发生变化时，参照体系就改变了，所以对于行为的知觉也会变得不同。改释指的就是改变个体知觉事件的参照体系，从而来改变事件的意义（Bandler & Grinder, 1982）。

在改释中，行为并没有发生变化，只是对于行为的参照系或知觉发生了变化。家中放满了个人的纪念品，可以被知觉为充实的生活，也可以被视为一片混乱。治疗中，我们运用改释这一技术，对负性行为予以不同的，通常是积极的参照体系。孩子固执的行为也可以被认为是其坚定、能够为自己发声的能力。改释需要治疗师创造性的能力，可以在治疗中重新解释症状。

提供支持

随着社会流动性越来越高，为来访者提供稳定的、持续的和滋养性的关系就像扔给溺水的人一件救生衣。治疗师提供这种关系的主要方式是体贴的和主动的倾听来访者的故事。随着治疗师给予反馈和理解，并且准许对任何或所有想法和感受进行探索，来访者再次体验到信任感，产生新的可能性的坚实基础就建立起来了。"只是在那里陪伴"就可以带来不同。

然而支持虽然很有价值，但并不能保证一定能够带来改变。支持的作用更多体现在稳定个体上而非促发改变。为来访者提供让其安心的场所可能无法解决来访者的问题。治疗师需要记住，当一切都好时来访者通常不会寻求治疗，而只有在体验着痛苦时，他们才会寻求治疗。这份痛苦提示着某些重要的东西，因此必须得到尊重。支持有助于减轻部分痛苦，但是通常无法完全弥补这份痛苦。由支持性立场而取得改变确实是激动人心的，这种关系通常需要持续很长时间，方能见到成效。

面质

为了促进改变，在治疗的某个时间点，治疗师需要问来访者他们是否真的想要改变。这个问题可以直接提出，也可以间接提出。部分基于策略模型的治疗师较少花费时间提供言语支持（虽然他们一直在提供非言语支持），并且通常运用策略提问或内省提问直接进入到面质的领域。例如，焦点解决流派的治疗师的第一个问题可能是"你认为，在我们今天的第一次会谈中，应该就你打电话来求助的那个问题做些什么？"治疗师所期待的是一种改变的姿态，若来访者不能就改变导向的提问做出回答，那么他们就会被从治疗中"开除"。面质，尽管是通过敏感而关心的言语来传达，但会即刻启动。

对于部分治疗师和来访者而言，以较为面质性的姿态开始治疗并不适合他们。这些治疗师和来访者需要找到恰当的时机，转向更为聚焦于改变的行动。当然，这个进程可能比人们想象的快。例如，一旦治疗师制订了充满智慧的治疗计划，他必须快速转换到面质领域，因为治疗计划已经确认了需要改变的特定领域。类似地，当治疗师开始思考邀请其他家庭成员参与治疗是否会对情况更有帮助时，他就已经开始挑战现状了。如果治疗师试图评估治疗到底有没有帮到来访者，那么他就是在开始着手做某些不同的事情了。面质有多种形式，并且是改变的必要因素。

系统取向的治疗师清楚我们在促发改变时会遇到的困难。我们了解来访者倾向于维持内稳态——以熟悉的方式处理问题。改变需要投入精力，并且通常较难达成。无论是直接地还是间接地，治疗师都必须面质来访者处理问题的旧方法，而寻找新的可能性来促发改变。

步调

治疗进程的步调指的是来访者揭示材料的快慢程度。治疗的干预能够改变来访者的步调，其方式包括提供进一步探索某事件的可能性，改变谈话焦点，拓展讨论的深度和广度，探讨事件相关的情感。所有这些干预都会对来访者的谈话内容有影响，并把他们引导到某特定的方向上。多数的干预不是与来访者或家庭保持同步，就是在引导他们。保持同步最简单的方式就是"跟随来访者"。镜映来访者的行为能让治疗师按照来访者的节奏前进。诸如反射、积极倾听和追问等技术也能为与来访者同步提供有用的工具。与来访者同步是加入过程的关键，并且对发展默契和建立信任的工作关系也非常关键。

引导是指治疗师试图选择探索的方向并将来访者引导至该方向。加入来访者必须发生在引导来访者之前。如果一个年轻的男性说到对于进大学的担心，那么治疗师首先可通过倾听来保持与来访者的担忧同步。之后，治疗师可通过提问来引导来访者，例如询问来访者对于将要进入大学的感受，对于自己获得成功的能力的想法。引入新的关注点会拓展讨论的深度和幅度，并将来访者引导至某特定方向。

治疗师应监控治疗的节奏。若有过多的材料被过快地暴露出来，可能导致没有充足的时间去跟进关键的事件或主题，或是掩盖了家庭对所担心的某个事件的情感反应。降低会谈的节奏被证明有助于来访者跟随自己对某事的想法或感受。然而若是节奏过慢，那么来访者或治疗师会变得自满，或是感到无聊。治疗师需通过提出启发性的问题或聚焦在此时此地的行为来干涉会谈的节奏。多数会谈过程都会处于不断的调整中，有时保持与来访者的问题同步，有时则要引导他们发现可探讨的其他方向。

在决定治疗步调方面需要考虑一些因素。如果家庭有高度的改变动机，那么治疗的节奏可以较快。高度的阻抗意味着治疗节奏会较慢。治疗的长度也是一个因素。短程治疗会限制探索的深度。来访者的焦虑水平也是一个考虑因素。若焦虑水平高，则治疗师需减慢节奏，来帮助容纳来访者的恐惧。若是来访者的焦虑水平极低，那么其改变动机较弱，需加快治疗节奏。

加快治疗节奏的具体技术包括提出开放性问题，朝某特定方向引导，明确会谈过程，以及聚焦在此时此地。放慢治疗节奏的技术包括追问和澄清、镜映行为、积极倾听以及反射。

处理危机

有时，治疗的发生源于危机——一种由独特环境构成的情境，短期的、令人措手不及的、难以忍受的压力。突如其来、无法预料的外部事件，例如家庭成员的死亡、交通事故或自然灾害，都会导致来访者处于严重压力或危机之下的事件。危机也可能围绕着发展阶段或成长过程发生，例如生孩子、孩子进入青春期或最小的孩子离家。每个个体或家庭对这些情境的反应方式或应对方式各不相同。危机状态的主要特征是严重扰乱了来访者或家庭的正常功能水平。一般症状包括生理和心理上易激惹，食欲较差，失眠，情绪低落，焦虑以及解决问题能力下降。尽管危机事件（如自然灾害）的客观现实是一定的，但是每个人对它的反应是高度主观性的。来访者的易感性水平取决于他对于事件的主观解释、可用的资源和过去应对压力的经历。当危机事件涉及自杀或他杀观念、儿童虐待以及老人或无自理能力者虐待时，我们不能仅仅关注来访者的需要，也需要快速承担起我们的伦理和法律责任。

即使是在一个家庭内部，每个成员对危机的反应也不同，而这可能激化家庭的问题。例如，一个家庭将要出庭接受一个案件的审判，这个案件是他们 17 岁的儿子过失造成了交通事故。这个事件引发了这对父母严重的压力。在去法庭之前，父母双方进行了激烈的争吵，双方都变得极为刻薄，出现各种言语辱骂。由于家庭的财政状况已经非常不稳，这潜在的威胁给这对父母带来了相当程度的恐惧和不安全感。对于即将到来的庭审，这对父母的反应是极为不安和争吵不断，而案件当事人这位年轻小伙子的表现则是退缩和否认问题的严重程度。他们不同的反应进一步造成了家庭成员之间的问题，因此造就了一个情境性的危机状态。

家庭通常根据自己特有的方式对潜在危机进行反应。在总是预期问题会带来最糟糕的结果的家庭里，危机将会迅速升级。然而，在某些家庭中，危机能够得以规避，是因为他们运用了有效的问题解决技巧。家庭应对危机的能力取决于他们处理压力和矛盾的能力。

危机干预通常是短程且关注当下的。当来访者处于严重压力之下时，治疗师通常需要承担积极和指导性的角色来帮助来访者。Rappaport（1970）提出了危机干预的四个目标：

1. 减轻来访者的即时症状。

2. 恢复来访者之前的功能水平。

3. 确认导致危机状态的因素。

4. 了解并运用治疗性方法。

在各情境中使用的具体危机干预技术各不相同，取决于来访者的状态和危机的本质。情感干预的焦点在于帮助家庭表达对情境的感受，因为在实际事件中他们往往没有机会去表达。在应激晤谈中，治疗师应邀请来访者表达自己的感受，并对来访者表达自己的支持。正常化来访者的反应也有所帮助。认知治疗则关注于改变负性信念、内疚或自罪观念。例如，家庭不幸遭遇了交通事故，一人生还一人死亡，初始干预的重点在于帮助生还者解脱内疚感。通过提供采取行动的机会，行为任务能够帮助来访者开始重新获得对自己生活的掌控感。在灾难后短期内即开始重建工作被证明对于应对心理和物质丧失很有帮助。帮助家庭动用来自机构、教堂或社会组织的资源也是有价值的干预措施。

提供心理教育信息

另一项可运用的基本资源是治疗师以口头和书面的方式为家庭成员提供有关主诉问题的信息。就常见主题制作一些宣传材料，例如有效沟通，或哀伤的阶段；自助式书籍列表；就有关主题的声誉较好的网站的指引，这些对来访者都是无价之宝。近年来专业书籍和自助参考资料之间的区分越来越不明显，有许多优质的书籍和文章可用于帮助正在面对特定问题的家庭。

系统 / 关系式治疗师独特的干预技巧

到现在为止，我们已经描述了咨询师会在治疗室里使用的一般性技巧。而从系统或关系性的视角进行工作的治疗师有其独特的干预和达成改变的方式。虽然对于这些技巧和干预模式的全面描述超出了本章的范围，但是我们仍将毫不懈怠地强调系统导向治疗中的部分关键特征，这些可以与先前描述的基本咨询技巧配合使用。

夫妻和家庭治疗中的共同因素

夫妻和家庭治疗的治疗过程是难以捉摸的。但其中肯定有一些因素和方向是可以被识别为有助于为来访者带来改变和减轻压力的。不同的理论会建议我们关注来访者或家庭功能的不同方面。例如，叙事治疗师会引出并发展来访者的故事，同时尝试加重其他的叙述故事从而来弱化问题导向的故事。结构流派家庭治疗师会将症状扩展至能囊括整个系统，并且重组家庭系统来引发改变。不同的治疗师会以不同的变量为目标，并且围绕着这些目标来构建他们对于改变的观点。然而，不同的理论之间又有何共通之处呢？是否有一些变量是可以被认为超越了不同的具体理论流派的？

Lambert（1992）对影响改变过程的关键因素进行了研究，发现 40% 的改变过程与来访者的因素有关。这些因素包括环境、来访者的社会经济地位、他们的动机，以及他们的信念体系。来访者和治疗师之间的联盟能够解释改变过程的 30% 的方差。其他的因素还包括希望和期待（15%）以及治疗师对其治疗模型的忠诚度（15%）。在我们的临床培训中，非常强调对于治疗模型的选择，然而，正如本章开头所述的，引发改变最为显著的因素却是关系层面和来访者自身层面的因素。

Sprenkle、Davis 和 Lebow（2009）的研究发现夫妻和家庭治疗中有四个共同因素：（1）从关系层面来概念化问题；（2）打断关系模式；（3）扩展直接治疗系统；（4）扩展治疗联盟。与我们在本章所陈述的信息一致，他们也指出个体和关系性治疗都"严重依赖于治疗师和来访者之间的关系质量"。下面我们将就其中一些共同因素进行讨论，也包括其他一些系统式家庭治疗师特有的技术。

识别和打断不良的互动模式

家庭治疗师通过在会谈中观察家庭以及仔细倾听家庭在详细描述问题时出现的互动主题来识别家庭的关系模式。为了打断不良的互动模式，治疗师可以在行为、认知和情感领域对家庭关系进行工作。例如，聚焦于情绪的治疗师会确认并标志出家庭隐藏在次级反应性情绪（如愤怒）之下的原始情绪（如伤心），以此软化家庭成员之间的互动并打断不良模式。从结构视角出发进行工作的治疗师或许会识别出变得僵化且不健康的沟通模式。例如，一个 15 岁的女孩只要一旦在家中与父亲和继母相处得不愉快，就会打电话给没有抚养权的母亲。治疗师对这个家庭进行的工作会是通过促进女儿与父亲之间的直接沟通来打断这个模式。对于不健康的关系模式的识别和打断能够帮助治疗从内容转向过程，并且将一次次的会谈串联起来。这一点我们将会在本章的后面部分再详细讨论。

邀请缺席的家庭成员参与治疗

整个家庭全员出席首次会谈较为少见。更为普遍的是，治疗师最初与系统的部分签订契约，像是个体、夫妻或亲子。多数系统家庭治疗师都会邀请第一二次没出席的家庭成员参与治疗，无论是让来访者邀请其他家庭成员，或是自己直接与想要邀请的家庭成员联系。例如，母亲和孩子因为孩子不愿上学的问题前来治疗，治疗师可能会邀请父亲参与之后的治疗。

若是治疗师正在见的个体来访者已经结婚或已与另一人同居，那么邀请其伴侣来参与某些联合会谈是合情合理的。对方的观点能够有助于治疗过程，或是能够帮助我们获得对于双方关系更为清晰的画面，治疗师发出的邀请应基于这样的建议。当邀请伴侣前来治疗时，应注意，不能将这个邀请定义为伴侣治疗，这是出于几方面的考虑。伴侣可能将这个邀请解读为他或她被认为是问题所在，而这将增加伴侣拒绝邀请的概率。此外，你也需要保护与来访者之间的治疗关系，因为来访者可能会担心即将失去个体治疗师。伴侣治疗也可能是有必要的。如果是这样，那么就需要决定谁来担任伴侣治疗的治疗师。

绘制家谱图

在第四章中，我们讨论过在家庭评估中使用家谱图。在治疗中，家庭治疗师也会出于多种目的使用家谱图。在部分案例中，它只是扮演着很小的角色，像是帮助治疗师做好关于来访者原生家庭的记录。例如，在首次会谈中，治疗师或许会在记录本上画一个家谱图，来记下谁在这个家庭里。而在另外一些案例中，家谱图则处于显耀的位置，并且成了治疗的焦点，特别是在跨代际的家庭治疗流派中，家谱图是一种常见的治疗技术（Kerr & Bowen, 1988）。我们认为家谱图不仅仅是一种记录工具，同时也不能将其单视为一种治疗技术。家谱图是我们与来访者工作的一个必要组成部分，帮助我们更好地理解家庭当下的挑战和力量。我们曾见到许多学生在治疗中先跳过这一步，却在之后治疗困住或关于原生家庭的重要信息随后浮现出来时感到后悔，为自己没有提早了解这些信息而感到自责。

从其最简单的形式来看，家谱图是用于确定家庭成员的视觉化图像，包括家庭成员的性别、代际以及年龄。图 6.1 提供了最常使用的家谱图符号（McGoldrick et al., 2008; Pendagast & Sherman, 1977; Williams, Edwards, Patterson, & Chamow, 2011）。我们不会详细解释每一个符号，但会强调其中最重要的一部分。每一个家庭成员都会以方框（男性）或圆圈（女性）来表示，并在图形内部写上年龄。被确认的来访者或病人（IP）会以双线条来表示。兄弟姐妹会按照出生的先后顺序，从左至右排列。年轻的一代画在下方，年长的一代画在上方。婚姻由实线连接表示；丈夫在左边。承诺的伴侣关系由点线连接。之前或后续的婚姻或承诺关系会被画在左边或右边。有时，你所要记录的信息没有对应的符号，又或者是你不记得对应的符号。在这类情况下，允许你自己创造一些自己的符号，或是用语句的方式进行记录。家谱图不需要看上去非常完美；它只是需要起到交流重要信息的作用。

在与来访者工作的早期阶段，比较好的是在第二次会谈时，你可以留出一些时间来收集来访者三代或四代的家谱信息。此时，多数治疗师都已经在个人记录本里勾勒出来了一个家谱图来组织他们采集到的信息。当与家庭一起讨论他们的大家庭时，家谱图就从信息记录的工具转变为了干预工具。由于来访者通常关注于当下的主诉问题，因此他们可能会感到困惑，为什么要将宝贵的时间用在收集"过去"的信息上。你需要准备好为什么这些信息非常重要的理念（如，"我们在成长过程中从家庭中习得的东西会持续影响我们当下关系里的态度和行为"；"我想要了解在你的家

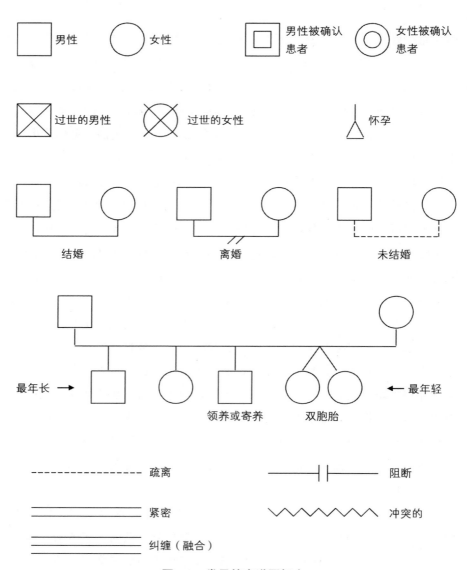

图 6.1　常见的家谱图标志

来自 Williams, Edwards, Patterson, and Chamow（2011）. 根据吉尔福特出版社授权改编。

庭中存在的力量和资源，可以帮助你克服当下的困难"）。如果你不认为这些信息是重要的，那你也很难让你的来访者信服它们是重要的。多数来访者会理解"好好探索历史"的重要性，因为这与他们在其他健康服务中的体验是一致的。

一旦你和你的来访者商定要绘制家谱图，那么你的下一个挑战就是如何聚焦在这项工作上。有些治疗师已经做好了如何就家谱图进行访谈的准备，但是当来访者提出一系列新的问题时，它就被置之一旁了。为了帮助来访者聚焦在这项工作上，我们建议将家谱图画在一张每个人都能清晰看到的面积较大的纸上。你可以把这张纸存在文档里，然后每次与这个家庭会谈时贴在墙上。使用面积较大的纸张的另一项好处是，你可以让孩子来画这些符号和线条。这么做一来可以将孩子卷入治疗之中，二来可以通过看孩子如何画特定的关系来为治疗提供诊断性的信息。

建构家谱图的第一阶段在于其广度：

- 收集每个家庭成员的性别、年龄、姓名等信息，从最年轻的家庭成员开始并逐步往上[1]。
- 对于已经过世了的家庭成员，注明死亡时的年龄，并标记 X 来表示。同时，注明死因[2]。
- 在家庭成员之间画上连接线，用以表示生理关系或法律关系。
- 在关系线上，标注关系开始以及结束（如果适用）的时间。

建构家谱图的第二阶段在于其深度。以下是我们会采集的信息：

- 对每一位相关的家庭成员的描述。"让我们从你的父亲开始。能说一些关于他的情况吗？"对于需要更多结构性的来访者，你或许可以问，"可以用五个词来描述你的父亲吗？"无论你是采用哪种方式收集信息，你都需要确保描述中有正面的部分和负面的部分。
- 家庭成员对于来访者的描述。"如果你的父母和兄弟姐妹现在在这里，他们会怎么描述你？"或是"你的父母和兄弟姐妹会用哪五个词来描述你？"这些描述经常能够显示出来访者在家庭中的角色（如替罪羊、明星、败家子、搞笑人）。
- 对于二人关系的描述。"说一说你和你父亲之间的关系？你和你姐姐之间的关系是怎样的？你父母之间的关系如何？这些关系随着时间有过哪些变化？"

- 对于家庭生活的描述。"在你家庭生活中典型的一天是怎么度过的？你们家会做些什么作为放松娱乐活动？"

- 对于家庭情感氛围的描述。"在你的家庭中，愤怒、悲伤和愉悦都是怎么表达的？如果你遇到了问题，你会跟谁说？如果你的父母对你的行为感到不高兴，他们会怎么管教你呢？"这些描述能够显示出家庭内部的规则——显性的规则（如，"满 16 岁前不准约会"）和隐性的规则（如，"我们不能谈论已经过世的家庭成员"）。

- 家庭信念系统和真言。"在你的家庭中，核心的信念是什么？"例如，家庭可能秉持着关于性别的信念（如，男人不应该脆弱，不应该表现出除了愤怒以外的其他情绪），以及什么是正常或不正常的信念（"我们的关系非常好，我们从来不吵架"）（Rolland, 1994）。

到此时，你已经听到了关于家庭成员和互相之间关系的描述，并且一些共通的主题开始呈现，它们可能与主诉问题有关也可能无关。主题通常是跨代际共通的家庭功能的模式。

家谱图在了解存在于家庭生活纵向维度上的应激源（如，关系模式、成瘾行为、暴力）上是一个富有价值的工具（McGoldrick & Shibusawa, 2012），但是它对于了解家庭历史的时间维度并不清晰（Friedman, Rohrbaugh, & Krakauer, 1988）。换句话说，家谱图列出了日期和事件，但是并没有将它们按照时间顺序放置在恰当的位置上。例如，离婚、搬家、父母一方被诊断出疾病，这些都可能发生在相近的时间，而这也可能是主诉问题出现的时间段。因此，我们接下来将转向另一项系统式家庭治疗师独有的治疗技术：时间线。

制定时间线

与家谱图一样，时间线帮助来访者将他们的困扰放置到整个背景下来看待。时间线记录了家庭生活中重要的正常生活事件（如，进入青春期）和非正常的生活事件（如，意料之外地丢掉工作）。例如，家庭或许能够通过时间线了解到，孩子的问题行为开始于家庭应激激增的那段时间，家庭在那时经历了不少变动，包括刚出生的弟弟以及搬到新家和新的学校。

与建构家谱图类似，你也可以在墙上张贴一张尺寸较大的纸，然后让家庭标注出家庭生活中最重要的事件以及日期。Stanton（1992）简洁清晰地描绘了这个过程：

> 画一条长长的水平线，然后根据时间将其等分，可以按年、月、周，甚至是日进行等分，这取决于治疗师的喜好。在线上，用短的竖线来标记不同的节点或生活周期事件，竖线可以向下延伸至对该事件的简要记录（如，"露易丝丢了工作""伯特和玛丽结婚""威廉死亡"）。对于可被标注的节点事件的种类没有限制。通常包括出生、死亡、订婚、结婚、分居、离婚、转学、开始工作、解雇、升职、经济困难、搬家、移民，以及严重医学事件，例如生病、住院和手术。任何类型的丧失、收获或改变都是有意义的。（第 332 页）

一旦事件被标注在时间线上，你就可以开始对该转变的重要意义进行假设。

调动希望感、主体感以及联结感

来访者初次见到我们时，自暴自弃会是他们陈述中常见的主题。他们或许会表达对于过去的懊悔和羞耻，对于未来的绝望。有时，这提示着抑郁，但更常见的是一种对于日常生活中压力、挫败和孤独感的表达。初始几次会谈的主要目标就是在于帮助来访者获得更多的希望感、赋权感以及社会联结感。

根据 Michael White 的叙事治疗，Griffith（2013）提出可以用以下问题来调动来访者的希望：

- 上次你体验到有希望感是什么时候？那是种怎样的感觉？
- 你的生活中有谁能帮助你保持对人生的希望感？
- 当生活非常艰难的时候，能让你保有希望的是什么？
- 你的生命中有谁是见到你身处不幸却仍能保持希望时不会对此感到惊讶的？相比于其他人，这个人更了解你哪些东西？

调动主体感：

- 有没有哪段时间，是你即便面对问题都能把日子过好的，那些时间是怎样的？
- 对于你作为一个人，而不是你所描述的问题的一个部分，有哪些是我应该要了解的吗？
- 当你在面对现在的这些挑战时，谁能让你保持坚强？
- 你是如何做到不让这些问题完全掌控你的生活的？

调动联结感：

- 你上次感受到身边有关心你的人是什么时候？
- 谁现在知道你正在经历些什么？当你需要帮助时，你会向谁寻求帮助？
- 当你感到受伤时，你跟谁待在一起会感到最舒适？
- 当谁在场时你会体验到一种宁静感？
- 在你处理这个问题的过程中，你如何和生命中对你而言重要的人保持联结？

上述这些问题能够有助于促进与来访者的对话，引出来访者那些逐渐不被注意到的力量和资源，从而使得来访者在面对让人感到淹没和无解的情境时，能够有力量和资源去解锁一些选项和机会。

熟练运用干预技术

除基本临床技巧和系统式干预外，家庭治疗师在选择具体干预技术时必须考虑过程、内容、时机和来访者的焦虑水平等因素。O'Hanlon（1982）归纳了13类干预技术，描绘了在干预个人和人际行为、知觉和体验的模式时可选择的不同干预技术。这些干预技术关注对行为模式的改变，从而作用于症状。例如，如果家庭提出当下的主要问题是持续的争吵，那么干预应通过改变争吵发生的频率来打断该模式。

干预可将焦点放在对话或互动的过程或内容上。内容是指互动中究竟说了一些什么，而过程则关注如何说（Satir，1967）。例如，父亲和15岁的儿子正在就小伙子想要拿驾照的问题进行讨论。这个话题就是内容，或是正在讨论**什么**。而过程，或是这个问题是**如何**进行讨论的，则包括：事件所引发的潜在感受、讨论的基调以及沟通的模式。聚焦于内容的干预有助于澄清具体事件，提供更多信息以及定义问题。而关注过程的干预则有助于探索或揭示感受，显示互动的主题或模式。例如，治疗师发现家庭正在讨论一件本应充满情绪的事件，却全无情感的流露时，治疗师所进行的干预可能是指出这个现象。有效的治疗性干预应同时包括内容和过程。

治疗师在选择干预措施时需考虑几项关键因素。在衡量干预的有效性时，时机是必须要纳入思考范围的因素。时机会对家庭接受某策略、家庭作业或指导的方式产生影响。若是在治疗时过早使用某干预，而此时无论是治疗师还是治疗进程都未发展出充足的信任，那么将会导致干预失败。

除了信任感，在确定恰当的干预时机上，另一项有益的考量因素是来访者的改变动机。若是来访者有强烈的改变动机，那么他会更愿意接受强调改变的干预。若来访者对改变有阻抗，那么与来访者同步的干预措施，例如追问和积极倾听，或许才是正确的选择。初次治疗会谈是初始治疗目标得到评估的时间。此时，保持"不改变"的态度对治疗有利。"不改变"的态度意味着直到治疗师完成整体评估之前，引入任何改变都是为时过早的。在完全理解问题之前，过早建议改变并非优秀的治疗。

　　评估和管理会谈中的焦虑感有助于评估干预措施。部分干预措施，例如开放性提问，会导致来访者焦虑的增加，只是因为来访者短时间内不知道该如何作答。而更具有指向性的问题，例如有关家庭或工作史的基本问题，则更易降低来访者的焦虑。在治疗中最好能呈现中等程度的焦虑水平，因为这会对改变的发生有所帮助。治疗师应时刻注意会谈中的焦虑水平，并预测使用哪些干预措施可能会增强或降低焦虑。

小　结

在使用本章所讨论的基本治疗技术时，如何进行匹配具有艺术性，要将具体的技术与特定来访者的特定问题相匹配，并时刻牢记自己是何种类型的治疗师。这对家庭治疗师来说是持续一生的挑战。优秀的治疗就像优秀的艺术作品——先掌握基本：对于自己、来访者以及你所处的背景进行不同水平上的了解，这是决定大作产生的土壤。作为本章的结束，我们将提供自我评估的问题，如表 6.1 所列。新手治疗师会发现这些问题对评估和指导他们的早期工作非常有帮助。

表 6.1　关于治疗技术的自我评估问题

建立治疗关系

1. 我是否表现出了对来访者的关心和兴趣？
2. 我是否能在治疗室中构建出安全的治疗环境，并为会谈之外的工作设定规则？
3. 我能否在情感和认知上对我的来访者的经历有某种程度的理解？
4. 我对这个案例是否仍有兴趣？
5. 我是否清楚自己作为受训者或实习生的位置，或是自己缺乏某特定领域专业技能的状态？

评估和干预

1. 我是否能提出恰当的评估（如线型和环型提问）和干预性问题（如，策略和内省提问）？
2. 我是否能够以某种方式正常化来访者的问题？
3. 改释来访者的主诉问题是否有助于改变问题如今被理解的方式？
4. 来访者是否将我加入其社会支持系统？
5. 在需要的时候，我是否能够面质家庭？
6. 我能否意识到来访者所需的治疗速度？
7. 我是否考虑到了有用的转诊？
8. 心理教育材料（例如，书籍、宣传手册、网页）对这些来访者是否有用？
9. 我是否已有合适的治疗计划？

续表

发展我的家庭治疗技术

1. 我是否在以系统的方式思考和行动？

2. 我的干预是否与我对问题和家庭的系统式理解相符？

3. 阅读此治疗流派或问题相关的文章或书籍是否有用？我是否应参加某工作坊来加深我的理解？

4. 感到困惑时，我是否应向同事或督导咨询？

5. 我是否同时考虑了该案例的法律和伦理相关事宜？

第七章

与家庭和儿童一起工作

丽莎颤抖着坐在椅子边上，眼睛睁得大大的，偶尔会用一只手遮住自己不断抽搐的左眼。这是她第一次来到治疗室，由于丽莎是一个天生害羞和紧张的 9 岁小女孩，因此多数的谈话都是由她父母进行的。她的父母身体倾向治疗师，痛苦地叙述着女儿每天的惊恐发作以及他们在试图解决丽莎的"问题"过程中遭遇的挫折。在这次访谈结束时，治疗师已掌握了丰富的材料，并形成了针对丽莎的障碍的一系列假设。尽管丽莎是显而易见的索引病人，但是毋庸置疑，家庭工作必须是治疗的一个部分。在细心聆听并与来访者共情后，治疗师开始谈及团队工作……

或许，在对儿童进行工作方面，我们最为确信的一点是，除了极少的情况外，主要照看者是评估和有效治疗儿童障碍的关键。"雨伞"假设是家庭治疗师所秉持的一项基本准则，但是新手治疗师却经常未将其付诸实践，因为他们在同时面对多个家庭成员时感到非常焦虑。然而，没有家庭的卷入，我们对于儿童的干预会沦为 50 分钟的练习，其效果将会消散于两次会谈之间的 10000 分钟内。我们对于儿童问题所持的观点无论是其或多或少在家庭中具有某种功能，还是仅仅是个体化的问题，我们对儿童的工作总会涉及家长的希望、恐惧、态度和能力。在共同工作的背景中，父母或主要照看者能够共享自身的"评估"，同时获得内省、信息和不同的行为模式。因此，这种合作性的背景是将治疗带回家的基础。

对儿童及青少年的评估

艺术历史学家应该知道，曾有一段时期，欧洲画家会把儿童描绘成缩小版的成人。与此类似，在那个年代，社会学家和人类学家也认为儿童尽管体型小，却与成人有着相同的思考、感受和行为方式。当然，如今，"儿童"与"成人"之间的区别尽管复杂，但人们已对此有了深入的认识。然而，在心理病理学领域，对于如何定义、确认和治疗儿童心理障碍的争论仍在继续。虽然这些心理障碍已在成人群体中得到了较好的描述和治疗，但是它们在儿童群体中的表现存在很多不同。

在我们与儿童的工作中，每天都被提醒着儿童期本身就会给鉴别诊断带来很大的复杂度（Costello，Mustillo，Erkanli，Keeler & Angold，2003；Hofstra，Van der Ende & Verhulst，2000）。问题儿童身上常见的行为症状打乱了整洁的诊断分类，这样一来，需要动用到我们所有的评估和制订恰当治疗计划的技术："这个孩子的情绪波动是注意缺陷／多动障碍的表现，还是双相障碍？该不该做 DSM 的诊断呢？还是说，这些症状是婚姻矛盾和'教养不良'的产物？"在任何案例中，诊断都需要十分小心，评估需要持续进行并且过程复杂，包括生理评估（如用脑电图扫描和核磁共振成像来探测大脑异常）以及社会（如收集关于家庭、学校和同辈关系的信息）和心理的（纸笔测验和投射测验）评估。

尽管生理—心理—社会模型丰富了我们对儿童和成人障碍的评估，但是我们依然不能低估评估家庭因素的重要性，特别是在索引病人是儿童的情况下。用系统的观点对儿童进行评估包含了几个常见前提：（1）将儿童和家庭的障碍视为相互关联的系统和子系统的组合；（2）在评估单一变量的影响时需要考虑整体家庭情境；（3）相同的行为反应可能源于不同的初

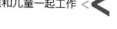

始因素；（4）认识到干预可能导向不同的结果，包括家庭系统内关系的重新调整；（5）家庭系统及其子系统都有其动态特征且随着时间不断变化（Estrada & Pinsof, 1995）。

此外，大量文献指出，儿童和青少年的问题是不会在真空里发生并发展的，而是受到特定婚姻和家庭因素的强烈影响（Achenbach，2008；Essex et al.，2006）。例如，婚姻不和、家长的心理病理状态、家庭成员的社会认知缺陷、社会经济地位低下、亲子关系破裂、缺乏社会支持以及社交孤立等因素都会强烈影响儿童个体障碍的发生和发展。此类文献为系统评估提供了有力的论据。

在考察了上述重要的家庭变量后，治疗师与丽莎及其父母一起工作，发现了一些具有启发性的因素并拓展了对于后面治疗的假设。例如，我们了解到，丽莎的父亲有惊恐障碍和广场恐怖的既往史；由于"死亡"相关的词汇会引发惊恐发作，因此父母一直回避使用这些词语，通过这种方式父母双方无意中维持了丽莎的症状；丽莎的父亲未能处理好其原生家庭中一位成员的死亡而引发的哀伤反应；此外，丽莎的父母在养育孩子的方式上有明显差异，但是双方回避对差异进行探讨或争论。我们还发现在丽莎开始出现惊恐发作的那段时间，她的父亲正因广场恐怖而失去了工作，因此家里发生了角色的转换，父亲待在家里照看丽莎，而母亲外出工作。

当然，对于儿童的个体评估和诊断非常重要。在丽莎的案例中，我们使用 DSM 系统并发现我们的来访者满足惊恐发作的标准。单纯基于丽莎及其父母所报告的个人症状，我们也能够根据焦虑障碍的有效干预方法来制订治疗计划。然而，由于我们在评估中同时使用系统式和个体化的方式，我们能够通过解决明显对其症状有影响的家庭因素来对丽莎的治疗进行有效补充。我们的评估扩展和丰富了我们的治疗。

尽管家庭治疗师主要关注系统评估和干预，但是对于所有治疗师而言，不断更新有关儿童和青少年的个体诊断的相关知识越来越重要。例如，治疗师应了解常见的儿童障碍诊断标准，如抑郁障碍（破坏性心境失调障碍；抑郁症）、神经发育障碍（注意缺陷 / 多动障碍；孤独症谱系障碍；学习障碍），焦虑障碍（分离焦虑障碍；广泛性焦虑障碍）以及破坏性障碍（对立违逆障碍；间歇性暴怒障碍）。其他常见于儿童和青少年的诊断还包括创伤后应激障碍（PTSD）、适应障碍、进食障碍以及物质滥用。多数患病儿童拥有共病。例如，儿童可能最先被诊断为注意缺陷/多动障碍，之后被诊断为品行障碍和物质滥用问题。我们建议你复习一下DSM 最新版的诊断标准。

家庭治疗师应熟悉一些可用于儿童群体的测量工具，例如儿童行为量表（Child Behavior Checklist，参见 Conners，1997），该量表提供了关于儿童行为的多方面信息，以及康纳斯评定量表（Conners'Rating Scales），是用于测量过度活跃的儿童的神经心理社会的工具（Conners，1997）。此外，由于儿童和青少年测评通常聚焦于发展水平，因此多项纸笔测验和投射测验可用于评估智力和发展水平，包括韦氏儿童智力测验第三版（WISC - Ⅲ；Wechsler，1991）、画人测验以及房—树—人测验（Buck & Jolles，1966）。此类测验中的多数被用于学校机构的教育类测查中。尽管多数家庭治疗师不会将这些问卷的测评作为治疗的一部分，但是重要的是，他们需要了解哪些心理评估工具可用，且能够做出恰当的转诊，特别是在他们怀疑儿童具有发展性障碍或其他学习问题的时候。

我们不会在本书中总结针对每一种诊断的循证治疗文献，而是鼓励你们自行阅读《婚姻与家庭治疗杂志》（*Journal of Marital and Family Therapy*）上的三篇文章*。每篇文章都肯定了家庭和家庭治疗在干预中的重要性。

---

* 这三篇文章是："Family-Based Interventions for Child and Adolescent Disorders"（Kaslow, Broth, Smith, & Collins, 2012），"Empirically Supported Family-Based Treatments for Conduct Disorder and Delinquency in Adolescents"（Hengeller & Sheidow, 2012），以及 "Family Therapy for Drug Abuse: Review and Updates 2003-2010"（Rowe, 2012）。——原文注

治疗儿童和青少年的新兴资源

　　尽管父母支持和基于家庭的治疗是儿童和青少年干预的基础，但其他新型资源也能够为问题儿童和青少年家庭带来了希望。神经科学领域的研究发现依恋对大脑的发育极为重要（Jensen & Nutt, 2015; Siegel，1999）。此外，脑科学研究为许多障碍提供了新的理解。例如，部分研究指出，至少部分类型的注意缺陷/多动障碍仅仅是大脑发育滞后（Duncan et al.，2007；Shaw et al.，2007）。其他研究也检验了基于家庭的干预方式对于注意缺陷/多动障碍的作用，因为注意缺陷/多动障碍常常出现在多名家庭成员身上。例如，研究支持家庭内部的矛盾和敌意常使得注意缺陷/多动障碍症状更为严重。为了减轻注意缺陷/多动障碍给家庭带来的压力和矛盾，可以教授一些家庭冥想和正念的技术（Baruchin，2008）。

　　随着神经科学的不断发展，家庭治疗师能够了解更多的资源和转诊对象。例如，有学习困难的儿童和青少年或许可从神经心理评估方面获益。通常，这些评估会对智力、学业成就、视动技能以及情绪健康进行测评。诸如集中注意的能力、记住信息的能力以及做决定和执行计划的能力等都是神经心理评估的重要领域。若家长或学校对儿童在其中某个领域的功能水平有所担忧，那么神经心理评估能够为治疗计划的制订提供重要信息。

　　精神类药物在治疗儿童和青少年方面的使用程度在不断提升。尽管有时药物能为已尝试过其他办法的家庭带来解脱，然而在动用药物治疗儿童和青少年问题上的担忧仍然存在。有关药物对儿童发展，特别是大脑发展的质疑依然存在。事实上，部分心理健康机构发表了重要的文件，建议首先考虑使用无药物的治疗。同时这些治疗应包括关注儿童生活中的重要成人的相关干预措施，包括家长和老师（Carey，2006）。

　　基因和遗传也会影响我们对于儿童和青少年问题的理解。例如，心理健康专业人员已得知孤独症和注意缺陷/多动障碍有极强的遗传性，注意缺陷/多动障碍为76%，孤独症为90%。此外，基因学研究者感兴趣于基因与环境的交互作用。哪些环境类型会影响基因的表达？更简单地说，哪类环境会"启动"基因，并且环境影响何时开始？

近些年，基因学家发现少数基因突变可能是精神疾病的缘由（Mukherjee, 2016）。尽管我们的身体总在产生变异，但是少数"候选基因"被发现可能是源头。因此，治疗师可以关注诸如精神分裂症、双相障碍等疾病的环境风险因素。关注风险因素的意义在于预防。从怀孕到成年早期都是保护孩子的关键时期，防止风险因素的侵害，如母亲抑郁，同时提供保护性因素，如安全的依恋以及调整孩子面对的应激量。例如，研究显示，母亲吸烟与更为严重的心理症状有关。因此，环境对于个体的影响从子宫内就已开始了。

家庭治疗师能从上述新研究中获得什么呢？儿童的基因已不能改变，但治疗师可以影响儿童的环境。在运用有关健康家庭环境重要性的新知识武装自己后，家庭治疗师可以自信地帮助家庭降低压力、减少冲突以及增强亲密联结。

再次回顾家庭生命周期

在评估和治疗儿童与青少年期的问题时，治疗师需要理解的一项重要背景是家庭的发展阶段，以及其与家庭中所存在的问题的交互作用。基于早期的家庭研究（Duvall，1955）以及家庭治疗师对这些信息的应用，Carter 和 McGoldrick（1989）将家庭生命周期归纳为六个阶段，每个阶段均有关键的情感过程和一些发展性任务（参见表 7.1）。

表 7.1　家庭生命周期阶段

家庭生命周期阶段	转变中的情感过程：关键原则	发展性进程所需的家庭状态的次级改变
1. 离家：单身，年轻成人	接受自己在情感和经济上的责任	a. 从与原生家庭的关系中分化出来 b. 发展亲密同伴关系 c. 建立自我；工作和经济独立

续表

家庭生命周期阶段	转变中的情感过程：关键原则	发展性进程所需的家庭状态的次级改变
2. 通过婚姻建立家庭：新婚夫妇	对新系统的承诺	a. 形成婚姻系统 b. 重新排列与大家庭和朋友的关系，纳入伴侣
3. 有年幼儿童的家庭	接纳新的成员进入系统	a. 调整婚姻系统，为孩子留出空间 b. 参与儿童养育、财务和家务活动 c. 重新调整与大家庭的关系，纳入父母和祖父母角色
4. 有青少年的家庭	增强家庭边界的灵活性，以适应孩子的独立性和祖辈的衰老	a. 调整父母与孩子关系，以允许青少年进出系统 b. 重新聚焦中年的婚姻和职业问题 c. 开始调整参与照顾上一辈的老人
5. 孩子离家	接受家庭系统内的多次离开和进入	a. 夫妻双方重新协调婚姻系统 b. 在长大的孩子和父母之间发展成人对成人的关系 c. 重新调整关系，纳入姻亲和孙辈 d. 应对父母（祖辈）的功能丧失和死亡
6. 晚年生活	接受代际角色的转变	a. 在面对心理衰退的过程中，保持自己或夫妻的功能和兴趣；探索新的家庭和社会角色 b. 支持中间一代的中心位置 c. 在系统中为老年一代的智慧和经历留出空间，支持老年一代，但不替其过度行使功能 d. 应对伴侣、兄弟姐妹以及其他同辈的逝去，为自己的死亡做准备。回顾并整合自己的一生。

注：来自 Carter 和 McGoldrick（1989）。

针对家庭生命周期概念的批判主要集中于它的排他性：今日的世界，只有小部分家庭会按照上述的既定顺序依次经历这些阶段。例如，出于各种各样的原因，许多二十多岁的孩子依然与父母住在一起。相比于强调各个阶段的顺序性，我们更关注的是家庭如何应对不同阶段间的转变，特别是他们如何达成次级改变。从行为、认知、情绪和关系领域重新定义家庭系统，这些是次级改变的必要成分。Carter 和 McGoldrick（1989）版本的家庭生命周期理论就特别关注各阶段间的转变。

Combrinck-Grahams（1985）提出的另一种发展阶段模型则描述了家庭随着时间的运动过程。她指出家庭会自然地跟随时间而震荡，有时亲近性更强（向心阶段），例如孩子出生；有时则距离感更强（离心阶段），如孩子进入青春期。向心阶段的特征是家庭凝聚力增强，成员更加关注家庭内部生活。而离心阶段则需要打开家庭的外部边界，允许家庭成员与外部环境发生互动并追求自己的目标。

这些模型能够提醒治疗师，家庭往往会在处于发展性转变中时才出现在治疗师的面前。家庭治疗师的假设是，与来访家庭的主诉问题有莫大关联的是，家庭在达成某一特定发展阶段或应对某个方向的变化（向心或离心）的过程中受到了阻碍。例如，一对非常具有控制性的父母的 14 岁女儿开始变得不听话，不按时回家，逃学，与父母不认同的朋友在一起。这些行为是一个信号，标志着家庭系统在向着"有青少年的家庭"阶段（离心运动）转变时遇到了困难，该阶段的特征是需要增强家庭边界的可渗透性，以允许青少年日益增长的独立性。

针对每个转变阶段，治疗师的首要任务是正常化家庭中正在发生的事情，让家庭了解现在的问题是常见且可被理解的。治疗师可以运用生命周期的信息与家庭建立充分的联结，因为这些信息能够帮助治疗师更充分地理解家庭所面临的困境。在正常化过程中，治疗师应小心，不要轻视发展转变带来的痛苦、恐惧和情绪。若能完美地完成正常化过程，那么它就可以被视为治疗师赠予家庭的第一份"礼物"，减轻家庭内部的情绪动乱。治疗师在理解家庭会经历什么的专业知识有助于与来访者建立牢固的工作联盟。因此，生活周期的相关知识能够促进治疗师的权威性，这在治疗师比治疗室内其他成人年轻很多时特别有帮助。

　　了解每个发展阶段的关键情感问题能够为治疗师提供指导。在每一阶段家庭成员必须有效处理的问题是什么？通过使用家庭生命周期的相关信息，治疗师可以与家庭成员深层的情感建立联结。例如，在两个个体建立有承诺的关系或者婚姻关系时，关键性的情感转变是"对新系统的承诺"。若是没有形成同时包含双方并且相互尊重的新的系统，那么双方之间会形成某种竞争关系，陷入争取特定生活领域主控权的战争，可能是打扫房间的问题、经济问题，也可能是朋友关系的问题。治疗师，已经清楚每个阶段所必须处理的情感转变，可以引导夫妻去发现双方都感到满意的方式。治疗师在促进夫妻完成从"我"到"我们"的转变。当然，阶段间的转变之路并没有一定"正确"的道路。每个家庭都会受其自身家庭历史以及种族、文化和民族的信念体系的指引。

　　接下来，我们将就四个家庭发展阶段的关键主题进行探讨：（1）年幼儿童家庭；（2）学龄儿童家庭；（3）青少年家庭以及（4）孩子离家。在治疗会谈中使用下述材料的意思是每次在评估新的家庭时需要问自己一些关键性问题。这些问题包括：

- 基于这个家庭所处的生命周期阶段，该家庭常见的或预期的发展性任务是什么？
- 家庭当下的主诉问题如何影响了他们成功完成发展性任务的能力？
- 发展性任务如何影响着家庭当下的主诉问题？

　　你也需考虑个体发展、家庭发展与主诉问题之间的交叠。因此，你可能需要问自己下述问题：

- 在这个家庭中，个体常见或预期的发展任务是什么？
- 家庭的主诉问题如何影响着个体的需求和家庭的发展需求？

　　例如，治疗师接待了一家人，有 19 岁的女儿及其父母。这个 19 岁的孩子在高中时被诊断出患有侵袭性肿瘤。之后的几年里，她忍受着痛苦折磨的治疗。很多时候，整个家庭都在怀疑她究竟能不能活下来。她不得不从篮球队退出，甚至退学。她的妈妈开始成为她最主要的支持。为了治疗，她们必须开车去几小时车程之外的城市求诊。为了支付火箭般增长的治疗费用，她的父亲必须拼命工作。

当这个女儿与母亲前来寻求心理治疗时，她的病情已经进入缓解期超过一年。而她们求诊的原因，则在于孩子希望去离家两小时车程的城市求学，母女俩因此陷入了矛盾与争吵之中。尽管肿瘤治疗取得了成功，但是这个家庭已经被折磨得疲惫不堪。夫妻这几年来一直忽视自己的婚姻，因为他们都将重心放在帮助孩子上面。现在，三年后，他们突然发现彼此间的共同点极少。相对而言，母亲的生活一直在围绕着女儿的健康需求转，已经逐渐放弃了自己的个人生活和她与丈夫之间的关系。随着女儿健康的改善，这个女孩开始追求自主，但是她的母亲却仍然不愿放手——部分是由于她担心若是自己照看得不够仔细，癌症可能再次出现；另外一部分却是因为当孩子不再一直需要她时，她不知道该如何应对自己的生活。

对于这个正处于孩子离开阶段的家庭而言，他们正常的阶段转换受到了癌症和痛苦的抗癌治疗的严重干扰。因此，考虑家庭生命周期以及个体发展和家庭发展双方面的任务能够帮助治疗师建立一个非病理性的治疗计划来帮助家庭回到正轨。

年幼儿童家庭

弗兰克和劳拉正处于离婚的边缘。最后，他们决定试一试心理治疗。当他们拖着 19 个月大的女儿出现在治疗室时，治疗师立马就明白了，小夫妻俩顺风顺水的日子在触到为人父母这块礁石时就结束了。自从孩子出生，劳拉休完 6 周的产假后，夫妻俩就重新恢复了生孩子前的工作日程。孩子被安置在高品质的托儿机构，但是爸爸和妈妈对此感到内疚，因此他们将晚上和周末的所有时间都贡献给了他们亲爱的女儿。没多久，长期的恼怒逐渐恶化成了暴怒的争吵。弗兰克和劳拉开始回忆当初为什么要结婚。显然，如果不能找到保护他们婚姻关系的方法，离婚就迫在眉睫。

这对夫妻的故事提示了在家庭生命周期的这个阶段婚姻问题是主要问题。新父母必须花时间和精力与宝宝建立情感依恋，同时满足孩子的生理需求。家庭对于新生儿的反应幅度可以从"极少注意"到"丢下任何事"的地步。在前一种反应方式或封闭的边界中，父母或夫妻无法满足一个极具依赖性的婴儿的需求，因为婴儿对家庭资源的需求非常大。结果就可能是各种形式的忽视。而在连续谱的另一端"丢下任何事"的情况下，家庭向孩子张开双臂，不惜以其他任何关系为代价，包括夫妻自己的关系。尽管在该阶段的早期，此类家庭能够适应得极好，但是以孩子为中心的家庭通常会在家庭生命周期的后期陷入困境，因为家庭成员对于独立的需求不断上升，其结果会是婚姻不适或个体功能的问题（抑郁）。

在这个阶段，有关孩子抚养的问题、家务活以及经济责任问题都会成为争吵的主题。特别是如果夫妻在之前的生命周期阶段（组建家庭）没有形成新的系统，实际事务的迫切性和大量的压力以及决定会使人招架不住。大量研究显示，在孩子出生后，婚姻冲突激增而婚姻质量则会下降（Belsky & Kelly, 1994; Shapiro, Gottman, & Carrere, 2000）。

性别角色问题也会在此阶段浮出水面。苏和乔已经一起生活了 5 年。当他们前来寻求治疗时，已分居 2 周。他们 4 岁的儿子和 2 岁的女儿是这个变动的幕后动力。当我们对导致他们前来求诊的原因进行探索时，发现这对夫妻的孩子构成了家庭的主战场。苏和乔为了能够支付租房费用，两人都需工作，但是苏对此感到不满，并抱怨乔在他的销售员工作上并没有尽自己所能赚钱。苏的母亲直到苏六年级时才开始工作，因此苏也向往这样的生活。然而，乔则是由他的单亲母亲抚养长大的，认为苏应该工作以便为孩子提供自己未曾享受的房子和院子。对于角色的预期，特别是对于性别角色的预期所产生的冲突在这个阶段不断升级。对于此类在拥有年幼孩子的家庭中易出现的实际问题、对情感和人际问题的理解能够为治疗干预提供指导，并且帮助新的父母成功完成一个生命周期阶段到下一个的转变。

尽管在家庭生活的这个早期阶段，会有更多的家长而非孩子来寻求治疗，但是治疗师偶尔也会遇到将婴幼儿当作索引病人的家庭。3 岁的詹森因下列行为被带来治疗：重复攻击他 1 岁的妹妹，毁坏玩具和家具，以及总是试着从行驶中的车里爬出去。他的单亲母亲将詹森带来时只有一个诉求："我不知道他为什么这么干！但是你得让他停下来！"显然，治疗师对于詹森问题的探索和最终治疗的方式都受限于詹森的年龄。

对年幼儿童进行工作的家庭治疗师，可以根据儿童发展阶段来进行初始评估和治疗。有关儿童情绪、认知和社会发展的文献非常丰富，若我们在此对发展理论进行压缩阐述，则不够尊重该领域的学者。尽管我们鼓励新手治疗师不断学习每个阶段的儿童和青少年的需求及期望方面的知识，但是我们的焦点是当年幼儿童来到你的治疗室时，你所需要了解的发展性知识和所需采取的实际步骤。

婴儿和学步阶段的孩子需要安全的依恋关系来建立对生活的信任，拥有这样的相关知识，我们就可以在所有变量中选取年幼儿童的早期依恋关系以及他们所表现出来的自主性来进行评估。我们关于儿童认知发展的知识也有助于形成预期：例如，知道对于学步阶段的孩子来说，"暂停"的概念是可以被理解的，但是"说实话"对三岁的孩子来说就显得不那么清晰。例如，在詹森的案例中，我们了解到在他出生后的一年里，他经常与母亲分离，并且受到临时保姆的不良对待。更甚者，他母亲缺乏学步儿童认知能力发展的相关知识，这使得家庭的情况更为糟糕。关于为什么不能欺负妹妹的冗长"说教"对詹森的攻击性行为没有任何作用。很快，我们了解到可以实施常规的家庭治疗——重新建立詹森和母亲之间安全的依恋关系，并且帮助单亲母亲学会处理孩子行为的恰当方式。

新手治疗师也可以从一些对年幼儿童进行工作的实用指南中获益，包括空间、安全、责任分担以及期望。

空间

多数治疗室都不能同时满足成人和儿童来访者的需求。传统游戏治疗室对于需要放松的成人而言过于局促或是充满了危险品（颜料、黏土）。相反，成人取向的屋子里放置了不可移动的家具，让孩子无法活动，容易让孩子感到无聊或增加焦虑感。理想的情况是，治疗室能够容纳完整的家庭互动过程，同时能够提供独立的地方供孩子游戏，如若需要可以区隔家庭子系统。为达到上述需求，则需要一个较大的屋子，零散地放置可移动的椅子和枕头。若能有一部分空间放置玩具（毛绒玩具、蜡笔和纸、简单的游戏）以供孩子和成人互动玩耍，也会很有帮助。这些设置均能起到辅助治疗的作用。

安全

在治疗过程中，需要建立安全性，每一个人都能助其成为可能。在治疗会谈开始前，治疗师需要检查治疗室，移除对"儿童保护"起潜在影响的危险物品。家庭通常认为治疗师应该承担在会谈过程中设立限制和规则的责任。然而，将该责任赋予家长对治疗更有帮助。鼓励家长使用家中的规则。这能够强化家庭层级中家长的位置，并给予治疗师一个观察家庭如何行使功能的机会。

责任分担

尽管与多数家庭设立合作的基调非常有帮助，但是在对年幼儿童进行工作时，允许灵活地分担工作是必需的。治疗师需要能够坐在地上跟孩子一起玩耍，当这些活动是有用的时候。必要的时候，家长也可以带孩子出去散步休息一会儿。通常，合作治疗团队可以极大程度上辅助特定的家庭管理子系统。在一个治疗师对家长进行工作时，另一个治疗师可将孩子带去另一个屋子。此外，将会谈时间安排在不会影响到孩子午休和吃饭的时间，这点也能有所帮助。还能起到帮助作用的是，请家长将孩子最喜欢的玩具带至治疗室。最后，创造性地在不同的会谈中会见不同的家庭系统——一次聚焦在亲子关系上，一次只有家长参与——能有助于更好地完成治疗目标。

期望

对于儿童而言，没有什么比每周 50 分钟的治疗时间更为神圣的。将会谈时间缩短或延长，或是将会谈分割成小的部分，都有助于治疗师对家庭的工作。特别是学步阶段的孩子，不太可能一直安静地坐着说话，因此需要有包括游戏、美术或讲故事等形式的游戏治疗。治疗会谈中的具体行动以及家庭成员的参与也能够帮助较为年长的孩子和成人。此外，家庭治疗常常是"短程治疗"。例如，在较长的接诊或评估阶段后，治疗师可能会提供几种干预措施，要求家庭在几周的时间内尝试，并在下一次会谈时汇报结果。家访常常能够获取如何帮助调整环境以减轻儿童问题的相关信息。简单来说，灵活性和团队工作在对年幼儿童家庭进行工作时尤为关键。

学龄儿童家庭

家庭生命周期的这一阶段所关注的内容与上一阶段类似，主要集中于适应变化的需要。而不同的地方在于，在本阶段，家庭需要扩展到与更大社会系统的接触。如果孩子之前是在半日制的托儿所中，那么如今需要转至全日制的小学。若是之前就已经上了全日制的托儿机构，那么如今在上全日制小学的同时还会参与到课后和周末的体育活动中去。更进一步，对孩子的评估如今还涉及与同伴的比较，孩子融入集体的能力也变得更为重要。学校系统与家庭生活的联系日益紧密。儿童在学校的问题或成就将会影响家庭系统。

在本阶段和上个阶段，与大家庭的关系也需要重新协调。祖父母、阿姨、叔叔以及堂表兄弟姐妹将扮演怎样的角色？先前家庭中未解决的问题将会在这个阶段复苏。例如，若家庭中曾发生过猥亵或其他形式的虐待，那么恐惧和与边界相关的问题将会浮出水面。对于父母而言，治疗中的问题或许会是如何处理他们的孩子与亲戚的接触。格伦达向治疗师诉说了她的困境，当格伦达的母亲邀请她 8 岁大的女儿去外婆家过周末时，她不知道该如何处理。格伦达曾遭到继父的猥亵，而她的母亲至今仍与继父生活在一起。虽然格伦达仍与母亲和继父的家庭保持着联系，但是只要继父在周围，她都会牢牢盯住自己的孩子。格伦达已经通过小组治疗修通了自己过去的经历，但是没有直接在家庭中提出她的担忧。在这个阶段，家庭治疗师常常接收到帮助请求，帮来访者修通代际间的困境。

与学校系统的联系

对于本阶段的儿童，他们生活的焦点围绕着开始学校生活，转向外部世界，并且更多地按照主观意愿来管理他们的环境从而建立自尊。失败和成功的感受渗透在诸如系鞋带和学习阅读之类的活动中。主动和内疚以及勤勉和自卑的发展主题是儿童日常问题的基础。同伴关系越来越处于核心位置，与他人的比较——"汤米是学校最好的足球选手"或者"琼每天可以看两本书"——遍布在多数社交互动中。家长、老师和治疗师的任务是为孩子找到能够体验到胜任感和某种程度的天生我才的感受的活动。如果在学习上没有获得此类感受，那么家长可以找寻体育、美术、音乐以及学校外的人际关系等方面以帮助孩子发展健康的自我概念。

治疗机构内满是 6 ～ 8 岁的孩子并不是令人惊异的情景，这些孩子通常都是在头几个月的学校生活中遇到了失败或挫折。这是注意力问题、过度活跃、焦虑、叛逆和学习问题彰显的时期。通常，儿童会因老师、学校管理者和咨询师的推荐而前来治疗。在某些情况下，学校领导唯一的建议就是所有心烦意乱的家长最终都应寻求帮助。

新手治疗师需要牢记的一个重点是：当父母将自己的孩子带来治疗时，他们已经对于孩子的行为问题相当熟悉，并且已尝试过"每种书上所说的把戏"来解决问题。当家长来到治疗室时，我们很容易看到他们的疲倦、透支、愤怒、迷茫、内疚以及各种其他的状态。这些窘迫的家长常常会要求你——治疗师——来解决问题。然而，回到我们的指导原则，我们需要了解没有家长作为共同治疗师，我们成功的机会极小。因此，我们的首要任务是，支持和加入父母，共情他们的困苦，并且在陈述我们确实需要团队工作的过程中阐明家长在对自己孩子的了解上所具备的特殊专长。无论治疗计划聚焦于父母管理训练（涉及年幼儿童的问题时的典型技术），还是结合了再次建立亲子联结以及滋养在压力氛围下遗失了的温暖关系，我们联合父母并与其一同工作的能力是对儿童进行治疗的核心。

通常，父母不太能够理解孩子的问题，以及自己可以如何帮助到孩子。因此，心理教育会是你工作的一个重要部分。在这网络化和自助式的时代，家长经常在寻找治疗之前就已开始了自我教育的过程。如果没有，那么你可以给他们提供接受教育的资源。此外，有时，家长也不清楚如何替孩子发声，或是获取孩子所需的资源。再次，你的角色可能是帮助家庭学会帮助孩子，例如，帮助家长学会与孩子学校更有效率地进行沟通。

同时，我们的感受是，如果我们能够有创造性地联合这个年龄阶段的孩子，那么治疗就可以进一步推进并且家长对治疗的承诺度会更高，因为孩子是治疗的盟军、信息的来源以及家庭情感的导管。或许联合这个年龄阶段孩子最简便的方式就是画画和角色扮演。无法设置以儿童为中心的治疗室的治疗师可以在沙发下常备一些大的美术画板和画画用的马克笔。装有公仔、娃娃以及装扮娃娃用的配件的篮子也可促进与家庭各年龄阶层的互动。

在与年纪较小的儿童进行工作时，在部分治疗阶段需要用行动来取代谈话。会谈过程也可被分为几个部分，当儿童"找借口"离开治疗（尽管仍在治疗室中）时，治疗师可以直接与父母对话。治疗师应小心自己的措辞，避免孩子偷听到不适合听到的内容。儿童可以在会谈接近结束时重新参与，了解家庭在接下来的一周中需要进行的工作。在一次会谈结束后，治疗师可赠予孩子贴纸或其他小的物品作为孩子参与的奖励，这可能会激励孩子未来对于治疗的参与度。

除了与家庭本身一起工作，治疗师还要时刻留意需要纳入哪些专业人员来促进治疗的有效进展。例如，由于该阶段的治疗通常源于学校问题，那么与老师或学校其他人员联系能够有效促进家庭治疗的工作。Minuchin、Montalvo、Guerney、Rosman 和 Schumer（1967）指出来自多个系统（家庭、孩子、学校）的需求才是制造问题的根源，而非问题中的孩子。

积极收集来自家庭相关的多个机构的信息有助于形成恰当的干预措施，例如学校、托幼机构或是体育组织。主诉问题只出现在一个环境下，还是多个环境下，这能够帮助治疗师确定他的治疗方向。接下来的案例将会呈现在治疗中包括外部机构对治疗的重要性和益处。

布兰妮是一个 12 岁的女孩，刚刚升上七年级。她被父母带来治疗的原因是学校生活遇到了困难。在小学阶段，她的学习优异，几乎都是 A 和 B。在进入初中后，她的学业表现不佳，第一学期末只得了 C 和 D。她抱怨自己不喜欢大多数老师，尽管会完成大多数作业，但是经常"忘了"上交。父母报告布兰妮在家里没有不良表现，她能够完成分派给她的家务，并且喜欢打垒球和弹钢琴。

布兰妮是一个说话温柔、阳光并且言辞清晰的女孩，但是对自己的学校表现感觉很"糟糕"。她将多数问题归咎于两位老师，她说，"他们不喜欢我，而且讲课枯燥"。她总是对老师和学校环境感到恐惧。她对于要在不同的教室和老师之间转换感到混乱和繁杂。她也很难交到新的朋友，感到自己不能融入他们。对于这个令她措手不及的新学校，她的反应是退缩。她开始害怕失败，所以决定不上交家庭作业。随着她越来越落后于班级其他同学，她的挫败感也就越来越强，甚至出现了无力感。

父母的反应是，对于布兰妮在学校的问题，他们极为"担忧、挫败和无助"。父亲由于工作安排经常出差，因此无法与布兰妮有充足的接触时间去"真正了解问题"。而母亲在帮助布兰妮的过程中感到十分挫败。她曾尝试去辅导布兰妮的功课，但是都以母女俩的争吵为终结。她感到布兰妮不喜欢谈论学校的事情，否则就会变得退缩或防御。布兰妮的母亲已与学校的咨询师接触过，但是感觉并没有帮助。咨询师建议为布兰妮找一位家教，并且测验结果显示，布兰妮"充满潜质，很容易就能做成事情"。

治疗师开始对这个家庭进行工作，尽管父亲由于工作的关系只能零星地参与治疗。布兰妮与其母亲的关系相当紧密。她们共处的时间非常多，并且享受互相的陪伴。她们有着共同的兴趣——音乐、运动，并且常一起打网球。她们之间最主要的问题出现在布兰妮的学业问题上，并且一对这个问题进行交流就会争吵。

从稳定的小学环境到变动的中学环境，布兰妮在进行调整时遇到了不少困难。不断变化的课堂、缺乏个体化的关注以及数量众多的学生，使她感到极为不安，难以招架。治疗师与学校的咨询师进行了接触，希望学校能够提高对于布兰妮的关注，并为她争取更结构化且稳定的安排。咨询师称学校可以就布兰妮的情况提供每周进展报告。咨询师同时同意为布兰妮提供学生导师。这个学生导师是一位八年级的学生，可以辅导布兰妮的功课并帮助她熟悉学校生活。母亲被鼓励与布兰妮的几位老师接触，并协调大家共同努力来确定布兰妮是否有上交家庭作业。

布兰妮对结构化的安排和学校给予她的关注反应极好。她对新学校的适应比其他同学慢，并且需要一些特别的关注。治疗师通过作为学校和家庭之间的桥梁得以对其进行干预，并且对布兰妮的适应调整起到了积极支持的作用。

青少年家庭

本阶段，家庭最主要的情感任务是增加家庭边界的可渗透性，或是向离心运动转变，允许孩子日益发展的独立性。家庭能否成功完成这次转变，部分受到家庭一贯以来的灵活性水平的影响———直以来家庭是如何变化，以及如何准备此次转变的？尽管这个阶段的关注点通常都在青少年的独立性上，但是当孩子在形成新的关系、责任和选择的过程中，父母与孩子维持亲密联结的能力也是同等重要的。

仅次于年幼儿童家庭生命周期阶段，本阶段也是父母离异的高发期。

其中的一个原因在于，家庭成员之间许多强烈而又相互竞争的需求均在此时汇聚。首先，青少年必须被允许更加自如地进出家庭系统。在年轻人的生活中，朋友和家庭外的关系越来越重要，而家庭有时仅被排在第二位。当家庭价值与青少年的行为选择发生冲突时，家庭可能反应过度或反应不足。无论是哪种情况，家庭治疗都可以增强家庭对本阶段的良性适应。

青春期以外的其他问题也会在本阶段出现——父母的中年危机开始显现。后悔、错失的机会、启动新梦想的可能性、重新评估婚姻关系的质量，所有这些都会增加生活所面临的挑战。此外，照顾老人的压力也开始出现。这些照顾责任既消耗时间又要花费金钱。处于此类家庭之中的成人常将自己比为"夹心"，夹在父母和孩子的经济及情感需求之间。下面的案例将会呈现青春期和中年期的困难交互出现后的状态：

C 家庭中最小的孩子出现了问题。15 岁的德里克夜不归宿，学习极差，并有几次被抓到吸食大麻。德里克是其高中校队的足球明星。他聪明、可爱、活泼外向，并表现出了高度的自我肯定。他的家庭共有四个孩子，另外三个均已离家——两个上大学一个参军。这是一个中产阶级的非裔家庭，如今这个家庭的发展到了一个关键点，似乎所有人都将离开，奔向各自的未来。

德里克的母亲 54 岁，一边在公务员岗位上努力工作，一边带大了她的四个孩子。她积极参与教会活动，并且在她的父母过世后成了家庭的大家长。她有一个妹妹，是一位单身母亲带着三个孩子。C 夫人花了大量的时间帮助她的妹妹。同时，她还协助丈夫的印刷生意。C 先生现年 57 岁，12 年前从海军退役。他努力经营着自己的生意，尽管面临着许多财务问题。C 先生较少在家，而是将他的大部分时间都用在工作和朋友身上。

C 先生和夫人非常担忧德瑞克的行为，但都承认对于养育孩子已感到非常疲惫。他们一直在努力工作并承担自己的责任。他们资助所有的孩子，但感到不堪重负。他们表示想要放慢生活的脚步，希望过上不那么手忙脚乱的生活。C 先生在思考出售自己的生意并搬到亚利桑那州居住。德里克似乎无法在整幅家庭图景中找到自己的位置；他感到一旦他远离麻烦，父母就永远不会真的在意他的所作所为。他说自己所获得的关注极少，并声称"没关系，他们一直都不知道我到底在做什么"。C夫人对这个情况表示强烈的担忧和挫败，但不知道该做些什么。她称自己实在没有精力去处理德里克的事情。

德里克的问题似乎是其面对近期变化所产生的困惑，以及他在家庭中所感知到的安全感缺乏而导致的症状化表现。德里克与其父母在各自的需求和生活优先级上存有显著差异。父母坦然地承认自己不能满足德里克的需求。德里克的学业困难、吸食大麻以及夜不归宿都可以被看作是为获得父母关注和帮助而发出的哭喊。治疗最初需要确认每位家庭成员的位置，并且运用他们互相的关心作为有效的动机来促使改变的发生。在他们所处的发展阶段和不同的需求之下，对他们所面临的困境进行正常化也是非常重要的。

转 变

青少年期开始和结束的确切时间仍有待商榷。但是，一个已得到公认的开始标志是身体发育上具备生育能力。第二性征的显现是此转变的外显特征，同时社会定位变得更具有性别取向。儿童开始能够无须亲身经历就掌握多数概念和理念，也就是说，他们的抽象思考能力增强了，尽管该项能力在各种文化背景下的测量方式各不相同。在社会情绪方面，青少年开始困惑于自我定位。他们"尝试"各种角色，就和试穿牛仔裤一样，来看是否合适自己。若没有这个过程，个体会在往后的生命中对于我是谁感到十分困惑。家长对于这个自然发展阶段的过度反应可能会给孩子留下"我有问题"的烙印，从而导致青少年逃离家庭联结。反应不足，也会对该阶段有所阻碍，最终导致由非家庭机构，如学校或警察，来为青少年提供限制条件。

治疗师试图平衡两类需要：一类是家庭继续维持结构的需要，另一类是青少年离家的转变性需要。治疗师恰当地处理索引病人的标签问题，运用比喻或仪式促进家庭的进化，且灵活回应家庭的独特气质，这些都有助于促进平衡的达成。

例如，一位 17 岁的青少年与其家庭因他的吸毒问题而前来治疗。这个男孩已经试过多种毒品，而他的学校成绩则一落千丈。这个家庭对儿子的问题步步紧逼，以至于似乎每件事都是围绕着他发生的——谁有没有做家务，兄弟姐妹之间的争吵以及父母之间的矛盾。治疗师运用了家庭雕塑的练习来向家庭展示其发展性的困境。治疗师首先邀请索引病人坐在治疗室的中间，然后邀请每个家庭成员按照与索引病人的情感接近程度站在他的周围，结果形成了一个高度的"拥挤"状态。之后，治疗师将索引病人从中移开，并称她会单独对这个孩子进行工作，邀请其他家庭成员站到他们想要在家庭中所处的位置上。结果混乱产生了。家庭成员看上去迷失了自己，无法在索引病人不在的情况下看到自己的生活。对于这个练习的解释使各个家庭成员认识到索引病人在家庭中所起到的"积极"功能，同时唤起了他们对于患者所扮演的角色的重要而从未被意识到的情感。家庭在其发展过程中受困，无法前进，因为他们害怕分离和独立。

多数情况下，青少年会被带来治疗都是希望治疗师对其进行"修正"。尽管其他家庭成员在某种程度上承认他们对青少年有影响，但是通常焦点仍是"青少年对家庭系统"的影响。家庭治疗师在向家庭介绍该发展阶段的复杂性上大多比较得心应手。心理教育帮助家庭拓展其参考框架并正常化家庭成员的焦虑情绪。例如，关于青少年的大脑发育的相关信息就能够对家长起到指导意义。Jensen 和 Nutt（2015）的著作《青少年的大脑：神经科学家对于抚养青少年和年轻人的生存指南》（*The Teenage Brain: A Neuroscientist's Survival Guide to Raising Adolescents and Young Adults*）有丰富的相关知识，可以帮助读者理解青少年的大脑发展，以及它对学习和记忆、应激、成瘾以及其他领域的影响。对于大脑发展的知识可以减少家庭内部的指责，增加互相之间的理解，从而导向更富有成效的讨论来找到帮助青少年的方式。

"我们将如何帮助这个孩子成为一个大人？"这是可以向家庭提出的有效问句。探索家长如何度过这个阶段能够引发家庭之前并未讨论过的正常化的信息。邀请父母描述当自己在青少年期时父母的反应，哪些做得很好，而哪些做得还不够，这能够引发一些系统式的反思。

然而，治疗师需要谨记，家庭不是该阶段唯一的重要因素。如果青少年表现出成瘾行为，那么家庭外的关系可能正在影响青少年，可能涉及毒品使用或不安全性行为。当治疗师思考多个系统而非单一的家庭系统时，其他因素对于治疗工作也是非常重要的。转介到物质依赖的项目或是邀请朋友参与治疗都有助于处理这些重要的影响。为了理解主诉问题，创造性地邀请家庭内的和家庭外的人员参与治疗，对坚实的临床工作有助益。

科技

在过去的十年里，科技产品已经占据了家庭生活的中心位置，特别是在有青少年的家庭里。当代青少年的一个主题就是手机。手机使得青少年可以无任何限制地与朋友交往、立即获取信息以及无限用于娱乐的游戏。对于青少年的父母而言，手机既有助于联结但同时又会带来让人担忧的干扰。我们经常听到父母抱怨，她们无法跟青春期的孩子进行有意义的对话，因为孩子只关注在自己的手机上。同时父母们也很担心无论她们怎么监控手机的使用，他人都可以不受约束地接近孩子。

视频游戏在前青春期和青春期的孩子，特别是男孩子的生活中扮演着中心的角色。南森，13岁，每天要在视频游戏上花上好多个小时。当他的父母鼓励其参与其他的社交活动时，他说他在线上跟伙伴们一起玩。关于他每天玩视频游戏的时间以及该行为对于学业和睡眠造成的影响，他和他的父母之间有大量的冲突。很多家庭都有这个问题，受困于如何以及何时设立限制，担忧科技会对自己的家庭造成怎样的影响。我们鼓励你与青少年来访者及其家人展开开放的对话，讨论科技在他们的生活中扮演的角色，来设定较为合理的预期，要能够同时满足父母对于安全性的需要以及青少年对于社交和娱乐的需要。

青少年的治疗

多数文明都拥有预示着从儿童变为成人的道路。然而，西方文化正在逐渐丧失这种转变标志。或许，对于美国的青少年而言，最为显著的仪式就在于获得一张驾照。治疗师发现，在治疗性过程中引入仪式有助于创造次级改变（Imber-Black，1988）。仪式能够提醒家人使用新的反应方式。一位治疗师曾向家庭布置"生日仪式"的任务，要求家庭在 15—18 岁间，每逢季度、半年、一年都需进行生日庆祝。运用这些"生日"作为改变的时间点，让家庭共同协商女儿此后所拥有的一项新权利和一项新义务。父母和女儿要讨论父母如何为女儿提供更多的成人地位，而同时女儿如何表现出更多的成人行为。诸如宵禁、驾车、家务和零用钱这样的问题都可以在这些日子里进行"仪式性的"讨论，直至双方达成一致。在 18 岁生日时，则需为她举办成人礼。

通常，治疗师和来访者在治疗中将会面对同样的挑战。青少年家庭需要灵活，治疗师也同样需要。治疗师常遇到这样的青少年，在多数会谈中都带有怒意，有时这份怒气则会突然对每个人爆发。青少年的家长可能自诩是灵活的，却经常暗地破坏治疗中产生的新建议。

治疗师要谨记他们能够为家庭带来积极影响的"机会窗口"。建立需要长期治疗的姿态可能并不适合家庭的需要。甚至于每周一次的治疗安排都可能需要重新评估。与有年幼儿童家庭工作一样，对家庭中的不同子系统进行工作是相当有价值的。鼓励青少年进行反转式的角色扮演（青少年扮演家长）或是用诗歌和信件的方式表达自己对家庭的感受可能会促进治疗工作。在结构化的预期（关于身体安全性或共同工作的时间）和围绕主诉问题的灵活性之间维持平衡有助于建立稳固的治疗联盟，并向家庭展示他们需要在自己家庭中所达到的平衡。

孩子离家以及转变中的父母

家庭面临接受多个家庭成员进出系统的挑战。亲家、孙辈、离婚回家的孩子、年老的父母以及死亡都是需要在本阶段去适应的情况。部分夫妻首次迎来了二人世界，并且要适应没有孩子的关系。青少年逐渐成长为成人，并拥有了自己的孩子。父母与他们的关系由父母—孩子的关系转变为成人—成人的关系。疾病、退休或残疾考验着家庭的资源。加入和离去弥漫在本阶段的情感沟壑中。在第八章中，我们将会更详细地讨论与晚年生活相关的治疗。

在这些转变中，家庭治疗师可以扮演咨询人员的角色。来访者通常只要求简短的治疗"来找出接下来该做什么"，"我应不应该把27岁的可卡因成瘾的儿子踢出家门"，"奶奶中风后，我们应该把她接来同住吗"，"我以为我终于可以有时间跟丈夫一块儿旅游去了，但是如今我们只能帮助要工作的女儿带外孙——我不确定我到底是不是想带孩子，但是如果拒绝我会觉得很内疚"。

我们正处于社会不断变化的时期，没有明确的指示告诉我们该如何应对这些复杂而又耗费情感的问题。每个家庭都需要根据自己独特的信念、结构框架和情感能力来对自己进行重新定义。

离开家的年轻人在本阶段的社会情感需求包括：发展亲密关系和实现某种形式的繁衍。必须找到朋友和爱人，并建立关系。通常，当这个重要的发展领域受到限制时，个体常会寻求治疗。能够动用自己的天赋、能力和兴趣为自己和他人谋利成为突出的焦点。至少在某种程度上摆脱对家庭的经济依赖被认为这个过程的组成部分。若是上述需求没有得到满足，那么个体将会经历孤立和停滞。通常，这些问题在中年期将会重新出现并再次被体验，如经历了失业或生意失败需对其进行重新评估。

晚年生活中的社会情感需求包括对自己一生所做选择的回顾，以及评估自己对于已达成的目标是否感到心满意足。对于维持良好的健康状况，同伴关系依然扮演着至关重要的角色，尽管在紧急情况下，与家庭成员间的联系最为重要。坚固的友谊关系能够在多方面促进个体的幸福感。在回顾个人和职业联结时，两性之间的不同又开始显现。在我们的文化中，部分男性感到与家庭过于疏远，而女性则在思考自己是否可能做到为家庭贡献得更多。无论是哪种情况，反思与家庭和朋友之间的联结能够加强所有成员之间的关系。

帮助来访者评估资源及处理哀伤是对空巢和晚年生活阶段的家庭进行工作时可应用的重要技术。尽管有关社区和大家庭资源的知识对人的一生都有助益，但是在本阶段尤为关键。治疗师会鼓励来访者使用他们自己和社区的资源来完成整个家庭的良性调整。经济、情感和实际生活上的信息都能够帮助人们减轻本阶段的生活压力。以下的例子将为此提供佐证。

约翰，20 岁，在离家上大学时开始出现问题。作为一名主修历史的学生，他梦想自己能够在完成大学学业后成为一名律师。从三年级起，他开始大量饮酒，他的朋友通知他家人说约翰的行为表现有时显得很怪异。某一次，他从很高的台阶上往下跳，同时口中高喊着"猴子要咬我"。之后，他因踝部扭伤而住院，并随后出现了首次精神病性发作。约翰向大学请了一次假，但再也没有回来过。然而，当他回家时，他的家庭不知道该如何面对他。

在这个例子中，家庭治疗师可能被纳入决策过程中。治疗师需要评估家庭所拥有的资源，以及他们对于照顾患病亲属所持的价值体系。治疗师可以鼓励家庭拓展支持资源的范围，以把大家庭成员和朋友都纳入进来。同样，治疗师也可以帮助家庭获取重要的社区资源，并帮助他们学会协同合作。医疗专家、资助机构、自助和支持性小组、膳食和照料机构、过渡性居住、短期替代照料以及护理工作等都可以是家庭重要的资源。

家庭发展中的各种变动

当然，上部分所描述的家庭生命周期阶段只强调了家庭整个发展过程中的部分内容。除了与家庭成员进出系统相关的转变之外，家庭还可能遭遇许多难以预料的变化，例如失业、搬家或移民、严重疾病、离婚以及其他会对家庭生活产生严重影响的事件。接下来的部分将会阐述家庭面对离

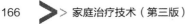

异所需进行的调整以及两种家庭结构的变型：单亲家庭和再婚家庭。

离异

　　家庭面对离异所需做出的调整，构成了额外的家庭生命周期阶段——尤其在离异如此普遍的当今社会，这几乎成为常态的生活阶段。对于离异家庭而言，应激何时发生是可预期的，而应对应激的方式将会影响成员如何适应家庭结构转变的能力。家庭治疗师需要谨记情感阻断将会阻碍家庭的适应过程，而且，即使存在某些例外情况，维持父母与孩子之间的亲子关系将是处理好整个过程的最佳方式。

　　关于离异家庭如何度过预期中的各个阶段，家庭治疗文献已提供了无数的案例（Ahrons & Rodgers, 1987; Everett & Volgy, 1991; Kaslow, 2000）。多数关于离异家庭经历阶段的模型都提供了类似的大致框架，主要包括：（1）离婚前问题，例如矛盾的心理感受；（2）决定离婚；（3）离婚后的调整、重新设置结构以及在多数情况下的再婚（Livingston & Bowen, 2006）。例如，Ahrons 和 Rodgers（1987）发现离异家庭需经历如下阶段，尽管不一定必须按此顺序经历：

　　1. 决定离婚，通常一方早于另一方决定；

　　2. 家庭系统被告知即将到来的离婚；

　　3. 事实分居；

　　4. 系统重组；

　　5. 系统以新的形式达到稳定。

　　多数研究者指出，经历上述所有阶段通常需要 2 ~ 3 年的时间。成功的离异后家庭通常有下列特征：

　　拥有抚养权的父母

- 与前配偶维持作为父母职责的接触
- 支持孩子与前配偶及其家庭的接触

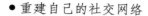

● 重建自己的社交网络

不拥有抚养权的父母

● 维持作为父母的接触并支持拥有抚养权的父母与孩子之间的关系
● 建立与孩子之间有效的亲子关系
● 重建自己的社交网络

然而，研究也显示，几乎只有一半的离异家庭能够建立合作的养育关系。另一半的离异父母则继续在孩子面前指责前配偶或与前配偶争吵，或是忽视自己继续作为父母的职责。家庭治疗师经常能够在孩子身上看到这些负性经历造成的不良情感影响。

离异几乎总是涉及某种程度的矛盾和争吵。研究一再强调，暴露在父母持续的争吵之中将会对孩子造成不良的影响。个体和家庭不可能逃离当下的问题，除非他们能够找到建设性的处理矛盾的方式。治疗师必须建议并为家庭设立能够被允许的争吵总量（Margulies，2007）。

此外，治疗师需确定家庭在何种程度上能够建立合作的父母关系。若父母无法为了孩子而协同合作，那么治疗师必须考虑如何确立父母双方与孩子的关系。与父母其中一方完全断绝关系虽然也有可能，但是不应是家庭首要考虑接受的解决方法。父母双方有效的共同养育，相互合作并维持无抚养权方（通常是父亲）与孩子的接触，会在帮助孩子在对父母离异的适应上有显著的促进作用（Ahrons，2007）。

治疗师应注意不能与特定家庭成员结盟，因为这么做可能导致治疗性关系的丢失。例如，母亲可能声称她的前夫对于帮忙应对青少年期女儿的困境"毫无兴趣"。然而，若是你与这位父亲取得联系，你就会发现他确实希望并且能够在养育孩子上帮助和支持他的前妻。在每个案例中，都需仔细考虑和无抚养权一方联系的事宜。

通常，大家庭——阿姨、叔叔、祖父母以及堂表兄弟姐妹——对离异的结果有显著的影响。在离异家庭艰难地度过转变阶段时，这些亲属通常是重要的资源。治疗师需要询问这些人员的情况，并在恰当的时候与他们联系。

在对正在经历离异的家庭进行工作时，非常重要的一点是，提醒家庭成员成功协商应对离异的方式需要花费较长时间和耐心。部分人无法处理好就是因为家庭成员之间无法停止争吵。关注与鼓励取得成功的阶段，并正常化该阶段的痛苦挣扎能够帮助家庭最大限度地运用他们的资源。

调解和儿童抚养权评估

家庭治疗师是法律体系中重要的资源，能够帮助确定家庭分居和离异后的生活。多个州都要求家庭与家事法庭调解员进行会谈。家事法庭调解员多数接受过家庭治疗的培训，能够帮助家庭协商离婚和抚养权等问题。在许多州，调解员能够帮助缓解已超负荷运转的法庭体系所面对的压力。专业化的训练使得调解员能够成为法律体系与家庭体系之间重要的连接渠道。

多个州的法律体系已从普遍鼓励母亲持抚养权的"幼年原则"转变为儿童"最佳利益"标准。美国统一结婚离婚法（全国统一州法专员会议，1970）在第 402 章列出以下规则：

法庭应根据儿童的最佳利益裁定抚养权。法庭必须考虑所有相关因素，包括：

1. 孩子单方或双方父母就儿童的抚养权的意愿；
2. 孩子自己就监护人的意愿；
3. 孩子与其单方或双方父母、兄弟姐妹以及任何可能对儿童最佳利益有显著影响的人员之间的互动和人际关系；
4. 儿童对家庭、学校和社区的适应情况；
5. 所有涉及人员的心理和生理健康情况。

若设定监护人无法对儿童施以监护，法庭不应考虑将监护权判予设定监护人。

法庭判定常依赖于专家的意见以确定"最佳利益"的标准；此类涉及关系质量的信息可根据家庭治疗师的观察和意见获取。出于这个目的，父母和法庭都会寻求家庭治疗师的服务。某些时候，在经过了一段时间的治疗后，实习治疗师会惊讶地发现来访者寻求治疗的"真实"动机其实是想要从治疗师处获取一份用于离婚或抚养权官司的报告或是信函。

为了能够胜任，治疗师需了解自己所在地区的离婚和抚养权相关的法律条文。治疗师若是想要学习如何进行抚养权评估，最佳的方式是跟从已有多年相关工作经验并获得法庭认可的人员学习。治疗师也需了解有关高冲突离婚的研究结果。最后，治疗师对于自己在任何利益或抚养权案例中所扮演的角色应设定清晰的合约。通常，最佳方式是以专家身份受雇于法庭，而非受雇于一方父母以对抗另一方。家庭治疗师在法律和家庭两方面接口上可做的贡献良多（Gould & Martindale，2007）。

单亲家庭

无论是由于离婚、死亡，还是自己选择作为单亲父母，单亲家庭（通常为单亲母亲）都会面临相同的挑战，而在治疗室中，这些挑战可能未被清晰地认识。当一个来自单亲家庭的孩子前来治疗时，确认并对这些挑战进行阐释将大有助益，最为显著的挑战包括经济压力以及单亲家庭都需应对的有关丧失的现实，无论是伴侣或共同养育的丧失还是家庭未来梦想的丧失（Anderson，2003）。

由于工作和家庭的需要，单亲父母常感到疲惫不堪，为他们多种的角色和义务耗尽了所有心神。此外，单亲家庭的孩子也可能担负更多的家庭责任，因为他们唯一的家长需要在外工作。由于美国的主流文化对单亲家庭结构有所批判，因此单亲父母常带有"做得不够好"的内疚。

Minuchin、Colapinto 和 Minuchin（2006）提供了为单亲低收入家庭进行治疗的方法，包括：在家长、同居的伴侣以及祖辈对家里的孩子都拥有发言权的情况下，在结构上明确家长的角色；鼓励发展生母自身的资源以及增进对于社会和经济资源的使用。在接下来的例子中，我们能够看到一个生活在贫困线上的单亲母亲的生活状况会是怎样的，以及可以运用哪些恰当的干预措施。

G 女士是一位单亲母亲，独自抚养着三个孩子：7 岁的爱丽丝、10 岁的亚历克斯和 13 岁的吉尔伯特。G 女士的丈夫在爱丽丝两岁的时候离开家，从此对家庭和孩子不再有任何支持和联系。这个家庭居住在一套非常小的两居室中。G 女士的工作是打扫办公大楼，每天需要工作非常长的时间。她的收入仅够维持最为基本的生活支出，而没有多余的钱支付任何其他东西。由于她工作时间长，看护孩子就有一定困难，因此她常让吉尔伯特承担这个职责。然而，这种做法却进一步增加了这个家庭的困难，因为吉尔伯特对照顾弟妹的责任非常反感，因此经常把弟妹长时间地独自关在家里。

G 女士由于学校咨询师的推荐而前来接受治疗。吉尔伯特已经成为学校里的"麻烦人物"。自从一年半前进入初中开始，他就开始中途退堂，对学校功课没有一丝兴趣。他的母亲称他经常在外与"黑帮"鬼混，但是她不认为吉尔伯特已经加入了某个帮派。她曾经试着让他的叔叔来看管吉尔伯特，但是由于叔叔无法在工作中挤出时间而没有成功。吉尔伯特似乎对所有权威人物都有愤怒和失望的感觉。他的成绩不断下滑，于是他的老师在他每周的课程表中增加了周六补习。

G 女士在应对吉尔伯特上感到挫败且无助。她表示自己几乎已经做好了放弃这个孩子而只关注年幼孩子的准备。她无法承担课后儿童活动班的费用，因此只能将两个小的孩子送到当地的男孩女孩俱乐部，但是同时她又非常担心俱乐部中其他年长的孩子对亚历克斯和爱丽丝的影响。

G 女士曾从她的母亲处获得一些帮助。但是自从两年前她开始与一个她母亲很不喜欢的男人约会后，她与母亲之间的矛盾日益升级，最终无法从母亲处继续获得帮助。孩子的外祖母希望继续维持与孩子们的接触，但是 G 女士出于对母亲的愤怒和怨恨，限制了外祖母与孩子的接触。

G女士缺乏经济资源和情感支持的情况非常明显。治疗师的任务是帮助她有效地运用社区的资源，并考虑接受包括孩子、G女士及其母亲的家庭治疗。像是G女士这样的单亲家长通常都缺乏时间和精力来运用社区资源，同时也感到自己在力求尽责的过程中精疲力竭。提供支持并明确外部资源是此类案例工作的基本元素。

尽管单亲家庭通常需要面对各种繁杂的问题，但是多数家庭都是成功且能胜任的。Lindblad-Goldberg（1989）曾考察了成功的单亲家庭所具有的特征，这类家庭的单亲父母，通常是母亲，抑郁程度低，对自己的生活有较强的控制感，在孩子方面展现出了更为有效的权威执行力，促使年长的孩子学会独立，能有效地沟通，建立紧密的家庭联系，在认知上更为注重积极的生活经历而非消极的，并且能够有创造力地运用社交网络。在与单亲父母或是来自单亲家庭的孩子工作时，有必要强调他们在面对困苦的同时所表现出的个人优势和弹性。

再婚家庭

A夫妇前来治疗是因为他们在养育两个孩子上有不同的意见，并因此引发了争吵。他们近期才刚结婚，各自有一个11岁的儿子。这对夫妻在其他问题上的不一致可以很快得到解决，但是只要涉及两个孩子，矛盾就会很快升级。A先生变得非常愤怒，而A夫人则因感觉受到攻击并且非常无助而不停哭泣。双方都指责对方过于保护自己的孩子。丈夫对于矛盾的反应是公然的生气、提高说话音量、固执己见，并且有一点自以为是。而妻子则是哭泣、退缩，并且指出以前从没有人对自己这样说话。双方都认为若是问题得不到解决，他们可能会以离婚收场。

与首次结婚时还没有孩子的情况不同，再婚家庭需要面对整合家庭所引发的一系列繁杂的工作，因为这两个家庭可能拥有不同的信念、传统和生活习惯。他们还必须理清不同的角色和责任（Bray & Kelly, 1998）。忠诚的问题至关重要。尽管来访者很少将问题定义为"再婚家庭的问题"，但是再婚家庭的动力关系是许多主诉问题之下普遍而又重要的暗涌。

你或许会认为家庭的成员关系很好定义。但事实上，再婚家庭的家庭成员通常对于谁是"自己人"谁是"外人"有不同的界定。换句话说，边界是模糊的。不同的界定是由于对于新成员及其家庭角色的接纳（或不接纳）。例如，斯蒂芬妮，三个男孩的单亲母亲（特伦斯，13岁；文森特，10岁；雅各布，5岁），在她的丈夫过世三年后再嫁。特伦斯对于母亲让一个新的人，特别是个男人，进入家庭感到极为愤怒，而且怨恨这个男人试图取代他父亲的位置，尽管这并非这个男人的本意。雅各布则很喜欢汤姆——他的继父，对于家里有了一个新的玩伴感到开心。在这个案例中，特伦斯视继父为没被邀请的外来者，而雅各布则是热烈欢迎他成为新的家庭成员。特伦斯的愤怒和怨恨很大程度上源于母亲单身时他在家里的权力地位，以及他对于逝去的父亲持续的忠诚感。权力问题和忠诚感冲突是再婚家庭常见的问题，也是再婚家庭形成新的家庭认同感的绊脚石。

所有新婚夫妻都需要找到保护关系的方式；而这对于继父母家庭的新婚夫妻而言更是至关重要（Visher & Visher, 1988）。继父母家庭里，刚结婚的夫妻不仅要面对与之前的婚姻关系相关的调整，例如发展问题解决技能，同时还需要面对如上所述继父母–继子女之间的关系。没有子女的夫妻有充裕的时间来做好为人父母的准备，但是继父母家庭需要立马面对这些亲子角色关系，这可能会导致没有足够的时间来滋养新的夫妻关系。根据 Hetherington 和 Stanley-Hagan（2002）所述，若是夫妻能够建立支持性的、积极的婚姻关系，那么继父母家庭的孩子和婚姻都能发展得更好。当继父母和继子女之间发生冲突，生身父母被卷入冲突之中时，忠诚问题就遭受到了考验。

家庭忠诚性和角色模糊性是决定抚养责任时让问题变得更为复杂的因素。离婚后，生身父母必须就如何在分开居住的条件下实现共同抚养商讨出解决方案，而继父母需要与继子女之间建立关系并且决定自己的养育角色。研究显示，继子女一般会拒绝在过早阶段就对其进行管教并试图控制他们的继父母（Ganong, Coleman, Fine, & Martin, 1999）。就像很多新的父母一样，继父母家庭的夫妻对于养育角色和方法讨论甚少，往往依赖于以为的或刻板印象中的角色状态，而较少考虑对孩子的影响。例如，一位母亲将两个男孩的管教责任转手给了继父，因为"男人就应该是管教者"，即便孩子们可能会反抗这个安排。在新组建的继父母家庭中，夫妻之间对于教养方式的不一致可能成为家庭第一个危机。针对继父母家庭，成功治疗的关键元素在于理解这些常见的主题，并且相互理解有效沟通（Pasley, Rhoden, Visher, & Visher, 1996）。

小　结

　　在本章中，我们讨论了有关拥有孩子的家庭可预期的以及不可预期的变化的相关内容。关于家庭生命周期以及与每个发展阶段及转变相关的主要问题的知识能够帮助我们提供有效的临床治疗。家庭治疗师需要在帮助家庭克服成长性痛楚的过程中识别家庭的力量和局限。在社会转变复杂而丰富的今天，提供一个统一的模型来处理各种不同家庭的问题是不可能的。因此，我们应伴随着家庭，帮助他们发现对自身有利的新的家庭结构模式。

第八章

与老年人及其照顾者工作

玛利亚，68岁，拉丁裔，与她的妹妹安娜一起前来治疗。玛利亚的家庭医生转介其来接受针对抑郁和焦虑的治疗。在玛利亚、安娜以及治疗师一起坐下来后，玛利亚表达了对于此次会谈的目的的困惑。安娜提醒她，R医生建议她与咨询师聊一聊自己的悲伤和担忧。安娜大致上回顾了那次讨论，并且表达了"被留在黑暗中"的担忧。随着治疗的进展，安娜显得更为自在了些，治疗师了解到玛利亚在三年前有过一次中风，这导致她的妹妹需要承担起全职照顾她的责任。她们之间的关系很好，但是治疗师也看到了巨大的压力。玛利亚表达了自己的挫败，因为女儿不来看她，同时她也希望安娜能够给她更多的自主空间。安娜非常用心地倾听，也能够共情玛利亚的痛苦，但是她坚持对于玛利亚的限制，这是中风带来的结果。她们住在小型公寓里，跟对方几乎寸步不离。玛利亚坚信不会发生什么改变，但是她说她喜欢治疗师所以也愿意安排下一次的会谈。

如果我们非正式地问我们的学生，有没有人学习家庭治疗是为了对像玛利亚和安娜这样的老人家进行工作，很少人会举手。然而，一旦他们真正开始临床工作，并且与老年人有所接触后，他们的态度会发生转变，并且其中部分学生就会选择这个方向作为自己的主攻方向。虽然一开始时，面对年龄几乎可以作为自己祖父母的来访者以及他们的人生智慧，学生们可能会感到恐慌，但是我们的学生可以很快加入老年来访者，并且最终赢得他们对于治疗获益的感激。

2010 到 2020 年间，世界人口中 65 岁以上的群体所占比例从 13% 上升到 16%（Karel, Gatz, & Smyer, 2012; Vincent & Velkoff, 2010）。这个数字的上升必然影响到我们所服务的人群的人口学特征。迄今为止，老年人的心理健康问题是被专业人员、家庭成员以及来访者自身所忽视的。心理疾病所附带的污名是导致老年人不愿寻求帮助的一大原因。有证据显示，当老年人愿意寻求帮助并且得到恰当的诊断后，有多种干预方案能够有效减轻来访者及其家庭成员的苦恼（Forsman, Nordmyr, & Wahlbeck, 2011）。

正如我们在早先关于儿童和青少年的章节中所述的，我们必须承认一章的内容无法涵盖有关老年患者及其家庭成员的所有相关内容。我们在其他章节中所述的大部分内容也适用于老年人。在本章中，我们将讨论额外的一些必要技巧，你可以在遇到各类老年人时使用。首先，我们将从个体的视角来看一下研究文献中关于晚年生活中的抑郁和焦虑的内容。然后，我们将转向家庭视角，来关注一下疾病、身体残障、照顾以及丧失等主题。尽管这些主题会被分在不同部分进行阐述，但是我们认为它们是一个整体的组成部分，这与我们的生物心理社会的系统取向是一致的。

对于老年人的评估和治疗

"我真的能让老年来访者发生显著变化吗？"这是我们经常在学生中听到的一个问题。这个问题并不是意味着学生们非常悲观或挑剔，而是在传达着他们对于如何与老年来访者工作的困惑。来自治疗师、医疗机构以及来访者自身的年龄偏见和不同年代的价值观会成为有效治疗的主要障碍。年龄偏见可能以这样的信念来表达，"太老了变不了了"或是"上年纪了抑郁是正常的"。这些常导致老年人不去寻求治疗或接受转诊，同时也会降低他们对于治疗结果的期待。有些老年来访者或许会认为自己不值得治疗；治疗的机会应该留给更年轻的人。尽管有这些限制性的信念，但是很多老年人依然会感兴趣于咨询服务。

除了疾病的污名化，老年人缺少对于心理健康服务的相关知识以及获取途径都可以成为寻求治疗的阻碍。相比于年轻人和中年人，受心理健康问题所困扰的老年人较少能够得到心理健康专业人士提供的服务（Karel et al., 2012）。在我们工作的医疗机构，我们经常会遇到一些老年人，他们从来没有在社区中寻求过心理治疗。而他们会来到我们这里则是因为他们的生理医生向他们推荐了我们以及我们提供的服务，并且我们还与这些医生共用诊所，因此，在熟悉的诊所就医会让老年患者感到舒适。

通过将心理治疗师设置在医疗机构里面来增加心理健康服务的可获得性的工作被称为"协同医疗"。协同医疗的运动正在世界范围内不断推进，它将医生和心理健康专业人员联系起来，无论是通过传统的转介机制，还是在见病人的过程中立即引入其他医疗专业人员来协同治疗。当医生发现情绪问题或是认为需要改变健康行为时，他可以采取"温暖传送"的方式，让患者在本次看病过程中就会见驻点心理健康专业人员，从而使得患者能够接收到及时的心理健康服务，而不用像往常一样转介到类似却遥远的服务机构。尽管对于是否应面向所有心理健康需求推进协同服务，这仍需要更多的研究来深化支持，但迄今为止已有来自美国和英国的强有力的证据支持协同服务能够改善患有抑郁的老年人的状况（Gilbody, Bower, Fletcher, Richards, & Sutton, 2006）。

生理医生会出于多种原因将他们的老年患者转介去心理治疗：

1. 作为针对抑郁和焦虑的精神药物治疗的补充手段

2. 培养对于服用药物的依从性

3. 帮助深受困扰的照顾者（例如，为老年痴呆患者的照顾者治疗其抑郁和焦虑症状）

4. 减轻与老龄化相关的心理社会困扰（例如，帮助个体接受老化以及感到满足，或是帮助解决家庭内部由于年老的家庭成员的疾病所带来的纷争）

5. 在抑郁和／或焦虑以及生理疾病共病（如，神经认知障碍）的治疗中，作为协同医疗干预的一个组成部分

一旦转诊完成，治疗师就会与患者之间建立关系，同时维持与转介医生之间的对话并一起制定一个治疗计划来帮助患者及其家庭。当然，老年人及其家庭成员也会通过传统的途径来寻求治疗，其治疗主诉也不仅限于抑郁、焦虑或生理疾病，还包括应对退休以及其他生命晚期的转变等问题。

老年来访者的焦虑和抑郁

老年人在生命的后期阶段会经历家庭角色的转变，变得越来越依赖他们的成年子女，同时他们对于照顾者的需求也不断倍增，这二者叠加在一起会使得老年人及其照顾者都有更高的风险经历抑郁和焦虑。在所有国家，整个人生阶段，抑郁和焦虑症状都极为常见，抑郁障碍的诊断在老年人中高达 13.5%，焦虑障碍的诊断则在 1% ~ 15% 之间（Beekman, Copeland, & Prince, 1999; Bryant, Jackson, & Ames, 2008; Prina, Ferri, Guerra, Brayne, & Prince, 2011）。

正如我们在前文中提到的，老年人的抑郁常常未得到诊断和治疗。多种原因可能导致抑郁未被探查到，包括（1）多种躯体方面的主诉导致将注意力聚焦于身体问题，从而隐藏了情绪痛苦；（2）将悲伤和绝望视为老化的正常组成部分，但其实并不是；（3）老年人不愿意承认心理痛苦（如，病耻感）。抑郁诊断的漏报可能是致命的。尽管与年轻人相比，老年人更不易实施自杀，但老年白人男性更易自杀成功（疾病控制与预防中心，2006）。

大量可靠的研究文献表明，心理治疗，特别是与基层医疗整合在一起后，能够有效帮助老年人。与针对年轻人的循证治疗文献结果相似，认知行为治疗、问题解决治疗、人际疗法以及支持性心理治疗对于降低老年人

的抑郁有积极的作用。认知行为治疗、心理教育以及放松训练则对降低老年人的焦虑症状有积极作用（Ayers, Sorrell, Thorp, & Wetherell, 2007）。对于中度到重度的抑郁和焦虑，如果能够忍受其副作用，那么药物也能有所助益（Givens et al., 2006）。

尽管家庭治疗并没有被列在上述治疗相关的文献中，但是我们从来不会只与老年人一人进行工作，而不考虑其家人、照料者以及其他医疗人员。在理解来访者与其家人之间的关系，以及来访者、其家人以及医生之间的关系时，我们所处体系的导向至关重要。若你需要将一位老年来访者转介到家庭医生和／或精神科医生处时，我们建议选择那些具备关于老年人的相关知识，以及能够建立关心、信任的治疗关系的医生。

在 BPS 系统框架下，我们将会阐述一些可供老年人应对抑郁和焦虑的有效干预。其中一些建议听上去不太像家庭治疗（例如，锻炼），但是我们发现相比于单纯地依赖治疗性会谈、内省以及识别消极的互动模式等，老年来访者及其家庭对于实操性的行为建议反应良好。与在之前的章节中我们所传递的信息一致的是，你与老年人工作的有效性会随着你与来访者、其家人以及其生理医生之间的良好关系而得到提升。

加强社会接触

社会支持能够影响到抑郁的发生、发展和最终结果，而深受其苦的个体能够从情感和社会支持中获益（Cohen, 2004）。此外，研究显示，持续性的孤独感会对个体的健康和幸福感带来毁灭性的作用（Cacioppo & Patrick, 2008）。Cacioppo 和 Patrick（2008）发现孤独感会增加一种压力激素——可体松的水平；还会增加血流量；以及弱化免疫系统。同时，有大量的证据表明孤独感与疾病和认知衰退有关。尽管存在这些巨大的负面效应，今日的美国仍有大量老年人是独自生活的。

尽管任何形式的社会支持和社会联结都能降低孤独感，对健康有益，但是家庭联结和强有力的婚姻能够在健康方面带来更大的收益（Cohen,

2004; Iveniuk & Suhumm, 2016）。事实上，近期的研究发现，相比于有着无数亲近朋友的老年人，有更多家人以及跟家人关系更密切的老年人的死亡率更低。在婚姻中、有较广的家庭和朋友网络、积极参与社交活动以及感到与朋友和家人亲近，这些都与更长的寿命相关（Iveniuk & Schumm, 2016）。

因此，老年来访者治疗的关键点之一就在于增强他的社会联结。治疗师可以帮助来访者识别其生活中潜在的社交网络（如古董车俱乐部，针织俱乐部）。治疗师也可以寻找直接增强其婚姻和家庭联系的方式。问题解决（当来访者无法开车的时候怎么去参加团体聚会），识别人际关系中的优先级，以及识别可利用的资源，这些都是家庭治疗师与老年来访者工作时的重要内容。一项系统的综述研究发现，相较于日常护理或没有任何治疗，增强社会联结在改善抑郁症状上有着适度但显著的作用，无论是短期效果还是长期效果（Mead, Lester, Chew-Graham, Gask, & Bower, 2010）。

认知行为治疗

认知行为疗法以及相关的问题解决治疗（problem-solving therapy，简称 PST）强调通过行为技术，重复性地以一种较为缓慢的节奏，来识别出高度具体化的关注点，同时使用家庭作业，来打破老年人所持有的会降低其心境和自尊的消极信念。例如，问题解决治疗会训练老年来访者去选择和解决那些最初看起来无法克服的日常问题，其目标在于增强他们的自我效能感以及克服无助感，而这些感受正是形成抑郁的核心因素。来访者与治疗师共同协作制定高度细节化的行动计划来不断解决问题，增强来访者的自尊和信心，从而抵抗老化并且降低整体的抑郁症状（Arean et al., 2010）。治疗期望的结果是，在问题解决上新建立的信心能够持续地帮助来访者解决其他的问题，从而进一步维持患者的信心并从长程上持续缓解抑郁症状（Gould, Coulson, & Howard, 2012a, 2012b）。

其他治疗

低强度的有氧运动（如散步，游泳）对轻度到中度的抑郁有效（Bridle, Spanjers, Patel, Atherton, & Lamb, 2012）。锻炼对于减轻焦虑症状也有作用（国家精神卫生协作中心，2009）。尽管这听起来似乎超出了我们工作的范畴，但是通过与医生及家人的协作，我们认为这是可以被接受且是具有治疗意义的。

怀旧或回顾人生的治疗可以帮助患者接纳过去的负性事件并解决过去的冲突，或是帮助来访者重拾过去的应对策略。一部分以老年抑郁患者为对象的研究显示，接受了怀旧疗法的患者呈现出更少的抑郁症状，无望感也较少，而生活满意度也得到了改善（Arean et al., 1993; Serrano, Latorre, Gatz, & Montanes, 2004）。我们将会在本章的后半部分再回到回顾人生的主题上来。

生命晚期的疾病和丧失

不管老年人有没有患上精神障碍，他们一定会面对一系列的生活变迁（如退休、搬家）和丧失（如朋友、家人）。大多数也正遭遇着身体上的小病痛和疾病。有四个领域需要家庭治疗师特别关注：健康、财务、社会联结以及目标／意义。如果老年人能够在这四个领域有充足的资源，那么老年就不会是一段抑郁和无望的时期。然而，对于大多数人而言，在老去的过程中这些领域都会逐渐受到损伤。

身体衰退和残障

玛莎，78 岁，自从丈夫 10 年前过世后就独自生活。她很独立，享受与朋友在一起，每天会打理花园和散步。某天，她的女儿打了很多通电话给她，但都无法联系上她——这是很不寻常的。她拜托一位朋友去看一下母亲，朋友发现玛莎失去意识躺在地上。立即送入医院急救后，玛莎被诊断为小范围大脑出血，而这给她带来了永久性的残疾。她再也无法独立走路，因此也就不能再独立生活和照顾自己。这个家庭需要面对下一步该怎么办的问题。

在一个鼓励独立并且赞赏年轻的文化下，晚年生活中的身体衰退就变得非常显著。与身体的状况一样，认知功能也会受到老龄的影响。在65 岁以上的人群中，有 4.9% 的人认知功能受到严重损伤，而这个比例在 85 岁后上升到 16% ~ 30%（Regier, Boyd, Burke, & Rae, 1988; Skoog, Nilsson, Palmertz, Andreasson, & Svanborg, 1993）。尽管老年人依然保有学习新知识的能力，但是加工新信息的速度会变慢，记忆和反应时间都会受到损伤。有一小部分，但已非常显著，人受到痴呆的严重影响，包括阿尔兹海默症。

DSM 诊断系统的第四版（美国精神病学会，2000）将之前称为"器质性障碍"的部分重新命名为"认知障碍"。这个变化的目的是想澄清这些障碍同时有环境性（如，受教育年限）和生理性（如，基因突变）的原因。DSM 最近的这一版本（美国精神病学会，2013），使用了"神经认知障碍"这一术语，这显示了神经科学的研究正不断影响着我们对于老化和精神疾病的理解。

实施评估的临床专家总会感兴趣于以下的问题："这位来访者能够独立地行使功能吗？""他可以自己穿衣做饭，计划一天的生活吗？""她能完成日常生活的任务吗？"通常，这些问题的答案依赖于患者的"执行功能"和记忆能力。执行功能指的是诸如计划、组织以及实施一个计划的能力。如果你的来访者在这些领域出现了问题，那么你应该立即将其转介到生理医生那里。

如果你对来访者的认知能力有所担忧，你可以考虑做以下两项简单的测试：（1）让来访者画一个时钟，然后用手指出某个特定的时间；（2）可以让来访者记住三个无关联的词语，例如球、玩具、唱诗班，然后在交谈几分钟后请来访者回忆这三个词。如果来访者无法记起或是不能画时钟，那么这些是你要记录的重要筛查信息，并且需要将这些提供给转诊的生理医生。

DSM-5（美国精神病学会，2013）列出了三种常与老化相伴发的精神疾病：轻度神经认知障碍、谵妄以及痴呆。轻度神经认知障碍是 DSM-5 新添加的一类疾病，其诊断有效性还没有得到验证。事实上，部分临床医生并不愿意做出这个诊断，因为认知衰退本身是老化的一个自然组成部分，当医生给患者贴上这个标签时，不仅会吓坏来访者，而且也没能真正反映出来访者的精神健康状态。重度神经认知障碍指的是可以由中风、阿尔兹海默症或是其他生理疾病所导致的痴呆。对于痴呆而言，最大的风险因素就是年龄；80 岁以后，约有半数以上的来访者会出现某些类型的痴呆。痴呆通常会使来访者丧失某些认知能力，例如理解语言的能力，以及维持记忆的能力。因为痴呆，保持旧有的记忆和形成新的记忆的能力都会丧失。

谵妄指的是一种混乱的状态，难以维持对话。来访者似乎失去了定向能力。他可能会困惑于自己身处何地，而你又是谁。来访者出现谵妄是医学上的紧急状态，需要立即看生理医生。由于这些障碍都是大脑的疾病，因此治疗师的最初角色就在于确保来访者能够得到快速的医学诊治。一旦确诊后，家庭治疗师则可以帮助来访者及其家人整理来访者面临的困境以及对于未来的计划。某些情况下，谵妄是可逆的，来访者可以恢复到之前的功能水平，然而痴呆通常是不可逆的，来访者会慢慢地、稳定地逐渐衰退。

对于痴呆和认知损伤的治疗通常非常复杂，因为这些问题会逐步恶化，不可能因为治疗而得到改善。因此，治疗的焦点通常关注于对于疾病的理解和接纳、发展应对技巧以及对于变化的管理，包括优化生活质量，最小化破坏性的行为症状，适应功能的损伤，以及预防自我伤害。作为家庭治疗师，我们感兴趣的则是关系功能，家庭是如何应对变化的，以及家庭照顾者的幸福感。

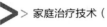

家庭照顾者

如果老人经历了问题解决能力的丧失，执行功能和记忆的衰退，那么他们会越来越难以参与日常的活动（Qualls, 2000, 2016）。此时，老人们会开始觉得自己越来越没用，有时甚至会感觉自己就是个负担。而且，他们也会益发感到孤独。当逐渐老去的人在面对衰退时，他的家人则要担负起照顾者的角色，用各种方式来补足老人衰退的部分，像是开车载老人去医院或是提供经济支持。新上任的照顾者，最常见的是妻子和女儿（Wolff & Kasper, 2016），通常会在决定如何回应年龄相关的变化方面需要辅助。例如，照顾者常遇到的一个问题就是，如何平衡老人对于独立的需求和家人对于其安全的需求。

老龄导致的丧失也会对家庭关系有所影响。需要家庭重建的常见领域包括角色（可以重新协商吗？）、权威（谁说了算？）以及责任的转移（Qualls & Williams, 2013）。当年老的父母丧失的功能越来越多，他们会更依赖于他人，此时成年儿女通常要承担起类似父母的角色，与此同时儿女们仍将承担着自己日常的责任，如工作以及照顾自己的孩子。除了不断要替年老的父母做决定，照顾者可能还要开始帮助他们完成日常生活琐事（如，洗澡和穿衣）、在老人经历各种疼痛时给予心理支持以及承担医疗方面的任务（Fingerman, Miller, & Seidel, 2009; Qualls, 2016）。由于他们在健康照料第一线的新职位，照顾者还需要成为老年人看医生时的代言人，这么做可以一定程度上保障治疗的依从性。

在家庭照顾者以承担越来越多责任的方式来应对变化时，压力不断累积，照顾者感受到耗竭的可能性是非常高的。可以想见照顾者将会面对多种应激，包括谁该或者谁不该承担照料的责任，应该如何照料，兄弟姐妹之间的不均和怨气（例如，与财产相关的决定），以及难以决定家庭成员所提供的照料的边界在哪里（Zarit & Heid, 2015）。对于多数家庭而言，做出将老人安置在养老院等辅助照顾机构的决定是极为艰难的。

　　珍妮特，35 岁，非裔美国人，前来寻求治疗是希望能够获得关于如何应对压力的帮助，她的母亲处于阿尔兹海默症的早期阶段，照顾母亲给她带来了很大的压力。珍妮特已经结婚，有一个年幼的女儿。她有一个姐姐，住在另外一个州。她的母亲现在住在一个公寓里，有一个室友，但是室友自己也有身体残障的问题。珍妮特的姐姐想将母亲送去看护机构，但是珍妮特认为让她生活在已经住了 30 年的家里是最重要的。现在，她面临一个两难选择，一方面了解母亲需要高水平的看护，一方面又想不清楚将她送去看护机构的利弊。她还产生过搬去更大的房子然后把母亲接来同住的想法。但是当她跟姐姐讨论这个想法时，她们有争执，姐姐突然就挂了电话。这些压力已经开始损害珍妮特的家庭和她的身体健康，她的医生告知她最近血压偏高。

　　在与如珍妮特般的来访者工作时，我们需要帮助她们思考各种选项（如，安置问题），同时识别她们的需求。在面对晚年生活中出现的疾病和残障时，一个能够有所帮助的比喻方式来自叙事治疗——将问题外化。面对疾病和残障，外化的意思是"为疾病寻找一个安身之所，并将它留在那里"（Reiss, Steinglass, & Howe, 1993）。与家庭展开这个讨论能够帮助家庭认识到这样一个现实，疾病和残障确实会永久性地改变一个人、一个家庭的生活。但是，老人及其照顾者依然可以对疾病所带来的影响有所作为。"将它留在那里"的意思是，疾病的影响并不一定要溢出到生活的各个领域。我们可以通过多种方式来保护自我快乐的源泉以及生命的意义感，例如做好思虑周全的计划，建立恰当的边界来留出放松时间等（Zarit & Heid, 2015）。当疾病所处的空间被确立，照顾者就能从中获益，因为她们有不用谈论疾病也不用从事照顾活动的时刻。而所谓确立空间则是意味着要为照顾者设置休息或短期休假，如果有可能的话，请他人代为照顾。我们推荐《给照顾者的冥想》（*Meditations for caregivers*）一书（Jacobs, 2016）。该书可以帮助照顾者寻找到照顾他人的希望和意义。

　　尽管关注照顾者的压力和倦怠确实十分关键，然而我们若是因此而忽视了爱和承诺，以及在面对疾病和残障时的韧性，那么这就是我们的失职。在照顾者的叙述中，我们会听到挫折、耗竭以及悲痛，但是我们也会听到喜悦和感恩。举个例子，我们也曾听成年子女以极为自豪的方式谈论对于年老父母的照顾。在最近一次访问日本时，我们听一位成年女儿讲述了她对于卧床不起的父亲的照顾经历。她说，尽管过程中遇到了各种困难，但是她将这个照顾的经历标注为"礼物"。她谈到，在父亲生命最后的阶段，她与父亲度过了一段珍贵的时光。

预期丧失

当治疗师试图更好地理解疾病以及照顾的经历时，预期丧失对于治疗师而言就是个很有用的概念。Rolland（1990）将预期丧失描述为一个较为宽泛的概念，将疾病过程中会遭遇的多种丧失压缩在这一概念中，其中的部分丧失在前面的章节中已有所描述。当家庭从得到最初诊断走向慢性阶段时，他们就会要应对已经降临了的或是在当下正在被体验的丧失，例如丧失正常的家庭生活。家庭成员也会预期到未来的丧失。预期丧失的体验就像是哀伤反应一样，会有情绪的波动，如否认、悲痛、渴望、内疚，以及其他的情绪如希望和接纳。

渐进性疾病，如阿尔兹海默症，所带来的丧失通常是模糊，不够清晰的（Boss，1999）。尽管依然活着，但是这个家庭成员们爱着记着的人却开始慢慢溜走。在通向死亡的缓慢进程中，起初，老人和他的家人或许都能意识到他的宿命。但是，慢慢地，老人开始无法识别周遭，包括无法识别爱着他的家人们。这个阶段，可能持续多年，会慢慢耗干家人的情感、体力和财力。此外，家庭成员可能会在识别和沟通这些丧失上存在困难。而作为家庭治疗师，尽管无法扭转疾病的进程和丧失的必然性，却可以帮助家庭面对来访者衰退过程中自然会出现的众多决策和转变。

临终

几乎没有什么榜样作为向导，家人最终都会被推到一个极具挑战的位置上，要面对临终护理以及做出艰难的决策（Qualls, 2000）。在《身为凡人》（*Being Mortal*）一书中，阿图尔·加万德描述了照顾者、家人以及医疗人员在面对无可避免的变化时，患者的愿望却总是被轻视或忽视了。老人的愿望会被忽视的原因之一在于功能的衰退让其越来越依赖于他人。加万德认为要了解一个人在生命尾声时内心的优先顺序的最佳方式是询问他们如下的问题：

- "你是怎么看你所患的疾病的？"
- "你的恐惧担忧是什么？"
- "剩下的时间越来越短，你想做的事情的优先顺序是怎样的？"

类似于"愿望清单"（Go Wish）的这类纸牌游戏可以帮助老人理清对于自己而言最重要的是什么。这个游戏可以帮助玩家找到精确的语言来谈论当生命因为严重疾病而被缩短时什么对他而言是最重要的。

家庭治疗师还有其他的方式来帮助临近生命尾声的来访者及其家人吗？尊严疗法（Dignity Therapy）是一种较新出现的有效干预方法（Chochinov et al., 2005）。尊严疗法邀请老人讲述自己的生命故事，帮助他们认识到身后能留下的东西。大概在四次会谈的过程中，治疗师会通过诸如这样的问题来获取信息，"能给我讲讲你的生命故事"以及"什么时候你觉得活得最有色彩"。最常讨论的话题包括自传式的信息、爱以及生活中学得的经验教训（Montross, Winters, & Irwin, 2011）。然后，会根据这些信息由治疗师的助手制作一个书面文档，通常会给到家人。尊严治疗并不是单纯简单地"说出你的故事"。相反，整个治疗过程能够让一个人重新评估过去的事情，并且有可能原谅自己或其他人。家人反馈这个书面文件能够给到很大的安慰（McClement et al., 2007）。

应对疾病和丧失的资源

在对老人及其家人的工作中，很重要的一部分是指引他们看到资源。表 8.1 列出了网上可以找到的一些具体资源，用于帮助老年人及其家人了解为了将疾病和丧失留在那里并且保护其他的意义和希望源泉不受侵害，他们自身需要做的调试。表 8.1 同时也列出了给治疗师的资源。鼓励家庭使用这些资源能够创造出一种主体感，老年人可以适应于必要的转变并且识别出在自己的人生中最为看重的是什么。

表 8.1　给来访者、照顾者和治疗师的资源

给治疗师的资源

《给予正在经历哀伤的人的支持》（*Supporting Someone Who Is Grieving*）
这个小册子能够帮助我们了解如何与正在经历哀伤的人接触和沟通。对于需要照顾正在经历哀伤的人的家人而言，这本册子也能够作为支持性的工具。

照顾者家庭治疗（CFT）
CFT 是一种治疗形式，其目的在于改善需要照顾家人的家庭的功能，并且制定问题解决的办法来减轻家庭的压力。

由 Sara Honn Qualls 和 Ashley Williams 所出的《照顾者家庭治疗：为家庭赋权来应对衰老带来的挑战》（*Caregiver Family Therapy: Empowering Families to Meet the Challenges of Aging*）
此书解释了 CFT 背后的概念，并且给出了临床案例来阐明治疗师如何照顾到需要照顾老人的家庭的需求。

愿望清单（Go Wish）
愿望清单纸牌游戏是一种干预手段，可以帮助人们思考如果生命因为严重的疾病而缩短，什么是其生命中最重要的东西。这个游戏可以单人、双人和多人进行。

对老年人循证有效的干预
这篇文章讨论了针对患有各类疾病以及正在经历生命尾声各种转变的老年人的不同治疗方法的有效性。相关的部分治疗方法包括团体治疗、回顾人生疗法以及现实定向疗法。

续表

临终关怀音乐治疗中心

这个机构提供了对于丧亲有效的音乐治疗，并且也提供继续教育的工作坊。

尊严治疗（Dignity Therapy）

来自于《芝加哥论坛报》的这篇文章阐述了面向老年人的尊严治疗，以及它如何为生命晚期阶段提供意义和目的。这篇文章讲述了一些从这一意义写作疗法上获益的患者的故事。

尊重选择（Respecting Choices）

尊重选择是一种得到国际认证、基于实证的预定照顾计划模式。

阿尔兹海默症协会（Alzheimer's Association）

这一项目是来访者、医生和照顾者可用的资源。阿尔兹海默症协会（AA）提供24小时的热线（1-800-272-3900）咨询。AA还利用多种方式为来访者提供照顾，包括使用支持性团体、线上留言板以及一种线上工具——阿尔兹海默症引航员（Alzheimer's Navigator），该工具会辅助个体管理他们的疾病。感兴趣的医生可以在AA的线上图书馆和网络上找到相关的咨询、信息和研究。最后，照顾者也可以在阿尔兹海默症和痴呆护理中心（Alzheimer's and Dementia Care Center）找到支持和相关信息。

给来访者的资源

国家老龄化研究所

该网站为老年人提供了有关多个健康主题的最新信息，包括抑郁以及医患沟通等。

晚年生活中的转变

该网站是由一个英国的基金会资助的，汇集了关于转向老年时人们的情绪健康相关的期刊文章，包括退休和身体日益虚弱等话题。

福利核查

这是对于来访者而言一个极好的资源，可以核查他们拥有哪些福利，例如医疗方面的、食物计划方面的，以及其他的。

积极老龄化通讯（The Positive Aging Newsletter）

这个网站，由陶斯研究院赞助，发布可读性较强的通讯稿，提供研究总结以及与积极老龄化相关的书籍。照顾者和患者都能从中获益。

续表

载老年人兜风（Cycling without Age）

这个项目的内容是年轻人用三轮车载老年人兜风，这样可以让即便是身体不便的老年人都能够感受到"风吹过发间"的感觉。这项运动源于丹麦，以一种环境友好的方式来链接不同代际的人，现在这项运动已经推广到了其他国家，包括美国的部分城市。

积极老龄化资源中心

这个网站提供的内容非常有帮助，它为老龄化社区提供了情感、身体、以及精神健康方面的实践技巧。主要内容都是针对患者的，有一个部分是针对照顾者的。

暴击年龄

这是卡罗尔·奥斯本博士的博客，上面有推荐读物、励志视频、以及给老年人的在线休养，其特别强调精神灵性和心理弹性。

体感游戏里的运动游戏

视频游戏现在已被作为老年人能够负担的、简单的运动方式。参与这些游戏能够改善平衡感、力量、行走和运动控制（参见 Kamel Boulos 2012 年发表在 Games for Health 期刊上的文章，这也是老年人一个潜在的资源）。

友谊线（the Friendship Line）

这是一个国家级的项目，既有 24 小时的热线（1-800-971-0016）为老年人提供资源，也会有家访和门诊式的心理治疗服务。友谊线项目对那些难以与所属社区保持联系、处于哀伤期、或是有自杀意念的人特别有帮助。志愿者们都接受过特殊的训练，可以与抑郁的老年人工作，建立友善的对话。

给照顾者和家庭的资源

老去的父母和常识：你及你父母的实践指南

照顾者可能正挣扎于家庭财务计划、居住条件、以及对于父母老化过程的理解中，这个在线的小册子能够给予很好的建议。关于如何进行健康相关的交流以及如何处理与老化相关的困难的冲突，这个册子也会给出一些窍门。

经历丧失之痛，并无正确与否

这个宣传手册阐述了什么是哀伤，如何经历哀伤，以及如何得知什么时候哀伤会终止。

续表

美国国家临终关怀和姑息治疗组织

该网页提供了一系列关于预立照顾计划、临终关怀、哀伤和丧失的资源，以及其他关于照顾所爱之人的资源。

家庭照顾者联盟

起源于加利福尼亚，该组织为照顾者提供教育，让她们了解自己所爱之人的需求。同时，也提供信息给照顾者，她们自己可以在哪里找到支持性团体。

照顾者行动网络

该组织为照顾者提供支持，方法包括教育、同辈支持以及分享她们故事的出口。

好伴侣协会

该协会通过地方分会和教育资源为伴侣照顾者提供情感支持。该项目是专门为正在照顾临终伴侣的照顾者设计的，能够帮助她们挺过众多的转变。

《照顾者的情感生存指南》（*The Emotional Survival Guide for Caregivers*，Barry J. Jacobs 著）

本书是由一名专注于咨询医疗患者和家庭的临床心理学家和家庭治疗师所著，对于正受困于角色转换和应对照料难题的照顾者而言，这是本极好的读物。

《应对所爱之人的逝去》（*Coping With the Death of a Loved One*）

这本在线书籍可以帮助照顾者了解哀伤的不同阶段，有助于哀伤过程的仪式，不同年龄和性别之间的差异，甚至包括在丧亲过程中可以完成的锻炼。

国家护理规划委员会所出的《照顾者手册》（*The Caregiver's Handbook*）

该手册为照顾者就一些常见问题提供了相关的信息，包括照顾他人、照顾照顾者本人以及法律 / 财务相关的事宜。

《照顾者手册：对你父母的照顾》（*The Caregiver's Handbook: Caring for Your Parents*）

这本手册提供的信息涉及照顾者如何与步入老年的父母开启最初的关于照料的对话。该手册为照顾者提供了有关财务、法律事务、健康管理、保险、住房、保持活力、以及照顾者自我照料等方面的资源。

续表

国家护理联盟（National Alliance for Caregiving）

该网站关注于改善照顾者生活质量的研究和倡导。它通过国家项目和就相关主题（如财务或军队家庭）的建议来为照顾者提供支持。医生也可以在该网站上找到与家庭照顾者工作的专业上的支持。

Caring.com

这个网站帮助照顾者识别被照顾者需要的支持和居住条件的类型。它会帮助区分辅助生活、独立生活、老人公寓以及居家养老，同时还能根据所在州确认当地的安置机构。关于某种居住条件的财务计算也有列出。此外，该网站也为照顾者提供支持团体和健康窍门。

这些资源不能作为治疗师对于关键因素（如某种特定疾病的独特特征以及需求）的知识储备的替代品，而应作为全面的、整合的治疗的补充。

哀伤中的家庭

基于死亡无法避免的信念，或是长期疾病最终的结果，年老的家庭成员的死亡多半在家人的预期之中。然而尽管如此，当死亡真正到来时是不可能没有压力、震惊以及剧烈的哀伤的（Brown, 1989）。除了失去一位挚爱的长者，家庭成员也失去了她们照顾者的角色，这可能带来巨大的空虚和令人心痛的内疚："如果我多做了些什么，会不会就能延长她的寿命？""我为什么没办法减轻他的痛苦？""为什么我会在她死后感到解脱？"家庭成员可能经历不同类型的哀伤（如，禁欲式的 vs. 情感表达式的），导致他们感到困惑甚至可能感到孤立。

从以往的观点上看，我们对于哀伤的理解主要强调了个体在经历哀伤时的阶段、时期以及任务。例如，Bowlby（1980）和 Parkes（1972）描述了一般性的哀伤过程，从混乱（如情感麻木，否认），到一个极端期（如寻找逝者的在天之灵，适应丧失），直至最终坚定或接受丧失（如说再见）。家庭治疗的文献则清楚地阐述了家庭需要经历的阶段，从而才能有效应对家庭成员的死亡：（1）分享对于死亡或丧失的认可——某人"走了"；（2）分享各种情绪的表达——允许多样性；（3）重组家庭系统来适应丧失——家庭继续行使功能的实际能力；（4）重新投入到没有挚爱之人的未来生活中——找到新的道路继续有意义的生活。

哀伤治疗在不断发展（Neimeyer & Holland, 2015）。早期的方法关注于对于不同阶段的心理教育，接受丧失，继续前进，而近期对于丧亲的治疗方法则强调对于人们哀伤方式的独特性和复杂性的理解，并且认识到有些丧失永远都没有终结的一天。当代的模型会避开"说再见"的目标，而是帮助来访者继续保持对于逝去的挚爱之人的记忆的联系。双过程模型（the dual process model, Stroebe & Shut, 2010）和丧亲的双轨道模型（the two tracks of bereavement model, Rubin, 1999）通过两个平行的渠道帮助来访者前进：（1）通过针对丧失的情绪加工过程（如重新讲述过世的整个过程，回顾照片，想象与逝者的对话，写信）来维系与逝者的关系，并以此为荣；（2）重新投入令人感到满意的生活（如与某些人和活动重新联系）。

基于叙事治疗的流派，以及他对于死亡终结生命而非关系的信念，White（1988）提出了"说你好"的比喻，以及一系列问题来帮助来访者重新定位她们与死者之间的关系：

- "如果现在你透过约翰的眼睛来看你自己，你会注意到自己的哪些点是你会欣赏的？"
- "约翰是怎么看待你的这些点的？"
- "如果你能够在一天天的生活中记住上面说的这些，你觉得这会带来哪些改变？"
- "如果你在日常生活中继续带着上面这些，这会给你和其他人的关系带来哪些改变？"

一旦来访者能够度过初始对于丧失的创伤阶段，运用上述问题可以帮助她们重建对于所爱之人的记忆，并且为这段关系感到高兴。

小　结

　　对于老年人及其家人的治疗需要耐心和灵活性。当你开始对老年人进行治疗时，我们鼓励你根据他的需求来调整你的工作。例如，治疗的速度可能要放慢。提供帮助记忆的材料，例如讲义和会谈总结。在评估阶段对年龄特异的应激源（如，慢性疾病和功能衰退，失去所爱之人）以及后期的支持来源进行解释，这很重要。对于缺乏可靠的交通工具以及有医学或身体残障的人而言，家访治疗或许是个有价值的选择。最重要，也与本书一直传递的信息相一致的是，要将你的老年来访者放在他的家庭系统下看待。家庭照顾者会是有效的信息来源，并且需要进一步进行评估的领域是要确保照顾者自身的需求有被理解和重视。

第九章

夫妻治疗

玛丽是一位 29 岁的高加索女性，去年刚从酒精成瘾中恢复。鲍勃是一位 32 岁的高加索男性，也正在接受酒精成瘾的康复治疗。鲍勃同时正在接受精神科医生的抗抑郁治疗，服用的药物是西酞普兰。玛丽曾通过保健组织见过两位个体治疗师，但是对他们都感到不太满意，原因在于玛丽觉得他们都不能够真正理解酒精成瘾"这个疾病"。

这对夫妇一起生活了 6 年。在此期间分分合合数次，最终在 1 年前结婚。鲍勃称，如今他在婚姻中感到越来越不开心，因此决定分手。玛丽对此表示"一想到没有他的生活就不能忍受"，并且希望能够维持婚姻关系。她报告"总是感到十分不安"，并不断怀疑自己。她对鲍勃表现出来的"矛盾信息"感到困惑，因为鲍勃在声称想要离婚的同时又对玛丽表现得十分友善和有兴趣。他邀请玛丽与自己一起做事情，也对玛丽表现出了性方面的需求。但同时他又告诉玛丽自己不再爱她了。他们会因为许多极小的事情争吵，但在重要的问题上好像反而能够进行讨论。尽管如此，许多矛盾仍未得到解决。

玛丽寻求夫妻治疗是为了"试试看，要不就找到解决问题的方法，要不就做个了结"。鲍勃不太愿意参与治疗，但是同意尝试参加一到两次会谈。他们曾经见过一位夫妻治疗师，但是并没有继续，因为玛丽感到治疗师站在鲍勃那边而没有了解真实的情况。

上述的案例呈现了一个复杂的症状与问题网络。个体方面的问题包括酒精成瘾、鲍勃的抑郁以及玛丽的不安全依恋反应。夫妻的问题包括对于是否继续维持婚姻关系的困惑、解决矛盾的能力不足，以及不良的沟通方式。这个案例由于之前不满意的求诊经历而变得更为复杂。治疗师该如何理解并治疗这对夫妇呢？

本章将会关注为维持二人之间的关系而寻求帮助的夫妻。我们将阐述新手（或许是所有）治疗师为了实施有效的夫妻治疗而应遵循的关键准则。之后，我们将会就夫妻治疗中的特殊话题进行阐释，并给出理解和处理这些问题的建议。

有效夫妻治疗的关键

哪些内容能够成就一位优秀的夫妻治疗师？在进行夫妻治疗的工作中，部分特定因素会导致治疗师难以开展治疗工作。对于这些内容有所了解，并且能够对此做出预测，能有效降低困难程度。在治疗工作中贯彻下述的关键方针能够显著增加夫妻治疗的成功率。

关键方针一：加入夫妻系统

优秀的夫妻治疗师必须具备掌控三者关系的能力。然而，处理三人关系却是横亘在新手治疗师面前的一大挑战。一位新实习生在评论自己的第一次夫妻治疗会谈时，这样说道，"我感到筋疲力尽，完全被夹在中间。每次当我试图听丈夫说话时，那个妻子总会打断并告诉我她的版本。我都不知道该怎么办。"治疗师简直就成了夫妻互动时情感和关系上的中转枢纽，因此治疗师提供有效的夫妻工作的基础就依赖于其处理三角关系或三人关系的能力。治疗师与夫妻联结的方式有几种，具体如图9.1所示。

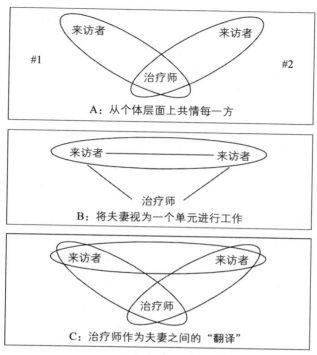

图 9.1　治疗性三角形

与每一方建立共情性联结

如第一幅图所示（图 9.1A），治疗师尝试与双方分别建立共情性联结。例如，治疗师可在首次会谈的开始询问"是什么使你们今天来到这里，你们希望我如何帮助你们"。针对这个问题，夫妻中某一方可能回答，"我在婚姻生活中感到不愉快，并且已经持续了很长一段时间。我不知道该怎么办。我尝试过各种办法但是似乎都没有效果。"治疗师可能会给予共情性的反馈，"所以，你对于当下的婚姻状况感到既悲伤又受挫，同时你又困惑于接下来该怎么办。"来访者回答，"是的，就是这样。"若治疗师在首次会谈时能与双方均建立关系，那么一般而言，双方均能感受到与治疗师的联结、对治疗师的信任，从而愿意继续接受治疗。如果在治疗的最初阶段没能与双方各自都建立起这种共情性联结，来访者往往就不会再来了。

同时，为了在对夫妻的共同工作中能够成功推进，创造出"共享的夫妻议程"对于治疗也很关键。

在采取个体化共情性联结的过程中，非常重要的一点是，它可能对三人关系产生影响。治疗师在与一方进行共情性联结时，另一方可能在短时间内感到"被排挤"。因此，未被照顾到的一方可能会打断另一方与治疗师的谈话过程以获取关注或"纠正"对方的说法。若是治疗师允许这种打扰一再发生，而没有掌控互动过程，那么他将受双方拉扯，像是两个球员之间的网球一样被来回击打。对于治疗师而言，主导这个互动过程才是明智之举，告诉夫妻中的每一个人都会有发言的机会，并且强调了解双方各自的想法对于治疗师来说非常重要。

不幸的是，新手治疗师们常常就被困在这个阶段了。他们知道怎么与一方建立联结，从某种意义上说就是跟双方各自开始一段个体治疗，但是却不知道如何推进到下一步。治疗师在会谈中仅仅做到了听取每个个体的说法，却不能掌控整个三方关系。其结果通常是夫妻间的紧张度升级，互动矛盾激化。在不了解如何掌控三方关系的情况下，治疗师甚至会建议分开会见夫妻双方。尽管这在有些时候是有效的，但是多数夫妻工作需要在双方都在场的情况下进行。分别会见夫妻通常有助于减轻治疗师的焦虑，却不能满足夫妻共同工作的需求。为使工作有效进行，治疗师必须能够流畅地转换到另一个位置上。

将夫妻视为一个单元进行工作

对夫妻进行工作的另一种方式是将焦点放在夫妻关系上而非个体上（图9.1B）。与上种方式中关注治疗师与来访者之间的个体关系不同，治疗师的作用是在夫妻之间建立新的协调的行为模式。多数传统的夫妻治疗，特别是那些含有心理教育或"技能训练"成分的治疗方法，都采用这种治疗性三角。技能和良性互动体验是建立和维持新的夫妻系统所必需的。

例如，一对夫妻因常就金钱和教养方式的问题争吵而前来治疗。治疗师发现了他们关系中一些优势所在，并决定用焦点解决的方法来开始治疗。治疗师开始探索他们何时"不会争吵"，并详细描述这类互动。她同时探索并"评定"他们的争吵何时对夫妻关系"不那么有破坏性"。她鼓励夫妻留意他们何时表现出了"不吵架"的行为以及"破坏性较为轻微"的吵架方式。在几周后，这对夫妻报告在关于金钱和教养方式问题上的争吵"不再那么频繁"了。他们同时发现，每周一起过"欢乐时光"能够为有关金钱的话题讨论设立更好的基调。在这个案例中，治疗师的焦点在于为来访者建立有关夫妻主诉问题的新的关系模式。个体的体验将不是治疗的焦点；治疗师是更为目标导向的，且将夫妻作为一个共同体进行工作。

当新手治疗师对夫妻进行工作或夫妻互动总处于矛盾激化的过程中，而治疗师又不确定该如何推进治疗时，治疗师可以通过重新提出治疗三角形的有力假设来打断上述不良过程。例如，"我们正在尝试进行的是发展新的关系模式，在这种模式中，双方各自的需求和关注都将得到尊重。让我们作为一个团队一起工作，而不是作为对手生活在一起。"另一种说法可以是"我们所有人都知道相爱容易相处难。从某种意义上来说，其实你们双方在这个问题上还没有'结婚'，而这是你们首次尝试寻找真正有用的解决办法"。

这类评论通常能够减轻夫妻间的紧张度，因为双方都希望能够让夫妻关系得以正常运转。如果上述陈述无法使他们平静下来，那么这意味着至少有一方已经在情感上离开这段关系并且已经放弃作为对方的伴侣了（Gottman & Notarius，2000）。此时提示着治疗师需要返回到之前讨论的与夫妻双方分别"共情"的位置上。在这类案例中，治疗师应更为关注脱离的那方，并且可能重新建立与其的关系。

治疗师作为夫妻之间的"翻译"

为了有效掌控夫妻治疗，治疗师所能采取的最后一种三角关系是作为一位翻译（图9.1C）。在这种关系中，治疗师的功能是理解双方的行为、知觉和体验对夫妻功能分别有什么影响。治疗师为夫妻引入新的理解对方的方式，通常是作为中介或进行重新赋义。例如，夫妻之间的争吵通常源于双方试图在新的关系中再现各自原生家庭的关系模式。他们都希望能够根据自己对文化和家庭的理解来处理事情。

治疗师需要时刻谨记于心的是夫妻正处于创建互相联系的"新系统"的过程中。部分结合了双方各自成长史和价值观的互动有助于创建该新系统。若没有这种新系统观，夫妻就会持续争吵。治疗师可以通过帮助夫妻双方更好地理解对方的家庭根源来促进新系统的建立。

成为夫妻之间"翻译"的基础是理解每个个体都在某些方面"有所不同"。这些不同要么成功促进形成一个健康的分化的系统，要么就是错误地形成一场权力的角逐，每个人都想赢取这场关系的控制权。治疗师不应偏向任何一边，而应促进基于夫妻共同体的关系模式，而非个体化的关系模式。治疗师要同时翻译并阐明双方怎样向关系中带入了不同的为人处事的方式。

例如，一对年轻夫妇因为互相抱怨对方花钱的方式而前来寻求帮助。一方来自结构化的家庭，花钱需经过仔细地计算；而另一方的家庭则允许所有成员随心所欲地花钱。双方都认为自己监管家庭预算的方式才是"正途"，因此指责对方过于紧张或不负责任。治疗师首先需要承认双方原生家庭在处理金钱方面各有长处和可能的局限。之后，治疗师可以为夫妻之间的战斗重新赋义："非常健康的——每一个人都有不同的专长，而这将有益于夫妻关系，因此双方都应被倾听。"接着，治疗师可以说出自己很想了解这对夫妻是否能够找到同时包含各自强项的方式，并且通过这么做来强化婚姻关系。通过这种方式，治疗师为夫妻进行治疗的方式是先翻译，后当中介。

关键方针二：建立治疗承诺

如果夫妻双方都仍然愿意维持婚姻关系，那么治疗就更有可能获得成功。然而不幸的是，夫妻治疗师经常需要面对的一项挑战就是夫妻中的一方甚至双方都对是否继续婚姻关系犹豫不定。通常的情况是，一方的态度是希望挽救婚姻，而另一方却对是否可以挽救持怀疑态度，并且在严肃地思考离开这段关系。安吉里卡因丈夫离开并宣称想要离婚而感到心烦意乱，从而前来寻求治疗。她的丈夫同意参与几次治疗，看一看是否有挽救他们婚姻的机会。她的希望是得到和解，因此她说，"为了让他回头，我可以做任何事"。显然，夫妻双方在动机和修复关系的愿望上的差异越大，要实现和解的挑战性就越高。

即使双方都对维持关系感到犹豫，治疗师也有可能与来访者建立治疗承诺。做到该点的一个途径是在初始阶段进行婚姻或关系质量评估。治疗师可与夫妻设定在有限的会谈次数内完成评估。治疗师可向来访者解释，进行评估是为了更好地理解夫妻关系为何不能良好运作。对于犹豫的一方，你可以向其说明，即使夫妻分居或是离婚，了解这部分的信息也是非常重要的，否则，个体很可能在未来的关系中犯同样的错误。对于想要维持关系的一方，你可以解释，理解关系为何如此困难，这能够促使其去思考可以如何修正关系。

将婚姻评估比作房屋测评能够引起多数夫妻的共鸣。就像房屋测评员之于潜在房屋购买者，你将会仔细地检查关系质量来确定关系中哪些成分需要修理以及哪些部分运作良好。在完成评估并向夫妻做出陈述后，夫妻每一方都可以决定他们是否想要为了挽回关系而为必要的改变进行投资。评估的目标是为夫妻提供对动力关系的内省，而非简单地罗列存在的各种问题。评估也需包含你在关系中观察到的正性方面。有时，新的内省能够为犹豫的那方带来关系仍可挽回的希望。

在完成婚姻评估后，你若是能够明确双方的目标并且将其设定为一种双赢的局面，那么你就能够建立起来访者对于治疗的承诺。双赢的局面意味着夫妻双方都能够从目标中获益，无论最终关系是结束了还是得以成功挽回。在某一婚姻治疗案例中，丈夫总是追着妻子想要获取更多的联结和亲密。然而，他的妻子却不胜其扰。他越追，她越跑。治疗师指出了这个动力关系，并建议如果他继续不断追着她，那么最终的可能是他把妻子追出婚姻之外。因此，治疗师鼓励这位丈夫审视自己的依赖性需求，这似乎是驱使他不断追逐的内在因素。这么做能够把他放入双赢的局面。对他的依赖性进行工作，能够帮助他减少追逐的行为，并且同时可能因为打断了夫妻间的恶性循环而挽救了他们的婚姻。然而，若是他的妻子最终决定离开，那么减少他的依赖性需求也能够减轻离婚给他带来的痛苦。同样地，妻子则被建议就她在亲密度方面的矛盾性进行探索，这种矛盾性在她之前的关系中也非常显著。解决这个问题能够帮助她在婚姻中感觉更好。若她还是决定离婚，那么解决这个问题仍对她有益，因为这能够帮助她在未来的关系中避免重复这种动力关系。

除了婚姻评估外，另一种干预手段是使用一种叫作"鉴别咨询"（discernment counseling）（Doberty, harris, & Wilde, 205）的方法。与婚姻评估一样，这种方法对于"有各自算盘"的夫妻特别有帮助。这类夫妻中的一方想要留在婚姻内（"趋近"）而另一方却在考虑结束婚姻（"疏远"）。鉴别咨询是一种高度结构化且目的明确的咨询体验，它为夫妻提供了得到治疗师专业帮助的路径，并由治疗师为夫妻建立安全的"搁置环境"，可以让他们想清楚婚姻接下来究竟该去往何方。具体来说，鉴别咨询帮助夫妻决定，他们是想继续维持现状逐步走向分居或离异，还是接受 3—6 个月的夫妻治疗，且在治疗期间不考虑离婚。鉴别咨询是一种简快的治疗方法，通常只有 1—5 次会谈。

与婚姻评估不同的是，在鉴别咨询中，多数工作都是与个体单独进行的。在最初的联合会谈后，每次 1.5—2 个小时的会谈时间会被分开用于各自的单独会谈，而在最后会有由咨询师主导的联合总结。对于"疏远"的一方，对话主要关注于做出良好的决策以及帮助其识别自己对于婚姻问题的贡献。对于"趋近"的一方，对话主要关注于帮助其理解伴侣的不满以及发展出拯救婚姻的策略。正如早期家庭治疗中"坩埚"的比喻（Napier & Whitaker, 1978），鉴别咨询师为双方所带来的"烫手问题"创造了搁置的地方。治疗师可以通过专门的训练来成为鉴别咨询师，也可以将来访夫妻转介到合适的鉴别咨询机构（参见 discernmentcounseling.com）。

在就承诺的问题进行工作时，重要的一点是，你需要将是否继续这段关系的最终决策权留给来访者。你要小心，不要促使犹豫的一方做出承诺，这么做可能会导致阻抗。相反，你也不能因为问题看起来很严重而告知个体离开这段关系。如果你感到这段关系是不健康的，那么你应该清晰地向来访者表达你的担忧，以及要让这段关系变得健康需要采取的步骤。

关键方针三：识别和改变恶性循环

根据我们的经验，夫妻治疗能否获得成功的有力预测因子之一是治疗师识别和改变夫妻不良互动模式的能力。此类互动模式通常以恶性循环的方式呈现，并且一而再再而三地出现，造成夫妻关系之间的冲突，磨灭了双方美好的部分。

例如，桑德拉和汤姆，都已四十多岁，为了挽救他们的婚姻而前来接受夫妻治疗。汤姆在前不久被发现与另一位女性有婚外情。这对夫妻报告每当他们试图谈论汤姆的婚外情问题时就会陷入激烈的冲突之中。看起来，他们胶着在该问题上而无法前进。在对关于婚外情问题的冲突进行探索后，治疗师发现这对夫妻陷入了恶性循环之中。在谈及该问题时，桑德拉所采取的方式是质问汤姆。她所提出的问题都是为了了解他为什么会出轨。然而，汤姆应对桑德拉提问的方式是退缩。当被问及为何如此反应时，汤姆称希望能让过去的事过去。他同时报告害怕自己的回答会使妻子更为不高兴或悲伤。反过来，桑德拉则将汤姆回避问题的行为视为对自己的不关心，或者甚至是对出轨对象的保护。正因如此，他的回避给桑德拉带来了更多的痛苦。然而，桑德拉越是痛苦，汤姆就越发肯定与她谈论这件事并不安全。打断这个恶性循环能够帮助这对夫妻重拾对婚姻关系的良好感受，并带领他们回到恢复之路上。

尽管存在多种形式的恶性循环，但是索要—退缩循环和过度功能—功能不足循环是最为常见的两种类型。在索要—退缩循环中，在对夫妻关系进行工作时，一方占据主导的位置。通常由女性担任这个角色，因为女性在社会化的过程中被塑造得比男性更为关心关系问题。索要—退缩循环的一个变式是追逐—逃离循环。在这两种循环中，都是由一方发起，而另一方则以后退的方式回应。

詹姆士和珍米的故事就是经典追逐—逃离循环的范例。珍米寻求与詹姆士的联结的方式是要求他坐下来陪自己看电视（她的请求是用一种受挫的语气讲出来的），但是当詹姆士没有用一种她觉得应该或是值得被对待的方式来回应时，她感到非常受伤。珍米表达自身受伤的感受的方式是变得愤怒，并且指责詹姆士是一个不懂得关心人的丈夫。詹姆士，已经对自己身为丈夫的角色心怀不安，面对珍米的指责他通常会以更为退缩作为回应。而这，必然，进一步激发了珍米的受伤感，再次激化了恶性循环。

另一类常见的模式是过度功能—功能不足的循环（Williams & Jimenez, 2012）。过度功能的一方在关系中承担着更多的责任，且通常会指责对方做得不够。而功能不足的一方，在多数案例中，通常很乐意让对方来承担责任，并且会强化对方应该在关系中补足自己所缺乏的主动性和责任性的部分。中断这个循环通常要求过度功能的一方后退，这可能会给他带来焦虑感（特别是由于功能不足的一方基本不会立即前进）。此外，你需要探索另一方功能不足的可能原因。只是单纯的因为他很高兴自己不需要承担责任，并且知道过度功能的那方会将事情做好？还是因为有其他问题需要解决？例如，缺乏技能或是缺乏信心都可能导致个体功能不足，此外也有可能是精神健康障碍的关系（如，注意缺陷/多动障碍，抑郁）。功能不足的一方或许会拒绝做过度功能的一方所要求的事情，除非可以自由地按照自己的想法来行事。

识别不良互动模式或恶性循环的能力是家庭治疗师所需具备的一项重要技能（参见第六章）。在许多案例中，你能够在会谈中直接观察到夫妻的动力关系，特别是当夫妻在讨论最近的冲突或问题时表现出不愉快的时候。当夫妻系统处于高水平焦虑时，夫妻较易陷入恶性循环之中。环形提问（参见第六章）通常能够揭示这些不良模式。例如，在上述的追逐—逃离的例子中，你可以询问詹姆士，在他开始退缩之前他的妻子首先做了什么。

部分家庭治疗的理论会同时从关系层面和个体层面来处理这些互动模式，例如情绪聚焦夫妻治疗（Johnson, 2004）。因此，重要的一点是，治疗师需要找到促使个体如何行为的潜在想法或感受，因为这些想法和感受会成为治疗师尝试改变恶性循环时的工作对象。举例来说，一位认知取向的治疗师可能会挑战个体为对方行为所赋予的潜在意义。治疗师可以帮助珍米看到，詹姆士回避的原因在于他对于自己能否成为一个好丈夫具有不安感，而不是因为缺乏对她的关心。情绪聚焦疗法的治疗师会鼓励双方表达自己的原始情绪和潜在的依恋需求，而这则能够改变动力关系（Johnson, 2014, 2015）。继续上述的例子，治疗师会鼓励珍米去表达，当詹姆士没有回应时，她感到怎样的受伤和不安。如果珍米能够表达出这些原始或脆弱的情绪，詹姆士或许就能够共情到她的感受和需求。无限循环（infinity cycle）可以作为一个有用的工作，让我们视觉化地看到双方各自的行为与其潜在情绪和依恋需求之间的联系（Brubacher & Lee, 2012）。

过去的关系或原生家庭的经验都会影响到个体现在如何回应他们的伴侣，从而形成新的敏感点（Christensen, Dimidjian, & Martell, 2015）。例如，丈夫的大嗓门可能触发了妻子关于儿童期情感和躯体虐待的记忆，导致她变得恐慌和退缩。治疗师必须确定在与夫妻共同工作时需要多少历史信息。在讨论中引入这些历史信息有时能够减轻夫妻间的防御反应，这正是减少互动过程中的直觉性行为反应的第一步。

治疗师常常会发现，当夫妻之间的互动序列被标定后，改变的进程就开始启动了。现在，恶性互动模式才是夫妻二人的敌人，而不再是对方。治疗师鼓励双方关注于各自可以做到哪些不同于以往的事来打断恶性循环。当夫妻开始用不同的方式来行为时，他们会发现积极的循环正在悄然发生。正如，当詹姆士开始更多回应珍米时，她肯定了他的努力。而这个肯定给予詹姆士信心，从而进一步降低了他想要退缩的愿望。

关键方针四：从责怪他人转向审视自己

前来接受治疗的夫妻常指责对方是造成婚姻或关系问题的一方。只要他们维持着这种指责模式，那么治疗将会一直受阻（并且令治疗师受挫）。因此，你需要将个体的关注点从对方身上转移到思考自己需要做出哪些改变之上。

这通常可以通过一些方法来达成。第一，需要确认这段关系中的问题是否在之前的关系中也出现过。这将是个体必须承认自己在问题的发生发展中扮演着重要角色的有力证据，因为类似的情况已在不同的关系中重复发生过多次。

第二，指出夫妻的恶性循环能够佐证双方对于动力关系分别有着怎样的贡献。看到自己这方在恶性循环中的贡献能够帮助个体将关注点从指责对方转移到反思自己的想法、感受或行为上。部分治疗师甚至会进一步将这个循环（而非对方）重释为夫妻的敌人。

第三，治疗师可提醒个体，他们不可能真正控制伴侣的所作所为。他们所能控制的只有自己。若有必要，你可以进一步强调，他们其实正在给予对方过多的控制权，来控制自己的喜怒。处于敌对期的夫妻可能并不喜欢这个观点，但仍需鼓励他们更多关注自己可以做到些什么，从而增强对于自身幸福感的控制权。

关键方针五：强化凝聚力和爱意

前来治疗的夫妻通常已让争吵侵蚀了他们的关系。作为应对争吵的方式，或是为了回避进一步的冲突，历经时日后夫妻开始远离对方。夫妻不再一起进行愉快的活动（例如，各自都关注在孩子身上），然而正因如此，夫妻会发现互相之间更易发生争吵。无论起因是什么，夫妻治疗的一个重要部分是增强夫妻之间的凝聚力或爱意。

建立凝聚力和爱意通常可通过布置家庭作业进行。让夫妻一起进行一些喜欢的活动或是出去约会都是极为有效的干预措施。帮助夫妻确认对对方的爱意并表现出更多表达爱意的行为也非常有益。成功完成这些家庭作业的夫妻报告，对他们关系有更高的满意度并且对未来更有希望。

关键方针六：确认并处理个体病理因素

正如你将会在下一章读到的，治疗师必须考虑心理疾病会如何影响个体和家庭。这对夫妻来说也是如此，易造成治疗的复杂化。因此，在进行夫妻工作时，检测单方或双方是否患有任何心理疾病或物质滥用问题非常重要，同时还需检测这些问题对于关系的影响程度。

在某些案例中，你会发现婚姻或关系中的问题，严重受到未被诊断的心理疾病的影响。例如，马克和伊芙因在 4 年的婚姻里所感受到的问题前来治疗。在初次会谈时，伊芙称她的丈夫总体来说是一个非常和蔼体贴的男人，但是一到足球赛季他就变成了"糟糕先生"。她还报告，除了看大量电视，他开始对任何事都不感兴趣。有趣的是，这对夫妻同时报告他们的关系在夏天的时候最好，而之后就会开始恶化。通过深入的评估，治疗师发现马克患有严重的季节性情感障碍，每到秋天的时候发作而在春天消退。

对于心理疾病是二人之间严重问题的夫妻，鼓励患病的个体（或在某些案例中是夫妻双方）接受针对疾病的恰当治疗或照看非常重要。若是心理疾病在过去未得到恰当地处理，那么对它进行有效的治疗能够显著改善夫妻关系。一对夫妻报告他们之间的争吵在丈夫开始服用治疗双相障碍的药物后下降了 50% ~ 70%。来访者应被鼓励去尽可能多地了解伴侣心理疾病的相关知识。此外，还需强调采取积极的自我照顾，因为与患有心理疾病的人一起生活是一件非常有压力的事情，特别是需要伴侣来承担照料责任的时候。

不良互动模式或恶性循环可围绕心理疾病或物质滥用而产生。研究发现，焦虑障碍易通过激化争吵、限制关系型行为或忽视非焦虑方的需求而对夫妻关系的稳定性和功能有不利影响（Snyder，Castellani & Whisman，2006）。根据 Baucom、Hahlweg 和 Kuschel（2003）的建议，实证支持能够有效缓解因焦虑障碍而造成的婚姻功能失调的方式，包括暴露技术、放松技术以及认知重建等。举例来说，夫妻可能因为某方过度饮酒或吸毒而整日争吵。争吵为酗酒或吸毒的这一方带来了更强的紧张感，而他为了减轻这种紧张感会更多地饮酒或吸食毒品。而这反过来会导致对方更加攻击他，在关系中进一步制造冲突。因此，你需要同时处理心理病理因素和关系动力因素。

病理因素和关系动力因素的双向影响关系导致对于婚姻或夫妻治疗可以如何帮助治疗心理疾病或物质滥用的关注不断增长。例如，婚姻治疗已被证明对于治疗身处不良关系的个体的抑郁症状有较强的疗效（Whisman & Beach，2015）。夫妻行为治疗也被发现能够有效治疗物质滥用（Fals-Stewart，Kashdan，O'Farrell & Birchler，2002）。此外，与采取关注个体的治疗相反，实施夫妻行为治疗能够带来增强整体婚姻满意度的额外收获（Gupta，Coyne & Beach，2003）。

关键方针七：管理情绪

情绪是夫妻工作中的重要元素。而情绪就像是水与火，既可以是建设性的也可以是破坏性的，完全依赖于当时的环境。强烈的情绪，例如愤怒和暴怒，会破坏夫妻之间的联结。相反，相互之间分享更多脆弱的情绪则能增强夫妻的亲密感和联结感。因此，夫妻工作通常都会包含帮助夫妻有效管理情绪。研究显示，夫妻治疗中的情绪管理是多种有效治疗模式的中心线（Whelton, 2004）。

夫妻治疗中最为困难的方面之一是夫妻之间的争吵可能升级，特别是在情绪失控的时候。夫妻可能将高强度的冲突带入治疗会谈之中，而这对新手治疗师来说是极具压力的。因此，进行夫妻治疗的一部分是帮助夫妻掌控他们的情绪，无论是在治疗会谈之中还是之外。

当在会谈过程中，夫妻之间的冲突变得非常激烈时，你必须自如地打断互动过程。很多时候，特别是当夫妻"被情绪淹没"或处于极度激动的状态时，需要你相当强势地让他们停止。你需要鼓励夫妻必须在冷静并找回自己后再开始讨论。在某些案例中，治疗师甚至需要将夫妻隔开，分别进行简短的单独会见，直至他们的情绪平复。

对于冲突易激化的夫妻，治疗师必须教会他们如何识别一方或双方已处在爆发边缘。当夫妻矛盾爆发后，他们倾向于陷入损坏关系的破坏性行为之中。Gottman（1999）曾观察到四个有力的离婚预测因子"四骑士"——会在夫妻被负性情绪淹没时侵害夫妻关系。第一个骑士是指责，处于爆发阶段的个体指责对方的人格或动机，而不是仅仅有针对性地抱怨对方的行为。蔑视，第二个骑士，出现在个体对伴侣直呼其名，讽刺挖苦，或做出其他传递出不尊重和厌恶的行为时。Gottman认为蔑视极其有损于关系。狡辩和筑墙则是另两个骑士。狡辩是指个体找借口或是反过来指责对方，而不是承担自己对于问题的责任。筑墙则是指一方对对方不做任何反应，试图让对方感到自己是在对着石壁说话。当夫妻间因四骑士而冲突激化时还可能引发家庭暴力，这也需要仔细测查。

一旦夫妻能够识别一方或双方的爆发临界点，那么某一方可以提出休战。在休战过程中，夫妻可以分开，直至双方在情绪和躯体上都冷静下来。提出休战的一方需承担重启对话的责任。否则，休战可能被不恰当地用作回避谈论重要话题的手段。

教授夫妻沟通技巧的行为取向疗法有助于避免冲突激化。例如，关系促进和预防项目（Prevention and Relationship Enhancement Program，PREP；Markman，Stanley & Blumberg，2010）会教授夫妻"发言人—倾听人"技术。在使用该技术时，夫妻一方作为发言人，而另一方则是倾听人的角色。在发言人有机会将自己想要表达的内容说完后，夫妻双方要互换角色。发言人需使用类似"我……"的句式来促进沟通，而倾听者则可使用积极的或反映式的倾听方式来确认自己是否正确理解和接受了对方的信息。

夫妻在表达出他们表面的愤怒之下隐藏的脆弱情感也需要治疗师的帮助。帮助夫妻去接触这些更为脆弱的情绪是情绪聚焦疗法（Johnson，2004，2015）和整合行为夫妻治疗（Christensen et al., 2015）的重要元素。这两种夫妻治疗的效果都已获得实证研究的支持。例如，情绪聚焦疗法强调区分初级情绪和次级情绪。初级情绪包括悲伤、恐惧和受伤。虽然愤怒在边界被冒犯的时候也可以是初级情绪，但是人们通常将其作为次级情绪来表达，用愤怒来隐藏其他更为脆弱的情绪。例如，许多个体在感到焦虑或是对方伤害到自己的感情时会变得非常愤怒。糟糕的是，多数个体在应对他人的愤怒时感到困难，只能以退缩或同样的愤怒作为反馈。相反，个体通常愿意抚慰悲伤、恐惧和受伤的人。因此，鼓励来访者表达出他们的初级情绪而非愤怒有助于引发对方的积极反应。向伴侣表达脆弱并获得对方的积极反应能够强化夫妻之间的联结。帮助来访者接触并表达自己的初级情绪往往能够在治疗中创造出有力的改变。

个体自身与情绪之间的关系也因人而异，且会影响亲密关系。Gottman 和 Gottman（2015）描述了两种常见的个体管理情绪的方式，被他们称为"元情绪"。情绪教练型个体重视情绪，并将其视为理解生活的有用指导。因此，他们会思考情绪的意义，并且发展出丰富的词汇来描述它们。相反，情绪摒弃型个体则不看重情绪，认为应该采取行动而不是思考自己的感受（如"接受现实继续生活"）。因此，他们通常回避感受自己的情绪，所以描述情绪的词汇量也极为有限。尽管多数情感摒弃型的个体对于压抑情绪非常在行，但是其中也有一部分情绪摒弃型的个体将自己视为过度情绪化的。这些"情绪失控"型个体将强烈的情绪视为危险的，无论是对自己还是对他人他们都不喜欢强烈情绪的出现。

两人之间元情绪的不匹配会造成夫妻之间的冲突。例如，情绪教练型的一方认为分享和谈论情绪经历是产生联结感的一种方式。然而，情绪摒弃型的伴侣却会忽视伴侣的情绪，甚至可能会不耐烦或指责对方。情绪摒弃型的伴侣本质上是拒绝了对方想要联结的请求，从而拉远了双方的距离或是导致冲突。想要为这类夫妻不匹配的元情绪之间架起桥梁，Gottman

夫妇建议你可以教夫妻如何直接明确地说出自己的情感请求和需求，如何问开放式的问题，以及如何说出能够表达出对对方所说有兴趣和共感的话语。

基于处理情绪在夫妻治疗中的重要性，治疗师需要先检查自己的元情绪类型。自己是情绪摒弃的还是情绪教练的？我们从原生家庭中获取的关于情绪的信息是什么？这些问题的答案会影响我们如何与夫妻进行工作。例如，情绪摒弃型的治疗师可能会不喜欢情绪聚焦疗法这类关注个体情感体验的治疗方法。

特殊话题

上文所述的关键方针能够作为你在帮助夫妻克服婚姻不适时遇到的挑战的指南针。然而，你还需要做好充分的准备来处理其他的特殊问题，例如出轨、性功能问题或是色情问题，这些都是在与夫妻工作时经常遇到的问题。而且，你需要对特定类型的夫妻在治疗中带来的独特需求保持敏感。在这一部分，我们将探索夫妻治疗师如何与这些容易遇到的特殊问题或人群进行工作。

家庭暴力

无论是在理论还是实践上，婚姻和家庭治疗直到最近才开始充分地关注家庭暴力。对所有夫妻均进行家庭暴力的评估非常重要。尽管家庭暴力频发，有潜在的致命性且有其代价，但多数家庭治疗师都没能发现家庭暴力的存在。此外，何为应对治疗家庭暴力的最佳方式仍存有争论。

正如在第四章中所讨论的，治疗师必须确定家庭暴力的类型，因为这对于治疗有重要的启示意义（Greene & Bogo，2002）。若暴力类型只在普通夫妻暴力（有时也被称为"情境性夫妻暴力"）的范畴，那么还有可能实施夫妻治疗。若开始夫妻治疗，那就必须取得停止暴力的承诺，这点极为重要。若双方均有躯体攻击的行为，那么双方必须都承诺停止这些行为。治疗师也必须鼓励个体对自己的行为负全责，并且认识到暴力不是健康关系的组成部分。当然，采取这种姿态会使治疗师与暴力方的结盟更为困难。与暴力方讨论如何停止暴力的一个方法是以他的利益为出发点。例如，治疗师可向来访者解释继续暴力会如何损害其与伴侣的关系，或是将自己置于进监狱的风口浪尖。

若你确定了进行联合治疗是安全的，那么治疗的初始焦点应在于减少暴力发生的风险及确保安全。鼓励夫妻在情绪激烈时采取暂停措施是重要的干预手段。教会个体如何自我安抚也很必要。推荐来访者参与愤怒管理项目有时也是对于夫妻治疗的有益补充。此外，谨慎的做法是，预先制订安全计划以防暴力事件再次发生。在治疗进行的过程中，你也需要不断再次评估是否有再次出现任何暴力的情况。若是在治疗过程中又发生暴力事件，那么你需要重新评估联合治疗是否适合这对夫妻。

若是暴力程度已达到家庭恐怖主义的范畴（有时也被称为"亲密关系恐怖主义"或"殴打"），夫妻或联合治疗肯定是不适宜的。此时的目标应是鼓励个体在进行夫妻工作之前寻求恰当的治疗。暴力方可以参与个体治疗或针对暴力伤人者的团体治疗。家庭暴力的受害者则应被鼓励去制订安全计划并寻求其他的支持或资源。将其转介至庇护所或法律援助机构也是必要的。

治疗师必须检查自己对于家庭暴力的想法和反应，特别是因为家庭暴力所涉及的情感强度极大，危险性高，同时治疗师自身的受害史也可能起到至关重要的影响作用。治疗师必须仔细地思考道德、法律和伦理问题，来确保自己能够做出专业处理。例如，当儿童目睹家庭暴力并造成对他的情感或躯体伤害时，治疗师在法律和伦理上都有义务进行儿童虐待的报告。当新手治疗师首次遇到此类困难（可悲的是，这在夫妻治疗中过于常见）时，必须保证自己能够获得紧密的督导。

处理出轨

　　婚外情被揭露通常会成为促成夫妻治疗的催化剂（Blow & Hartnett，2005）。然而，试图确定婚外情发生率的研究结果差异较大且不清晰，其比率在异性恋夫妻中为 15% ~ 65%（Blow & Hartnett，2005；Lawson，1989）。研究显示，女性与男性在参与和理解婚外情上有显著差异；女性较易陷入情感关系而男性更易陷于性关系之中，但两性之间的这种差异也正在逐渐改变（Brown，1991；Treas & Giesen，2000）。Gordon 等人提出了一种处理婚外情的治疗方法，得到了初步的实证研究支持（Gordon，Khaddouma, Baucom, & Snyder, 2015）。此外，拥有对于出轨的跨文化的理解能够帮助治疗师实施更为有效的治疗（Penn，Hernandez，& Bermudez，1997）。

　　另一种出轨的方式通过网络发生（Vossler, 2016）。这种出轨形式以网络活动为基础，并威胁到夫妻关系。其具体行为包括网络性爱、与线上潜在对象陷入情感关系、在网络聊天室与人调情以及秘密地寻找潜在性伴侣。处理这一问题的关键因素在于强调其背叛感（Hertlein & Piercy，2012）。一旦发现对方的不忠，多数来访者都会感到自己的信任被破坏，而信任感必须得到重建。对于背叛的体验极度具有主观性。出轨的一方通常会最小化这个问题，而另一方则会充分感受到威胁。

　　所有形式的出轨均包含两个显著的成分：（1）破坏了夫妻之间关于性和情感排他性的契约以及（2）隐秘性。未出轨方对于"情感"出轨的反应可能与对于"身体"出轨的反应同样强烈。治疗师必须了解夫妻之间的情感契约，并了解契约被打破的意义。治疗工作可能因为不知道婚外情的存在而受到阻碍。因此，部分治疗师会私下询问某方是否有婚外情。然而，这么做的风险在于治疗师可能会因帮助某方保守秘密而被纠缠于三角关系之中。多数治疗师认为长时间的隐瞒在临床上或伦理上都不是负责的行为。部分治疗师选择总是一起会见夫妻，同时向双方了解信息，包括电话上的谈话。治疗师应遵照他们的理论取向和专业或伦理的判断来采取行动。

若确定或暴露了出轨事件，通常需立即进行危机干预。安全性因素，例如自杀风险，需要得到评估，并在必要的情况下进行处理。部分夫妻会考虑在发现出轨后分居一段时间。因此，治疗师需要确定一些生活方面的实际问题，例如，在接下来的日子里，双方分别可以住在哪里，如何照顾孩子以及短期的经济问题。结构性分居（会在本章后面的部分讨论）是合理的对策。在此之后，需要对问题进行更为清晰的定义，并且决定是否需要启动个体或夫妻治疗。在婚外情仍在继续的情况下对夫妻关系进行工作并不合适。在达成夫妻治疗工作的承诺之前，必须对正纠结于婚内与婚外关系的一方进行个体治疗。

结束婚外情只是微妙的重建过程的第一步。夫妻将面对一系列其他的任务：他们必须找到重新建立信任的方式；检查婚外情发生的理由，包括双方各自的个体和关系性因素；处理婚外情所带来的负性情绪；找到从这次的事件中学习并让其过去（宽恕）的方式，以使双方都能够承诺于重新定义的关系（Gordon et al., 2015）。若是在出轨事件中涉及成瘾性成分，那么需要将其转诊至团体或十二步治疗项目，以帮助他完成康复过程。此外，孩子也可能知道婚外情事件，或是可能被出轨的家长要求向另一方保密，特别是在婚外情已持续了较长时间的情况下。对该问题也需要进行探索。

处理色情问题

夫妻治疗师难免会处理到色情问题是其冲突源的夫妻。网络为该领域问题的大量增长贡献颇多，因为网络为那些想要使用色情的人们提供了易获取性、可负担以及匿名性（Cooper, 1998; Griffiths, 2012）。

当出现色情问题时，重要的是评估伴侣双方对于使用色情资料所赋予的意义。部分使用色情资料的个体认为这一行为是正常的，而不将其视为问题。这些个体可能会不愿意处理该问题，甚至将其伴侣认为是有问题的那方。另一部分的个体则将色情视为违背了他们的价值观，或认为色情使用是过度或强迫性的。这些个体则更有动机检讨和改变他们的行为。

准确了解另一方对于伴侣色情资料使用具体的担心点是关键。他们是反对所有的色情资料，还是担心伴侣使用的具体内容和频率？有些个体并不完全反对使用色情资料，若是运用在夫妻关系内他们是持开放态度的。然而，会让这些个体感到不快的是，伴侣将色情资料用于夫妻关系外获取个人的性快感。部分个体认为伴侣使用色情资料就是一种形式的背叛，跟婚外情类似。

伴侣使用色情资料可能会引发一系列其他的恐惧或担忧（Maltz & Maltz, 2010）。有些人害怕的是，自己比不过色情资料上的那些男人或女人，所以导致自身在性方面的不安感或害羞。在一些案例中，伴侣会对对方花在色情资料上的时间和金钱感到不快。伴侣也可能受色情资料上的内容的干扰而对伴侣失去性兴趣或尊重（如恋物，对女性的暴力行为）。而这将激化恶性循环，由于夫妻之间的性亲密下降而导致其在色情资料上花更多的时间。伴侣也会担心如果孩子发现了这些色情资料会对孩子产生消极影响，甚至担心对方可能会性虐待孩子。

在处理色情资料问题的时候，一项隐含的挑战在于确认个体的色情问题是否到了需要治疗的程度。他的使用是正常的吗，还是已有证据表明是过度的，或是存在其他方面的问题？对于这些问题的回答需要你仔细检查色情资料使用的频率、内容以及功能。同时，个体是否在明知色情资料的使用会给关系内外带来消极影响的情况下仍然继续使用？在决策问题是否存在及其严重程度的过程中，会使过程变得更为复杂的一点是，治疗师自身对于色情的看法会影响到评估。例如，反对色情的治疗师更可能将个体的色情资料使用视为问题性的（Ayers & Haddock, 2009）。因此，对于治疗师而言重要的是，要先检查自己对于色情的价值观，并且注意这些看法会如何影响到治疗进程。

即使你最终的结论是伴侣某方的色情资料使用从个体层面而言并非问题性的，你依然需要留意，对于夫妻而言这可能仍是关系性问题。对于这种情况，你需要帮助夫妻协商出一个关于此行为的协议，并且是双方均同意的。夫妻需要对关系内部的许多事情进行协商（如要几个孩子，性别角色，家务活的划分），色情的使用也是其中之一。在此过程中，你可以帮助个体分享色情的使用对于各自而言意味着什么，包括价值观、信念、担忧或是形成各自观点的某些经历。例如，一位曾经历过性创伤的女性吐露她极为反对色情，因为她认为这是另一种形式的性剥削，与性虐待是一样的。希望夫妻能够协商出一个双方均能接受的共同意见，然而依然存在很大的可能这个问题会成为关系的破坏者。

如果个体的色情使用确实是有问题的，并且已经形成了一致意见需要停止它的使用，那么接下来有一系列不同的策略方法可供使用。Maltz 和 Maltz（2010）提出了治疗色情成瘾的六个基本步骤。第一，个体需要将自己的色情使用问题告诉某个人来打破"独自，隐秘和否认"的循环。第二，个体需要寻找针对该问题的某种治疗。有许多选项，包括个体咨询，夫妻治疗，或是团体治疗（如，12 步治疗法，或自我管理和恢复训练）。第三，个体需要创建一个没有色情资料的环境。这就需要把色情资料从家里移走，还包括采取措施保障未来不会再接触到，例如安装限制访问色情网站的电脑程序。第四，个体需要建立起来一个人际网络，是 24 小时都可以打电话寻求支持的。第五，学会照顾自己的情感和身体需求是恢复的重要一步，尤其是对使用色情来应对消极情绪的人而言。第六，个体需要检查并且改变自己对于性的态度。Maltz 和 Maltz 建议个体建立以亲密为基础的性导向，该导向强调与伴侣发展爱的联结，而不是仅仅关注于观看色情资料所带来的性满足。

当伴侣的一方受困于色情时，夫妻在重建他们的关系上经常需要帮助（Zitzman & Butler, 2005）。重建信任是此项工作的重要一环，鼓励开放的沟通有助于促进重建信任。然而，出于色情使用的羞耻感可能会成为坦诚沟通的阻碍。看到个体正在努力并且已经在色情问题的处理上取得了一些进步，这也能有助于重建信任。对色情使用问题背后的成瘾动力进行教育也能够使伴侣获益。这或许能够帮到伴侣对成瘾的一方有更多的悲悯和支持，特别是当伴侣能够将问题和人分开，并且避免个体化该问题时（如，"他看色情图片肯定是因为他觉得我不够具有性吸引力"）。伴侣还需要确信，他们可以成功修通该问题，并且甚至通过习得新的技能获得新的领悟而成为一对更强大的夫妻。

性障碍

作为督导，我们发现新手治疗师常忽视来访者的性关系。新手治疗师常假设若夫妻没有提到性方面的问题，那么他们的性关系就应该是良好的。然而，做这样的假设是错误的。许多夫妻因性方面的问题而寻求治疗，但是会因感到尴尬或不舒服而难以主动提出，而是等待你来询问这方面的情况。当你对夫妻的性关系进行评估时，比较好的起始问题是"（主诉问题）对你们的性关系有着怎样的影响？"在进行评估时，你显得越是自如，夫妻就越容易讲述出他们问题中的细节（Weeks, Odell, & Methven, 2005）。

若性问题成为你评估的焦点，那么你需要采集夫妻的性历史。在理想的情况下，最佳的方式是与夫妻一起分别对双方的性历史进行探索。性问题开始出现的时间和内容都需要得到探索来澄清导致问题产生的因素。例如，一位男性称对妻子的性欲非常少，那么重要的一点是了解这是原发问题（过去一直没有性欲）还是继发问题（过去有过阳性性欲史）。此外，来访者是能在某些情境下体验到性欲望（如手淫），还是完全无性欲望？当然，治疗师也需了解双方是否已进行过医学检查，以排除或澄清任何生理病因。核查来访者是否在服用酒精、毒品或可能影响性功能的处方药也非常重要。在评估和治疗时，建立有关于性的家谱图（Belous, Timm, Chee, & Whitehead, 2012; Hof & Berman, 1986）也有助于了解双方原生家庭对于性的信念、行为和模式。

一旦你完成了对于夫妻关系的评估，你会对他们性问题的严重性有所了解。对于多数夫妻，他们的性问题常与其他关系性问题混合发生，例如承诺、沟通和冲突管理。对于这些夫妻，改善夫妻关系就能够带来性生活的改善。然而，对于部分夫妻而言，他们的性障碍需要获得特殊的关注和治疗。由于性治疗是进阶的治疗技术，你需要判断它是否还在你能够胜任的范围之内。若已超出，那么你可以将来访者转诊至获得性教育、咨询和治疗协会认证的治疗师处。然而你至少需要对性解剖和生理学有基本的了解，这些内容可以通过有关人类性学简介课程和多数家庭治疗培训项目获得。

结构化分居

治疗师应当熟悉如何实施结构化分居。当然，结构化分居可以用于显然已走向结束婚姻关系的夫妻。相比无序和未预期的分居，有计划的分居较少带来破坏性（Ahrons，1994）。然而，结构化分居也可以作为一种可能的夫妻治疗干预手段。对于高度冲突的夫妻，需要有打断重复性消极互动循环的冷静期，此时结构化分居就能有所助益。部分伴侣将任何形式的分居都视为"婚姻的终结"，而难以相信某些有结构的分居能够有用。建立清晰的边界并协商再次接触的时间有助于减轻他们的焦虑。

在进行结构化分居时，有关于探视、电话接触、约会、尽父母之责、经济和家务责任以及治疗等内容的预期需要予以讨论。具体明确接触的频率和谁应承担发起接触的责任也是必要的。将其作为一种干预手段时，Granvold（1983）建议结构化分居最初应设定为6周，然而重新评估，如果需要再予以延长。

在与分居的夫妻进行工作时有必要对冲突的类型和严重性进行评估。如果冲突严重且混乱，那么需要对夫妻的接触进行限制，并且指示双方不要试图在治疗外的时间去解决问题，至少在初始阶段不要。如果他们的矛盾冲突较小，且能够在较为和谐的氛围下相处，而不会很快升级到难以收场的地步，那么他们可以逐渐增加相处的时间。伴侣需要坚守分居协议的相关规定，然后逐步重新建立对对方的信任。如果边界被侵犯，那么这份信任会变得难以建立。因此，规定和边界对于双方都应是公平且现实的。

Nichols（1988）提出了正在决定是否要离婚的夫妻面对的三项任务，而相同的任务在对结构化分居的夫妻进行工作时也是合适的：

1. 接受分居或离婚的现实（无论是谁以及如何做出的这个决定）。
2. 应对初始的情绪或心理反应。
3. 在实施初始计划时表现出深思熟虑后的行为。

治疗师可以帮助夫妻协调分居并完成 Nichols 所提出的各项任务。

典型的情况是，一方提出分居，而另一方则希望继续在一起并"将事情解决"。长期分居的前奏可以是一方出去旅行或者甚至是设置时间表避免见面。然而，若单方固执地坚持分居，那么治疗师可以成为有帮助的中间人。治疗师必须对每一方所关心的问题都保持敏感，并且避免与某一方发展出结盟关系。

离婚治疗

对于有些夫妻，结构化分居是离婚的序曲。离婚的决定会促使多数夫妻结束夫妻治疗，因为他们将婚姻治疗视为维持婚姻的方式，而不是为了结束婚姻。然而，也有一些夫妻会在离婚过程中或离婚之后寻求帮助。此类夫妻中的绝大多数都是为了能够在离婚后维持或发展出有效的共同养育孩子的关系。

离婚不意味着双方之间的冲突就此终止。离婚治疗能够有所帮助的其中一个理由就是在于减少双方之间的冲突。夫妻治疗中使用的多数策略都可同样被应用于离婚治疗中（Lebow, 2015）。例如，通过学习结构化的沟通技巧，如倾听者 – 讲述者技术，多数夫妻都能从中获益（Markman et al., 2010）。离婚治疗还能有所帮助的另外一点在于能够改变个体对于对方所持的态度。高度冲突的夫妻也需要学习管理愤怒以及如何从升级的互动中退出的策略。更具有心理学头脑的夫妻则会去探索婚姻失败的原因，抚慰过去的伤痛，获得新的领悟，从而在未来的关系中不会重蹈覆辙。

离婚治疗还需要解决的是夫妻之间的冲突和离婚的决定如何影响到孩子。父母需要了解，孩子会将父母的离异归咎于自己，或是担心没有抚养权的那一方父母将不再爱自己。减少孩子暴露在夫妻争吵之中也是重要的。夫妻也需要避免三角化孩子，包括在孩子面前说另一方的坏话，给孩子带来忠诚感上的冲突。

离婚是一个情感和法律上的双重过程。理想的状态是，夫妻能够就离婚相关的事宜达成一致，包括财产分割、资产配置以及孩子抚养权的分担。离婚中介被证明能够有效帮助夫妻达成一致，而不至于上诉法庭。因此，应鼓励正在离婚的夫妻使用这种方式来达成双方的一致。不幸的是，部分夫妻无法达成一致，而必须诉诸法庭来对重要的事物进行判定，如孩子的抚养权。离婚过程中涉及法庭或攻击性强的律师会使整个过程变得紧张，也会使治疗过程更为复杂。

婚前咨询

相比于因为离婚而寻求帮助的夫妻，治疗师更少遇到订婚夫妇寻求婚前咨询。你需要评估夫妻寻求婚前咨询的原因，这会影响你工作的方向。部分伴侣寻求治疗是因为他们的关系正处于痛苦之中，甚至于威胁到伴侣结婚的计划。对于这些伴侣，治疗方向接近于其他处于痛苦之中的已婚夫妻。另一些伴侣是自发的寻求婚前咨询，其目的在于学习新的技能和思考，为未来婚姻的成功赢得最大的可能性，当下并不存在严重的问题。第三类则是被要求前来接受婚前咨询的夫妻。此类夫妻通常出于宗教婚姻，而被做礼拜的地方要求做好步入婚姻的准备。对于后两类夫妻，工作主要聚焦于预防，而不是治疗婚姻不适。而本节我们更多关注的是做预防工作的夫妻。

婚前准备的一种常见方法是填写婚前问卷。问卷内的问题涉及会影响未来婚姻成功与否的一些话题，例如沟通、冲突解决、财务管理、性、大

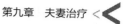

家庭、人格以及其他领域。这些问卷的价值在于帮助伴侣揭示对于关系隐匿的期待。婚前问卷可用于帮助伴侣探索和讨论他们的关系，但不能用于测试双方是否应该结婚。

最为常用的三个婚前问卷是 FOCCUS（Williams, 2016; www.foccusinc.com），PREPARE（Olson & Olson, 2016; www.prepare-enrich.com），以及 RELATE（Loyer-Carlson, 2016; www.relateinstitute.com）。三份问卷都已得到研究和临床实践的评估和支持（Larson, Newell, Topham, & Nichols, 2002）。FOCCUS 和 PREPARE 需要受过专业训练的施测者来实施，并为夫妻解释结果。然而，RELATE 则不需要施测者。夫妻可以自行在网上填写，并直接生成结果报告。假如你预期自己会跟大量的婚前伴侣工作，那么你可以接受 FOCCUS 和 PREPARE 的训练，这样你的名字就会出现在受训施测者的名单上。然而，如果你做婚前咨询的频率并不高，那么最为经济有效的方式是让夫妻自行填写 RELATE，并与你讨论测量的结果。

问卷会为你和夫妻提供大量关于关系的信息。在查看测量结果时，你需要有选择性地决定哪些问题要拿出来讨论，特别是可用于查看测量结果的会谈次数有限的情况下。分析结果时重要的一点是，除了可以继续成长的领域外，你也需要强调夫妻的优势所在。还需要向夫妻确认所有的夫妻都存在可以继续成长和改进的地方。对于如何改善这些成长领域，你也可以为夫妻提供一些最初的引导。有时，问卷中揭示的某些问题或担忧需要在治疗中进一步深入探究。你也需要对问卷中立红旗的严重问题予以特别的注意，例如关系内的攻击、精神疾病或是物质滥用。为了确定这些问题是否严重到需要特别处理则需要进行进一步的评估。

与婚前伴侣工作的另一种常见方法是教授他们有效的沟通和冲突解决技巧。已有多个项目被发展出来用于教授夫妻这些技巧。其中获得较强实证支持的三个项目是关系强化项目（Relationship Enhancement, Scuka, 2016），夫妻沟通（Couple Communication, Miller & Sherrard, 1999）以及 PREP（Tonelli, Pregulman, & Markman, 2016）。PREP 涉及的内容最为全面，因为除了沟通和冲突解决技能之外它还探索了夫妻关系里的其他元素（性、友情、价值观）。同时，在长程追踪的效果上，PREP 的实证支持也是最强的。需要进行婚前咨询的治疗师可以通过学习这些项目或其他的项目来为夫妻提供相关领域的技能。

除教授夫妻沟通和冲突解决技能之外，你还可以为夫妻提供关于婚姻其他领域的心理教育。例如，夫妻可以学习五种爱的语言（Chapman, 2015），并从中获益。伴侣可以学会运用不同的方式来表达爱意。你可以帮助伴侣识别双方各自偏爱的语言，并鼓励用对方偏好的爱的语言来表达。PREP（Markman et al., 2010）还强调夫妻保持对夫妻关系坚定承诺的重要性，并对可能弱化或强化夫妻承诺的因素进行讨论。例如，PREP 项目建议夫妻将伴侣关系放在首要位置，并且持续做那些最初让他们认定彼此的事情。

部分婚前咨询师会使用多种方法来测量伴侣各自的人格或气质（如，大五人格，或泰勒-约翰逊气质分析）。这是一个可以探索很多的领域，特别是当人格上的差异可能给伴侣带来相互之间的不理解或冲突时。学会接纳这些差异对于伴侣未来婚姻的成果至关重要（Christensen et al., 2015; Gottman & Gottman, 2015）。

探索伴侣的原生家庭如何影响当下的关系也能有所帮助。例如，各自进行家谱图的探索或许能够揭示跨代际的主题、模式、或期待，而这些会影响着伴侣之间的动力关系。上文中提到的婚前问卷也含有探索原生家庭的相关问题。

有些夫妻会带着文化和宗教上的显著差异前来接受婚前咨询。这些差异带来的潜在影响，正面和负面的，都需要进行探索。例如，基于各自的文化或宗教社会化的过程，伴侣双方对于性别角色可能有着不同的期待。此外，文化或宗教差异也会影响夫妻与大家庭之间的关系。如，缺乏来自大家庭的接纳的个体可能会选择与宗教或种族外的人结婚。

同性恋伴侣

本章中的多数内容适用于任何伴侣。然而，在与同性恋伴侣进行工作时，还是有一些不同之处需要注意。尽管同性伴侣可能出于与其他所有伴侣相同的原因前来寻求治疗，但是治疗师仍应留意同性伴侣常遇到的特殊的问题，例如少数群体压力、关系模糊性以及缺乏社会支持（Green & Mitchell, 2015）。

第一方面，你需要考虑同性恋伴侣因文化中的偏见、歧视和边缘化而承受的压力。尽管大众对于女同性恋、男同性恋、双性恋以及跨性别者（LGBT）的接纳程度正在不断提升，但是社会上仍有很大一部分对同性恋持有负面观点，并认为同性的关系是错误的。部分跨性别个体会因自己的性取向而遭受憎恶攻击和言语侮辱（Herek, 2008）。有一部分人是能够忍受跨性别个体，但是并不是真正接纳他们。这会致使跨性别个体感到被无视或边缘化。而且一直以来跨性别个体还承受着各种形式的歧视。例如，直到最近，多数同性伴侣才能够合法结婚。尽管已经在这方面取得了长足的进步，但是跨性别个体仍在工作和居住上容易遭到歧视。

跨性别个体可能会将社会对其性取向的负面观点内化。外在的偏见和歧视，加上内化了负面观点，就会导致少数群体压力。少数群体压力会给同性伴侣带来多种形式的问题，包括产生对于同性关系承诺的犹豫，或是将在外界遭受偏见和歧视时产生的挫败感转嫁到伴侣身上。对于受困于少数群体压力的伴侣而言，增强其自我接纳是关键所在。

第二方面的考虑是关系模糊性，这有时会存在于同性恋关系中。"出柜"的程度会影响伴侣公开表达对对方的承诺的能力。在明确伴侣身份认同上的另一项挑战在于缺乏关系角色的示范。几乎所有同性恋都成长于以异性恋为主导的家庭中，因此他们很少有机会模仿学习该如何定义同性关系中的角色和责任。在帮助同性恋伴侣明确自己作为伴侣的身份认同上，你可以起到很大的帮助作用。

第三方面的考虑是检查同性伴侣的社会支持程度。例如，当伴侣试图确认并且诚实表达自己对于关系的承诺时，原生家庭或许会回避、疏离、忽视、甚至攻击同性伴侣，这会导致同性伴侣被大家庭所孤立。最终，部分同性伴侣建立了一个"经过选择的家庭"，是基于友谊关系而非血缘关系。帮助建立一个富有黏性的社会支持系统对于部分前来治疗的同性伴侣极为重要。

Green 和 Mitchell（2015）认为治疗师个人对于同性关系中的爱、亲密以及性行为的自在度是帮助同性伴侣最重要的先决条件。个人自在度指的是治疗师对同性文化的认可，共情性地倾听同性伴侣经历的能力以及愿意与同性伴侣谈论他们带入治疗的所有话题，包括性方面的问题。对同性伴侣的治疗与对跨文化来访者的治疗很相似：要求对差异的尊重和对新事物的开放。

下面的案例呈现了对女同性恋伴侣的治疗，与其他家庭治疗相同，需要关注个体、互动、代际和社会系统。

苏珊和布伦达，都将近30岁，已同居超过2年。她们主诉的问题包括持续的争吵，经常发生冲突以及缺乏亲密感。她们称几乎每件事都可以引发两人之间的争吵，从家务责任到金钱、性以及如何度过空闲时间。双方都报告对关系非常不满意。两人之间的争吵已经造成了好几次分居，一分居布伦达就搬去与母亲同住。尽管双方都报告没有发生过躯体虐待，但是曾出现过躯体伤害的威胁，布伦达报告害怕苏珊。

二人之间的争吵带来大量的情绪反应，包括愤怒、恐惧和暴怒。苏珊称布伦达对于二人关系的承诺不够，因为她都不愿意进行针对关系的讨论，并且她回避接触和亲密。布伦达则感到被苏珊威胁、欺侮、挑剔和恐吓。她认为苏珊对于自己所做的任何事都感到不高兴，并且感到自己不够好，不能满足苏珊的高要求。她们确实也报告了相处较好并且喜欢互相的陪伴的阶段，而那时她们都将事情维持在表面程度。

苏珊有全职工作，是一位小学教师。这份工作需要苏珊投入许多精力，苏珊也非常喜欢这份工作。她说自己"成天为他人奉献自己"，有时希望回到家时能有人为自己做些事。她来自一个有着三个孩子的家庭，她与弟弟和妹妹的关系并不特别紧密。她描述自己的母亲"很好，富有爱心，温暖"。她的父亲曾对她有躯体和言语虐待。她说自己"仍恨他"，并且很担心自己在生气的时候会变成他那样。

布伦达有一份兼职工作，是图书馆管理员。她是独生女，并且大部分时间是与她体弱的祖母一起度过的。她有过抑郁发作史，并正在接受抗抑郁药的治疗。在伴侣治疗期间，她的抑郁症状加深，她感到疲惫不堪，因为她认为自己无法在两人关系中维持正常功能。她被转介去接受个体治疗，该治疗被证明非常有帮助。布伦达感到在与苏珊的关系中很不安全。她报告曾因苏珊要求结婚而感到有压力。

苏珊和布伦达都因彼此而感到挫败。她们之间有大量的指责和对自己感受的保护。她们均称自己对两人的关系非常忠诚，但就是无法处理矛盾冲突。苏珊在同性恋社团中非常活跃，并且青少年期就已完全出柜。布伦达则只对部分亲密朋友坦白了同性恋取向，但对原生家庭以及在工作中仍保密，这使苏珊感到十分挫败。

对出柜的看法进行讨论可以使这对伴侣获益。同时，检查她们双方各自对家人、朋友和工作同事的出柜程度也能有所帮助。另一个治疗所关注的领域则是明确关系中的角色和期待。治疗师需要保持对于双方差异的敏感性，帮助缓和差异。针对这对伴侣的治疗需要关注于如何更为有效地处理冲突，包括打断她们的负性互动循环。为了对她们的冲突类型进行评估以及建立容纳和处理冲突的方式，个人和家庭史的采集也是非常有价值的。

夫妻治疗何时可能无效

夫妻治疗并非永远都是合适之选。尽管治疗师在如何决定是否进行夫妻治疗上各有不同，但是一些指标提示着不宜进行联合会谈的情况。一个指标是夫妻某方有个体的病理因素。例如，严重的抑郁、精神病性想法、过度的酒精或药物使用以及夫妻间的暴力，都可能成为不适宜进行夫妻治疗的潜在示警信号。评估当下的问题是否能够从联合治疗中获益的一个途径是检查治疗师和个体或系统之间是否能够建立联结或形成治疗关系。若治疗师无法为夫妻互动设置一些指导；若伴侣中的一方前来治疗时喝醉了或是处于吸毒后的亢奋状态；若个体的情绪对会谈产生严重影响以至于无法实施任何干预，那么治疗师将夫妻分开是明智之选。可以考虑在开始联合治疗之前将一方或双方转介至其他治疗中。

在进行夫妻治疗的同时使用个体治疗或让某一方参与小组治疗也是明智的选择。对于复杂的案例，同时进行个体和系统水平的工作将大有裨益。当然，最为主要的局限就在于经济和可用的治疗性资源。优先向来访者阐述治疗计划，使其了解治疗将在不同的系统水平（生理、个体、关系和文化）上进行工作，将使夫妻更愿意参与到艰苦的治疗工作之中。当你感到对某对夫妻的工作受阻时，对评估信息和治疗计划等内容进行回顾非常重要。

小 结

对于新手治疗师而言，夫妻治疗具有不少挑战性。维持双方之间的平衡关系，在夫妻对双方关系有不同目标的情况下建立对于治疗的承诺，明确夫妻的循环模式，以及处理夫妻的情绪，都是对夫妻进行有效治疗时所要完成的任务。家庭暴力和出轨问题也是进行夫妻治疗时所需面对的挑战，这些在某些案例中，甚至会成为夫妻工作的禁忌。然而，夫妻治疗也会带来许多获益。由于绝大多数人认为拥有相爱而满意的亲密关系极为重要，因此帮助夫妻达成这个目标特别令人高兴。

第十章

有精神疾病患者的家庭

　　"我确信没有什么是我们所不能治愈的。"这是本书其中一位作者从一位高级治疗师那里听到的一句评论。这句评论发表于 20 世纪 80 年代，当时这位高级治疗师刚参加完一个时兴的培训项目。在那时，作者还是一个缺乏经验的实习治疗师。尽管如此，她还是非常质疑"治愈"的可能性，特别是来访者面对的是一些严重而长期的困扰时。

　　多年后，我们已经认识到，无论我们如何使出浑身解数，某些精神疾病仍是难以治疗的，它们是长期性的，其症状随着生命周期起起伏伏。有某位成员患有心理疾病的家庭可能在经过多年的痛苦挣扎后才会出现在你治疗室的门口。疾病可能已将家庭的资源和个人的认同感消耗殆尽。尽管如此，家庭治疗师仍可以为这些负担过重的家庭提供许多帮助。无论具体的诊断是什么，有一些普遍因素会对有精神疾患的家庭产生影响。孤独感、贫困、缺乏社会支持以及不断增长的压力性生活事件会使得病患或家庭的境况更加窘迫。家庭不和，包括经常性的争吵、冲突以及过度干涉，都可能伤害来访者。相反，强烈的家庭认同感、亲密感以及分享共同的价值观和信念体系能够强化和保护家庭。在将关系质量时刻谨记于心的同时，家庭治疗师在与有心理疾患的家庭一起工作时还必须了解对个体的评估和诊断。不断增长的研究已显示，环境性因素，如家庭和谐或家庭压力，能够对个体精神疾病的恶化或改善产生影响。

个体和家庭的概念

在过去的 50 年里，临床心理学领域在对于精神障碍的描述和有效治疗方法的发展方面已经取得了显著的成果。美国心理健康研究所资助了多项重要研究，对影响数百万人的心理障碍进行了探讨，并且在如何对心理病理进行概念化方面提出了重要的改革建议。不同于《精神疾病诊断和统计手册》（DSM），美国心理健康研究所的领导小组提出了用维度取向的方式来对从正常到异常的全方位心理过程进行研究。研究领域标准（the Research Domain Criteria, RDoC）包含了生物学来源、发展轨迹以及环境影响（National Institute of Mental Health, 2016）。此项改革的指导思想在于基本假设的改变。历史上，DSM 系统以及我们对于精神疾病的理解都依赖于临床访谈时患者的描述（症状）以及我们的观察（体征）。近期不断增长的研究则让治疗师意识到等到患者的症状和体征出现时再进行治疗已经为时过晚。神经科学和基因学方面的研究进展可用于帮助解释部分精神疾病的生物学根源。

若某人患有结肠癌，医生就会确诊该疾病并且在其扩散前进行治疗。与之类似，精神疾病的新模型关注疾病预防，或是在疾病发作前进行早期识别。对于精神疾病是发展性障碍的认识能够引发新的工作方向，即预防疾病而非仅仅是治疗，因为精神疾病易转变为慢性疾病（Insel, 2014）。此外，许多精神障碍属于会随着生命周期发生改变的大脑障碍（Insel & Quirion, 2005）。此外，它们还属于基因疾病，但也会受到环境的影响（表观遗传）。精神疾病的发作和病程都会受到环境的强烈影响。这些环境影响最终会改变基因，所以当代的心理健康研究者称之为"表观遗传"——父母所处环境带来的基因的改变传递给了下一代。

由于多数精神障碍发病于儿童期和成年早期，因此认识到家庭影响的重要性永远不过分。早在很多年前，家庭治疗师就已知晓家庭内情感的高度表达会恶化精神分裂症症状（McFarlane, Dixon, Lukens, & Lucksted,

2003）。在成长过程中经历过多重创伤性事件的儿童特别容易患上心理和生理疾病。不利的儿童期经历（Adverse Childhood Experience，ACE）的长期追踪研究显示家庭的功能不良与后期生活问题之间存在强相关。例如，ACE 得分超过 6 分与自杀风险增加 30 倍有关（Felitti et al., 1998）。今日，来自多个学科的精神健康专业人员均对家庭会如何恶化或缓解精神疾病风险有强烈的兴趣（van der Kolk, 1997）。

　　另一些证据也表明健康服务应关注于预防和早期干预。来自哈佛儿童发展中心的研究显示毒性应激反应会永久性地损伤儿童发育中的大脑，而家庭能够缓冲毒性应激对于儿童的破坏性作用（Patterson & Vakili, 2014; Shonkoff & Garner, 2012）。关于毒性应激的研究结合了多个学科，并且基于发展的角度。研究显示了，早期经历和环境因素（如良好的养育环境）会如何对个体日后应对应激的能力产生持久性的影响。即便儿童期早已结束，但儿童期经历的毒性应激的作用却会影响成年人一生的人生轨迹，包括其发展出精神疾病的风险。

　　此外，健康领域的研究者开始使用伤残调整生命年（disability adjusted life year, DALY）这个工具来测量精神疾病对于整体健康的影响。DALY 反映了由疾病（包括心理疾病）所致的生命损失年数，以及带着伤残生存的年数。研究显示，抑郁是导致健康不良的第五位主要原因，而在造成人们痛苦的原因上，焦虑的排名甚至高于乳腺癌（Lozano et al., 2012; Patel, Chisholm, Dua, Laxminarayan, & Medina-Mora, 2015）。因此，在世界范围内，人们正在形成慢性精神疾病的破坏性作用的共识。事实上，世界卫生组织已经发展出了一个低成本的项目，供政府保障或私人保险没有覆盖精神疾病治疗的国家中的人们来治疗常见的精神疾病。

　　越来越多的文献针对各种疗法对于个体障碍的治疗疗效进行了检验。认知行为治疗、人际治疗以及基于家庭的治疗已被用于针对特定障碍的实践研究。人们对于一种治疗不可能解决所有问题的认识日益加深，如今的趋势是将特定的治疗方法与特定的障碍进行匹配。此外，更多的关注点转向了预防，特别是对于儿童和青少年。随着我们对于基因与环境的交互作用了解得更多，治疗师希望早期的干预（在心理健康问题开始显现的时候）能够保护孩子并且防止疾病恶化。

除了有关谈话治疗的研究，越来越多的研究关注于药理治疗的治疗疗效（Patterson, Albala, McCahill, & Edwards, 2010）。几乎每天都会有新的药物面市，用于治疗那些曾经被认为无法医治的疾病。与此同时，人们也意识到精神药物并不是神药。最大效用上来讲，精神药物在部分时候对部分患者起效。由于药物具有副作用，例如口干或便秘，大约只有一半的时候人们会将药物作为处方（Bulloch & Patten, 2009）。有研究探索了个体的基因如何影响其对于精神药物的响应（Brown & Bussell, 2011; Miller, Rose, & Van Amburgh, 2016）。精准施药指的是医生根据患者的基因来匹配实施特定的治疗方案。如今，将患者的治疗与其基因型相匹配最常见于癌症的治疗，要应用于精神疾病还有很长的路要走，但未来会逐步实现。

我们已了解到精神疾病可以在家庭之中传递，并且这种传递并不完全来自功能失调的家庭模式，也可能包含生理上的因素。通常，当在心理评估阶段提及家庭史时，所指的都是基因的传递。个体治疗师非常关注来访者是否有曾经或当下正患有心理疾病的亲属，因为这提示着患者可能有基因上的遗传。

基因传递的研究对于有心理疾患的家庭而言是振奋人心的消息。由于诸如"精神分裂症性的母亲"这样的概念，多年来家庭成员总会因为家里有亲属患有心理疾患而受到谴责。如今，当家庭了解到心理疾病有基因基础时，他们既感到悲哀又觉得解脱。尽管这些发现能使家庭从"造成"心理疾病的内疚感和责任感中解脱，但是同时他们在疾病的预后以及对下一代的传递上也接收到一些令人沮丧的信息。

家庭将会感到高兴的是，他们不仅不是造成某人患上精神疾病的缘由，他们更可以影响疾病的发展。针对精神分裂症患者家庭"情绪表达"和"沟通偏差"的研究显示，家庭质量，包括过度干涉、敌意以及挑剔的态度，会对精神分裂症患者的复发产生影响。近期，家庭内部的情绪调节能力、敌意、冲突与抑郁、痴呆、精神分裂症与多种其他障碍的关系得到了检验（Beach & Jones, 2002; Miklowitz，2008; Peris & Miklowitz, 2015）。这方面的研究表明，家庭行为和心境会对个体成员及其疾病造成有力影响。

　　家庭治疗师可考虑对患有精神疾病的家庭成员进行精神科会诊。精神科会诊会为治疗师提供相关信息，并整合到整体治疗计划之中。此外，精神科医生可能会推荐用于治疗个体精神障碍症状的药物。

　　新手治疗师可以收集来自个体诊断领域的有效治疗工具，同时将其与家庭治疗的优势相结合。治疗师不需要选择单一的思想体系而摒弃了其他的观点。新手家庭治疗师可以运用多方的信息和观点来构建最佳的治疗计划。

　　即使你已熟知个体诊断或家庭过程的核心概念，但是要在评估过程中理清其中的差异仍会是一项令人应接不暇的工作。一个有自杀意念的青少年，她之所以无法入眠和进食是因为她对自己的成绩和父母的争吵感到十分心烦。然而，当她的父母因为"她只是在学校里表现不好"而带她前来治疗时，你很难确认她行为障碍的真正原因。事实上，新手治疗师需要面对的一个普遍困境是，需要从家庭对于问题的看法、转诊者的看法以及个体成员的看法之中理清问题。若你对于个体诊断标准不熟悉，或坚持遵从某治疗流派，那么在评估和治疗上的洞悉力会成为你需要面对的一大挑战。

　　我们观察到新手治疗师最为常见的困境之一是，他们时刻准备接受对问题的既有界定，特别是当某权威人物（例如父母、学校校长或是医师）在将家庭转诊给你时已定义了某一个特定且具体的问题。此外，若是夫妻或家庭前来治疗时已将问题定义在关系上，那么治疗师一般不会再考虑个体的诊断。类似的，若是家庭将问题描述为是个人的问题，那么治疗师也可能不再探索家庭动力。我们曾在一个因夫妻争吵而前来寻求婚姻治疗的案例中领略了个体诊断的重要性。妻子的抱怨包括丈夫无法遵守时间、无法持续工作以及爆发性的愤怒。在治疗师开始对夫妻之间的冲突解决和沟通技巧进行工作时，治疗师注意到丈夫的生活一团糟。他从来不能准时参与会谈，有几次甚至完全忘记有治疗会谈，即使他的妻子曾在前一天提醒过他。一段时间以后，治疗师开始思考丈夫是否患有注意缺陷／多动障碍。在继续将治疗焦点放在夫妻身上的同时，治疗师温和而更为仔细地探索了丈夫的学习史。最终，成人注意缺陷／多动障碍的诊断为丈夫的生活、妻子的生活以及他们的婚姻带来了巨大的变化。

家庭背景下的个体诊断

流行病学研究显示，超过 50% 的个体会在人生的某个阶段患上精神障碍（Kessler, Berglund, et al., 2005）。尽管这个数据包括了简单的如适应障碍之类的问题，但是心理健康问题的高发，意味着对于有效治疗方法的需求。尽管多数患有心理健康问题的个体能够自行康复而不需要治疗，但是仍有一小部分人群（约为 14%）的心理疾病会不断复发，通常一生之中至少反复出现三次。研究者和治疗师都注意到单个患者会患有多种问题（共病）。流行病学数据和临床经验显示，不管何种病程和严重程度的心理问题都会对患者及其家人造成频繁而令人耗竭的痛苦（Kessler, Eaton, Wittchen, & Zhao, 1994; Wang et al., 2005）。

许多心理健康问题并不能满足 DSM 的诊断标准。严格遵守 DSM 诊断大纲的个体治疗师可能会面临的风险是，忽视了严重但不能干净地归类于某诊断类别的问题。而这个风险在面对儿童和青少年时更为显著，因为他们的问题比成人更难以符合 DSM 的特定诊断，并且受到发展性因素的影响，而这些发展性因素却往往被仅根据 DSM 症状筛查表进行工作的治疗师们所忽视。依据个体所处背景做全面诊断的方法能够弥补多数不足。

最为常见的 DSM 系统的障碍包括心境障碍（例如抑郁）、焦虑障碍以及物质滥用问题。通常，患者可能同时承受着两或三种障碍。尽管每一个人都会在生命的某个时刻感到抑郁或焦虑，但是疾病并不是指这种日常的问题，而是公认的可识别的综合征。对于症状、病程以及严重程度的特殊规定是区别病症和普遍生活问题的标准。

　　然而，治疗师和患者通常都会发现没有必要计较综合征和日常问题之间的区别。对于一位正在经历离婚、成为单亲家长并且担心失去自己工作的患者来说，她并不关心自己到底是满足四条还是五条抑郁的诊断标准，是否可以获得重症抑郁的诊断。她仅仅是想要让自己感觉更好一点。此外，不符合 DSM 诊断的患者，例如有慢性疼痛、婚姻问题或生理疾病的患者，所需要的也只是解脱，而非诊断。

　　因此，治疗师通常只在填写表格或基于保险赔付时才使用 DSM 标准。而在进行治疗时，他们会以更为全面的观点来看待问题，视角通常会比 DSM 诊断更为广阔。由于多数家庭治疗师所接受的训练都为个体诊断（Denton et al.，1997），因此他们在进行家庭治疗的最初阶段，需要忽视对个体症状的诊断，以获得对于患者及其家庭问题更为全面的了解，并让自己在有更少分心刺激的条件下进入患者的世界（Beach & Gupta，2005）。正如一位精神病学家所言，"我们正在了解的，或所能了解的，并不是一个孤立的、自生自灭的人，而是一个情境，一个人际情境，由两个或更多的人组成"（Sullivan，1953，p. 245）。与之类似，家庭治疗师也需要透过关系之眼来概念化个体的案例。

　　因共同使用个体和家庭诊断而面临的实践、伦理和逻辑困境至今未曾得到清晰地阐述。家庭治疗师已就在评估和治疗中联合运用个体和家庭视角的固有优劣势进行了讨论（Beach & Jones，2002；Beach et al.，2006）。对于大部分人而言，家庭治疗师的任务是说明整合这些方法所带来的细微差别。在使用诊断式分类体系来描述心理健康问题的同时关注到问题发生的背景性因素，这对于专业人员而言是一项挑战（Strong，2015）。家庭治疗师如何有效地整合来自个体诊断的信息，并同时维持系统式的整体视角呢？或许，解决这个问题的方式是保持开放的态度——愿意在考虑个体诊断可能性的同时仍发挥家庭治疗的优势。

　　关于健康和疾病的研究发现，无论是哪种问题，孤独和缺乏社会支持是衰退和病情进一步恶化的有力预测因子。死亡、离异或其他方式所造成的重要关系的丧失被认为是个体能经历的最为严重的应激。家庭治疗的优势在于治疗师对于这些关系的重要性的认识，不管个体所罹患的是何种心理健康问题。被孤立和缺乏社会支持可被认为是问题出现的信号。

关于双相障碍和其他情感障碍的研究显示，尽管个体症状可以通过药物或其他方式予以治疗，但是出现症状的个体仍需要来自于家庭的关心和爱护（Beach & Gupta, 2006; Clarkin & Glick, 1992; Fredman, Baucom, Boeding, & Miklowitz, 2015; Miklowitz, 2008）。此外，家庭的反应可能会伤害或帮助到个人。家庭治疗师可以基于系统式和个体化观点的文献，在其工作中成功结合来自系统式思维的精髓和对于个体问题的细致关注。

治疗师必须在关注索引病人的同时留意其他家庭成员的症状和个性特征。需要思考的问题包括："他是否有满足某具体诊断标准的明显症状？""在其他治疗目标之外，个体是否还应接受针对这些症状的治疗？""作为治疗师，我是否拥有识别和治疗该问题的技能和知识，我是否应该考虑转诊给其他人？"

治疗师越来越多地使用精神疾病筛查工具来评估常见的障碍，例如抑郁或焦虑。在人满为患的社区医院或普通门诊，这些简短的、有效的测量工具能起到很好的作用。除了使用常见的测量工具（参见附录），治疗师仍需对个体及其家人进行更为全面的评估。测量工具的作用在于帮助治疗师不会遗漏重要的症状，同时在部分情况下能够为患者带来希望，因为他们知道自己的痛苦感受有具体的称谓和表现。

尽管多数家庭治疗师可以识别常见问题的症状，如抑郁或焦虑，但是他们可能无法发现较为少见的综合征。例如，新手家庭治疗师可能对于抽动秽语综合征或拔毛癖的症状表现不太熟悉。对于这种情况有以下几种处理方法。

首先，家庭治疗师应尽力跟进个体诊断方面的文献。此外，他们需要保持对于过去未曾遭遇过的临床情境的警觉和好奇。时常反思自己在临床上已遇到的案例类型，增强督导，增加对于陌生临床情境的探索。当不常见的情境发生时，治疗师可以咨询同事或阅读相关书籍文献。

其次，将来访者转介给专长于某一方面诊断的心理治疗师也是一个选择。例如，多数家庭治疗师不会治疗青少年患有进食障碍的家庭，除非他曾在这个领域有过较多的经验。他们能够识别问题的严重性，并在继续对家庭的其他或相关问题进行家庭治疗的同时，确保青少年能够获得恰当的转介，交由在治疗进食障碍方面有经验的治疗师或医师来处理。

最后，家庭治疗师需要了解个体诊断系统，因为医疗系统需要诊断信息。由于治疗师多数是由政府机构或是其他大型赔付组织付费，因此会要求治疗师根据普遍获得接受的模式来进行诊断和计划治疗。尽管家庭治疗是常见且获得高度认可的治疗方法，但是在获得治疗许可和完成保险表格填写方面，对于个体诊断的熟识是必不可少的。

在本书中详细阐述每一种个体问题和治疗是不现实的，因此在本章的后半部分，我们将会关注四类常见的个体障碍：抑郁、焦虑、物质滥用以及冲动控制。这四类障碍是在大众中最为常见的心理障碍，并且多数障碍均发病于早期阶段（参见表 10.1）。通常，这几类问题会被描述为独立的实体，但是家庭治疗师认为这些障碍应放在整体的背景下进行思考。结合背景的思考方式能够同时对主要症状、其他社会和情感问题以及家庭显著的优劣势进行思考。

另有两类我们提到不多但是也需引起注意的障碍：精神病性障碍和躯体化障碍。由于治疗精神病性障碍是一项极为严格的技能，本书中没有详细描述这类治疗，因为精神病性患者较其他障碍更少见。尽管如此，我们建议所有家庭治疗师都要能够识别精神病性障碍的症状和显著特征：幻觉、妄想、丧失对生活的兴趣、言语模式改变以及情感平淡。幻觉指的是一种感觉体验，最为常见的幻觉是听幻觉。妄想指的是错误信念，例如相信你的邻居在你大脑内植入了无线通信设备。若在治疗过程中有家庭成员提及此类症状或是其他类型的古怪想法，那么你应将其转介至精神科医生处进行更为详细的检查。[与医生协同工作的建议以及更多关于精神疾病和其他主要心理疾病的信息，请参阅《治疗师心理药理学指引》（*The Therapist's Guide to Psychopharmacology*，Patterson, Albala, MacCahill, &

Edwards, 2006)。]

表 10.1   最常见的心理健康障碍

障碍	发病率	平均发病年龄
焦虑	28%	11 岁
冲动（对立违抗性障碍、品行障碍、注意缺陷/多动障碍）	25%	11 岁
心境	21%	30 岁
物质	15%	20 岁
所有障碍	46%	½14 岁半；¾24 岁

患者是否寻求帮助及何时？

障碍	曾寻求帮助的比率	症状首次发作后到接受帮助的等待期
焦虑	60%	9 ~ 23 年
心境	88%	6 ~ 8 年
冲动	40%	
物质	40%	

不寻求治疗的预测因子：发病早、老人、男性、已婚、受教育水平低、少数民族

哪类人接受的治疗最多？患有多种障碍的患者——7% 符合三种或以上诊断

从未接受治疗的预测因子：老人、少数民族、穷人、没有保险、农村患者

注：数据来源，Kessler、Berglund 等（2005）以及 Kessler、Chiu、Demler 和 Walters（2005）。

　　将患者转诊给精神科医生并不意味着你将不再对患者及其家庭进行治疗。通常，一旦精神病患最为混乱的症状得到治疗———一般是运用药物，家庭将会进入迷失阶段，不知道该如何前进。重症心理疾病的诊断，例如精神病，对于家庭而言是一个毁灭性的经历。他们不知道未来的日子怎么

过，感到不耐烦，甚至对患者感到愤怒。家庭治疗师所能起到的重要作用就在于帮助家庭处理心理疾病所带来的日常困境。家庭需要了解可以对未来抱有什么期望，并且他们也需要你提供另一项财富——希望。若你熟知精神疾病的相关知识，那么你就能指引家庭克服许多困难。通常，这些困难涉及边界，包括物理上的和人际的。例如，来访者不知道他们患病的家庭成员应该在哪里生活，或者他们可能会出现人际问题，如被患病成员奇怪的行为激怒或感到羞耻。一旦患者被确诊并获得药物治疗，家庭感到被心理健康系统抛弃的现象并不罕见。在来访者开始感到被遗弃前，你可以通过治疗关系提供相关的教育、指导、希望、结构以及支持，这些可能能够持续数年。

我们没有详细描述的第二类诊断是躯体症状障碍。我们希望关注躯体化症状，而非具体的诊断和障碍。"躯体化"的意思是"与身体相关，或对身体有影响"。作为整体的生理—心理—社会方法的一部分，治疗师也应关注患者的躯体症状，而不只是他们的关系或想法。尽管你想要对实践范围保持警觉并只处理你专业范围内的问题，但是多数躯体症状也是你需要重视的问题的一部分。根据情况的不同，躯体症状可能需要得到即时的关注。例如，抑郁患者可能一直无法入睡。焦虑患者则因丧失胃口而体重骤降。无论丈夫何如努力，妻子对性关系都不再感兴趣。

无论个体或家庭的诊断是什么，显著的躯体症状都应引起治疗师的关注，即便仅仅是为了转诊给医生。躯体症状或许提示着更严重的问题，例如临床抑郁或物质滥用。此外，躯体症状，包括性问题、慢性疼痛、进食问题以及睡眠问题，可能至少在短时间内会成为治疗的焦点。你并不需要成为所有领域的专家。相反，你所需要具备的技能仅仅是在问题出现的时候将其识别出来，将它们作为临床工作的焦点，并且了解当问题超出你专业技能时如何获得同事（如医生）的帮助。此外，你也可以鼓励来访者全面关注自己的健康问题。在你继续关注家庭动力和个体病理因素的同时，你可以鼓励患者加强锻炼、减肥或是戒烟——养成公认的对身体和心理健康都有益的健康习惯。

抑　郁

　　当个体治疗师谈及心境障碍时，他们所指的是某种具体标准或症状——而非每个人都会在某个时刻体验到的"郁闷"。在该领域，有争议的点在于何时哀伤或是对于应激事件的反应越过了那条不可见的边界而成了抑郁。评估来访者心境严重程度的一个方式是思考下述三个问题：

　　1. 来访者的悲伤情绪持续了多久？

　　2. 来访者的症状有多严重，例如，有过自杀的想法吗？

　　3. 来访者的心境有没有导致其无法完成日常生活中的基本任务？

　　最为常见的综合征包括双相障碍、环性心境障碍、恶劣心境障碍以及抑郁症（Belmaker & Agam，2008）。抑郁症状也会在其他障碍中出现，例如非典型性抑郁、伴抑郁心境的适应障碍以及分裂性情感障碍，但是对这些不同的情况进行详细描述已超出了本书的范围。作为家庭治疗师，必须了解儿童和青少年抑郁拥有不同的发展轨迹和症状表现。例如，儿童抑郁常表现为易激惹。

　　普通人群中的抑郁发病率较高且仍在上升（Belmaker & Agam，2008；Kessler, Berglund, et al.，2005）。在前文中已经提到，抑郁在导致健康不良的原因中占前五位（Lozano et al., 2012; Patel et al., 2015）。高达 1/8 的个体需要在其人生的某个阶段接受治疗。然而，多数抑郁患者却从未接受过任何治疗；若是接受治疗，基本都是通过主治医生，而非家庭治疗师。

　　除了感到痛苦，抑郁还使人感到耗竭且易复发。在首次发作后，来访者有 50% 的概率会再次发作。二次发作则将再次发作的概率提升至了70%。在任何一次发作中，约有三分之一的来访者会康复，三分之一则会有所好转，而剩下的三分之一则对治疗没有任何响应，因此不得不尝试新的治疗（Frances, 2013）。

　　双相障碍的特征是在极度兴奋的心境（躁狂发作或轻躁狂发作）和抑

郁心境之间转换。而环性心境障碍也是在两种心境之间转换，但其强度更为轻微。恶劣心境障碍，如今在 DSM-5 中被称为持续性抑郁障碍，指的是抑郁心境持续两年以上，而症状表现没有抑郁症强烈。抑郁症则是指悲伤、丧失和无助的感受强烈到损害日常功能的地步。

抑郁症在女性中的发生率是男性的两倍（Denton & Burwell，2006；McGrath，Keita，Strickland & Russon，1990）。可能的解释包括女性在性格上习惯于内化问题（想多于做）的特点，而男性相对更有闯劲且习惯于外化问题。女性所处的社会环境（经济环境差、遭受虐待）也扮演着重要的角色。许多心理健康专家认为抑郁在女性群体中几乎具有传染性。

抑郁的主要风险因素包括家庭抑郁史（无论是由于生理因素还是互动因素造成的）、缺乏社会支持、应激性生活事件以及家庭成员自杀。此外，抑郁也常被发现出现在焦虑或物质滥用个体身上。尽管多数患者无须治疗即可自行康复，但是有较高的复发率。针对抑郁治疗的最为严格的研究发现，仅有 19% ~ 32% 的康复患者能维持超过一年（Patterson et al.，2010；Shea，Gibbons，Elkin & Sotsky，1995）。

双相障碍（躁狂—抑郁障碍）的症状常常戏剧化且强烈，多数双相障碍患者在其一生中会经历约 11 次躁狂（兴奋心境）或抑郁（悲伤、哭泣、无望心境）发作（Fredman et al., 2015; Miklowitz，2008）。此外，躁狂—抑郁障碍较少能够被"治愈"，但是在生活中可以被较好地控制。目睹了成员首次发作的家庭就能预期未来会有更多相同的情况出现。这些发作会使得家庭踌躇地思索下个"疯狂"的时刻会在何时发生。一个家庭在治疗中描述，当警察通知他们，他们上大学的儿子用微波炉打碎了商店的窗户时，他们感到就像晴天霹雳，困惑万分。他们此前经历了数年的治疗、困惑，且总感到被指责，最终在他们的儿子被诊断为双相障碍后终于获得了解脱（Berger & Berger，1991）。

家庭治疗作为抑郁症和持续性抑郁障碍的治疗方法已经经受了检验，研究也探索了当夫妻一方患有双相障碍时，采用夫妻小组治疗的疗效（Beach & Jones，2002；Clarkin & Glick，1992；Cordova & Gee，2001；

Moltz，1993）。与抑郁患者维持亲近的关系是极为困难的。威胁关系的因素包括抑郁患者所散发的悲伤无望的氛围或双相障碍患者行为和心境上戏剧化的转变。此外，抑郁患者会需要重要他人来帮助他们应对，或者会完全回避他人，这更为糟糕。应激产生模型（the stress generation model）阐述了关系痛苦与抑郁之间的恶性循环（Beach & Whisman, 2012）。关系上的冲突会导致应激水平的增加，社会支持的下降。而这反过来促进了抑郁症状，并进一步引发关系的痛苦，从而形成恶性循环。打断这一恶性循环的方法在于关注来访者所属的人际关系。

家庭对于抑郁个体的反应是抑郁病程发展的关键影响因素（Kung, 2000；MacFarlane，2003）。部分针对抑郁的研究已检验了婚姻治疗作为一种治疗形式的疗效（Beach & Jones，2002；Uebelacker，Weishaar & Miller，2008）。这些研究的结果显示，对于接受婚姻治疗作为治疗抑郁的方法的成人而言，其婚姻能够得到改善，抑郁症状则会减轻。运用婚姻治疗来干预抑郁是有道理的，特别是考虑到抑郁症患病率最高的人群是妻子或母亲，常病发于她们的 20 多岁后期到 40 多岁早期，并处于社会孤立以及对与丈夫的关系感到失望的处境中。

在对抑郁个体的社会和家庭关系进行讨论的过程中，Gotlib 和 Beach（1995）曾提到：

> 无论抑郁个体在与陌生人的互动中呈现出了怎样的社交技能缺陷，她们与其配偶和孩子的互动常充斥着敌意和愤怒……很明显，某个家庭成员的抑郁会对其他成员以及家庭整体的情绪和行为产生显著影响。因此，与配偶或其他家庭成员之间的不良互动模式与抑郁的症状表现程度有着强有力的关系。

尽管没有研究显示家庭会造成个体的抑郁，但是研究证明，家庭成员会对疾病的发展有所影响（Beach & Gupta，2006；Keitner，Ryan，Miller & Kohn，1993）。许多研究者提出抑郁与家庭互动之间存在着双向关系，因此无法确定单一的病因。然而，研究者也同意共情性的家庭支持在康复中扮演着重要的角色。在不良影响方面，批评和持续的敌意会对抑郁个体和家庭产生有害影响。对于女性来说，能平等地在婚姻中做决策和交友能够预防抑郁和其他多种健康问题（Cohen，2004）。此外，部分研究表明，与精神分裂症患者相比，较低程度的批评就能使抑郁患者复发（Keitner et al.，1993）。很明显，家庭支持（特别是配偶的支持）在抑郁的发展和治疗中至关重要（Cordova & Gee，2001；Miklowitz，2008；Peris & Miklowitz, 2015）。

对于部分夫妻来说，抑郁个体的配偶在开始时还能对患者的痛苦感同身受，但是随着时间的推移，他们会开始失去耐心甚至出现敌对情绪。当充满敌意的配偶意识到自己的敌意源于对方无助的行为，以及当抑郁的一方要求对方不断付出爱和支持才能有所改善时，治疗师和家庭就面临着一个极具挑战性的情境。抑郁患者夫妻中的批评、轻蔑、防御以及退缩对夫妻关系有着重要的影响，因为这些正是能够预测婚姻恶化和离异的因素（Gottman，1994）。此外，父母的痛苦和病痛预示着孩子也将遭遇相同的不幸。抑郁并不是一个个体单方面的疾病，而是会对家庭关系产生影响的严重问题，这种影响甚至可能在家族中持续存在。

对于在帮助抑郁患者的过程中感到不堪重负的配偶，家庭治疗师可以共情他们的感受。家庭成员可能面临的常见问题包括，在照顾抑郁患者上所承担的繁重责任，压抑或否认自己的感受或需要，将疾病泛化且将所有的不良行为和家庭互动都归咎于它，以及就药物依从性和治疗等与治疗建议有关的问题与配偶争吵。

家庭治疗师在提供支持、教育以及抑郁相关信息方面的能力不仅能够影响到患者个人，更能对婚姻关系和作为父母的功能产生影响。家庭治疗师不仅需要评估个体的抑郁症状，更要对抑郁个体的心境和行为对其他家庭成员的影响以及整个家庭的整体幸福感进行评估。抑郁患者的配偶和孩子可以被认为是治疗整体的一部分。

特别要注意的是，治疗师应仔细检查个体的抑郁（特别是妇女的）、婚姻以及父母功能之间的交互关系。治疗应是全方位的，需要关注每一个因素以及它们之间的交叠区。或许，没有其他心理障碍的病程发展能如抑郁这般与婚姻质量之间有如此清晰的关系。此外，儿童治疗师曾悲叹，成人治疗师经常忽视父母的问题对于儿童发展的影响。对抑郁父母进行治疗的家庭治疗师则有机会对受父母情绪状态影响的儿童进行评估和治疗。

探索婚姻治疗对于抑郁干预疗效的研究显示，在婚姻中感到痛苦的女性抑郁患者能够通过婚姻治疗得到有效的干预（Beach & Gupta，2006；Prince & Jacobson，1995）。患者对于问题的感知在决定寻求何种形式的治疗上有着举足轻重的作用。治疗师可以评估婚姻关系在患者对于自己为何会抑郁的想法中有着怎样的位置。

有证据显示，在拥有抑郁患者的家庭中，父母与孩子之间的争吵极为突出（Gotlib & Beach，1995；Uebelacker et al.，2008），并且父母一方或双方患有抑郁的孩子长大后也易患上抑郁。因此，家庭治疗能够为多个家庭成员带来潜在的改善，不只是对抑郁个体的症状进行干预，而同时能够潜移默化地改善婚姻关系和家长与儿童之间的关系。

现有的关于抑郁的研究和信息能够为家庭治疗师在对抑郁患者及其家庭进行治疗时提供一些指导：

- 检查家庭的抑郁患病史。
- 考虑对抑郁成员进行药物治疗，这是一项有效且花费较小的干预措施。
- 考虑婚姻关系如何影响成员的抑郁（可直接问患者）。
- 注意其他家庭成员对于抑郁成员的反应（如疏离、同情、敌意、过分干涉、批评）。
- 当家长抑郁时，评估其对孩子的影响。
- 注意抑郁可能被其他症状掩盖（如易激惹、愤怒、退缩）。
- 考虑可选的治疗措施，包括个体治疗（特别是认知行为治疗）、夫妻治疗、家庭治疗以及小组治疗，并根据来访者的特殊需要和意愿进行匹配。
- 运用心理教育来让家庭成员了解抑郁相关的知识。

婚姻和家庭治疗对于轻度抑郁患者疗效最佳，而对抑郁严重到需住院治疗的个体来说，疗效较弱（Prince & Jocobson，1995）。婚姻和家庭治疗可与其他治疗方法联合使用，例如药物治疗和个体治疗。

焦　虑

每一个人都会不时感到焦虑和紧张——这是人之常情。但是真正的焦虑障碍比我们日常所体验到的忧虑更为强烈和有针对性。幸运的是，对于这些障碍的治疗已被证明有较好的效果。近年来，随着药物治疗和认知行为治疗的优化，情绪调节和焦虑方面知识的激增，对于焦虑障碍的治疗有着日新月异的发展（Amstadter，2008；Gross，2007）。在多数心理健康问题治疗成功率为 50% ~ 70% 的背景下，部分焦虑障碍的治疗成功率可达到 70% ~ 90%，特别是伴广场恐怖的惊恐发作。基于这些数据，家庭治疗师或许可考虑将患者转介给药物或个体认知行为治疗方面的专家，并同时继续对家庭进行工作。

然而，并非所有的焦虑障碍都可以得到有效的治愈。近期研究显示，部分焦虑障碍与大脑的改变相关（Etkin & Wager，2007）。例如，创伤后应激障碍常难以治愈，但可以得到控制。尽管如此，相比于多数障碍的治疗目标是症状控制，对于某些焦虑障碍人们可以经常谈及治愈。2013 年推出的最新版的 DSM 诊断系统中，专家们将以往都在焦虑障碍大目录之下的障碍分为了三个部分：焦虑障碍、强迫障碍以及创伤和应激障碍。强迫症通常起源于儿童期，且有生物学基础，具体表现包括重复性想法和行为，例如洗手、检查以及计数。创伤和应激相关的障碍在严重性和症状表现上有很大的范围。理想状况下，个体对于应激源（如交通事故）的反应持续时间较短，并且来访者在家庭和朋友的支持下能够恢复到以前的自己。然而，治疗师们日益认识到应激带来的症状和损伤可以是持续终生的，取决于最初事件发生时的环境。对于目睹创伤事件而非亲身经历到底可否获得创伤相关的诊断，这仍存在争议。在创伤这个领域，研究者们不断产生着新的知识，去了解它的原因和有效治疗方法。对此感兴趣的治疗师可以在许多书籍和工作坊中获取相关的知识。我们的学生认为受益匪浅的一本书是《身体从未忘记》（*The Body Keeps the Score,* Van Der Kolk, 2014）。

通常，来访者会同时患有焦虑障碍和其他问题，例如抑郁或物质滥用。有时，来访者可能同时患有这三种问题，因为他们需要运用物质来应对另两种问题。拥有处方权的医生经常试图清晰地描述每种障碍的具体症状，并开出治疗它们的药物处方。他们还试图弄明白哪个症状群占主导位置。因此，对患者的诊断可能是伴有抑郁症状的广泛性焦虑障碍。

这些区分虽然也重要，但对家庭治疗师而言并没有那么至关重要。尽管治疗师能够从明确每一种障碍的具体症状中获益，但是来访者是作为一个整体接受治疗的，而症状是完整生命中的一部分，而非独立的实体。患者的观点和家庭的环境同等重要。

焦虑障碍非常普遍，且在女性群体中的发病率是男性的两倍（Castle, Kulkarni & Abel，2006）。然而，焦虑障碍的发病率并不会因为种族、收入、受教育水平和城市或农村生活而不同。再次，我们注意到女性倾向于内化（而变得焦虑）问题，而男性更倾向于在感到痛苦时外化问题或采取行动（如喝酒或出现暴力行为）。

焦虑障碍是儿童和青少年群体中最为常见的问题，并且部分研究显示，焦虑的儿童会成长为焦虑的成人（Beidel & Turner，2007；Dadds，1995；Kessler, Berglund, et al.，2005）。儿童的担忧与成人的不同，他们有不同的恐惧类型。他们可能拒绝上学（学校恐怖），他们可能害怕陌生人，他们可能不愿离开母亲（分离焦虑）。无论是哪种症状，儿童期的焦虑都是严重且影响深远的问题。

由于焦虑障碍普遍涉及个体的思考方式及内容，以及他对于这些想法的生理反应，因此很容易理解他们为何会认为焦虑障碍仅是个体自身的问题。确实，有时焦虑障碍能够通过个体治疗获得有效且快速的治疗。药物治疗和认知行为治疗对焦虑问题的疗效较好，并且较少或完全不关注患者的家庭。

认知行为治疗关注对于人们思考和行为方式的改变。其潜在的假设是当个体的思考或行为方式发生改变时，其生理和情绪会随之改变。将个体逐步暴露于恐惧的事物之前，并赋予他们新的思考方式，被证明是特别有效的干预方法。

这些方法与结构式家庭治疗中的重释（reframing）和活现（enactment）技术相近。此外，焦点解决治疗建议来访者对日常针对问题的行为方式做出"一小步改变"。叙事治疗会谈及个体的"内部对话"和"重述生命故事"。这些家庭治疗方法都与认知行为技术有共同点。

焦虑障碍中最受婚姻治疗关注的是广场恐怖和惊恐障碍。新的研究开始探讨在强迫症、社交恐怖、广泛性焦虑障碍以及创伤后应激障碍的治疗中加入配偶的参与。针对这些障碍的现有疗效研究显示，社会支持——特别是家庭的支持——能够带来更好的疗效。不良的家庭互动，例如批评、愤怒、敌意对峙以及配偶的错误信念（认为若患者自己愿意就能够控制症状），则是治疗疗效较差的预测因子（Craske & Zoellner，1995；Gross，2007；Kase & Ledley，2007）。

在治疗儿童焦虑障碍患者时，家庭治疗更具有优势。精神健康的研究者们希望，通过早期干预能够防止儿童的大脑被"锁定"在焦虑的行为和思维模式上。基于"一起放电的神经元就会被绑定在一起"的说法，学者们希望早期治疗能够预防永久性的、损伤性的大脑变化（Hebb，1949）。研究显示，儿童通常会通过观察父母，习得恐惧且不安的反应方式，而非胜任及掌控感（Beidel & Turner，2007；Morris & March，2004）。有研究表明，焦虑的儿童成长于至少一方父母患有焦虑问题的家庭中。尽管家庭治疗师需要小心不掉入指责父母是造成儿童问题的元凶的陷阱中，但是他仍需去了解父母各自对于焦虑刺激的反应方式以及过去家庭如何对恐惧情境做出反应。家庭治疗，特别是应用认知行为原则的治疗方案，能够有较好的疗效，因为家庭成员之间通常共享着许多信念，包括世界观。此外，来自伴侣、父母的情感支持所引发的有力影响能够引导个体识别并欣赏自身优势，强化胜任感而非忧虑。

家庭治疗师需注意家庭中外显的和潜在的规则和信念，以及隐秘的动机。信念和隐秘动机会有力地影响个体对焦虑的反应。例如，一位孤独的家长对于孩子将要上学的心情可能与孩子一样矛盾。因此，这位家长可能会无意地强化孩子"拒绝上学"的行为。而一位易感到威胁并且需要掌控家庭生活的来访者则会愿意帮助有广场恐怖症的配偶完成所有事情。家庭治疗师应认识到家庭的任何改变都将对每位成员造成影响，因此治疗师需要评估家庭中每个个体对来访者的焦虑的反应以及家庭成员之间的互动。

治疗抑郁时运用的许多指导原则仍适用于对焦虑患者及其家庭的治疗。此外，现有针对焦虑障碍的研究和信息也为针对焦虑来访者及其家庭的治疗提供了一些指导原则：

- 对于惊恐障碍和恐怖症，可考虑认知行为治疗。
- 考虑家庭或婚姻冲突对于个体的焦虑症状的影响。
- 考虑影响个体焦虑症状的潜在的或隐秘的关系互动（如家人控制或"保护"焦虑成员的需要）。
- 考虑焦虑症状在家庭系统和婚姻系统中的位置或功能。
- 在治疗焦虑儿童时，评估父母如何应对压力以及他们已教会了孩子哪些应对技巧。

酒精和药物滥用

物质滥用（无论涉及的是酒精、非法毒品、还是处方药）会在治疗师始料未及的时候出现。除非治疗师是在毒品和酒精治疗中心工作，否则极少会有夫妻或家庭以物质滥用的主诉问题前来求诊。家庭出现在治疗室的原因可能是儿童在学校表现不佳，学校要求对其行为问题进行治疗。或夫妻关系多年来都很紧张，并因妻子最近下了最终通牒，丈夫才愿意接受婚姻治疗，而治疗师却在治疗一开始就发现存在物质滥用的问题。

　　个体治疗师可以直接询问患者有关物质使用的情况，但是家庭治疗师却必须在情况明晰之前寻找各种线索。家庭可能已经对滥用者的行为非常熟悉以至于，至少在表面上，不再认为这是一个问题。家庭成员或许出于恐惧、羞耻或畏惧而否认（至少对外人言语否认）物质滥用问题的存在。我们为新手治疗师提供的最为重要的建议是：在评估阶段考虑物质滥用问题存在的可能性，无论主诉问题是什么，并且在有任何症状、解释或描述说不通时再次考虑其存在的可能性。

　　围绕物质滥用展开的专业争论或许会让试图学习该领域基础知识的新手治疗师感到困惑不已。该领域存在大量有争论性的主题：酒精成瘾者是否可以再次饮酒；酒精成瘾是否属于生理疾病；娱乐性药物是否会导致滥用和成瘾；是否存在"成瘾性人格"以及这种人格是否由儿童期创伤发展而来。而具体的诊断也让人感到困惑，因为至今仍有持续不断的争论，物质滥用和物质依赖究竟应被看作连续的还是独立的类别。另一持续性的争论围绕的是"行为成瘾"，例如赌博、性、购买以及游戏成瘾。神经科学的研究发现这些障碍激活的大脑神经网络相似。而这意味着最初寻求快乐的行为现在变得根深蒂固，以至于个体感到失去了控制（Frances, 2013）。

　　新手家庭治疗师可能在理智上认为这些争论非常有意思。然而，对于正在学习基本临床技能的治疗师而言，这些争论可能会造成他们偏离主要目标——让个体停止使用或滥用物质。有一位治疗师曾将物质滥用工作的目标比作手术："我只是想要将有害的物质从个体的生活中去除，当个体不再受到物质伤害后，我才可以进行病理学总结。"物质滥用者、家庭成员以及其他专业人员会陷入有关物质滥用的各种争论之中，而没有关注于显而易见的行为目标，即停止物质滥用。在治疗中处理大麻使用的问题也是个有争议性的主题。对于新手治疗师而言应咨询其督导，探讨物质使用在家庭中的功能，并且破译夫妻或家庭系统将物质使用置于何处。

　　物质滥用在男性群体中更为常见。因此，反映出判断和推理能力减退以及控制力丧失的行为常见于男性群体。若家庭治疗师对男性表现出的社会偏差行为进行深究，就常会发现物质滥用的问题。

在美国，物质滥用是一个严重而常见的问题，并与醉驾、自杀、他杀、暴力行为、儿童及伴侣虐待以及"家务事故"有高相关。此外，物质滥用引发的生理后果，包括肝硬化、肝炎以及癫痫，都会对个体的健康造成永久性伤害。酗酒是一种真正的系统式疾病——胎儿酒精综合征被认为是唯一需要母亲对该损伤性行为负责的疾病，并且儿童将会永久地受其影响。

对于酗酒和物质滥用的评估已在之前的章节中加以阐述。此处，我们的目的是对近期的临床和研究文献进行回顾，探索酗酒在家庭和有效家庭治疗中的角色。酗酒和物质滥用是迄今为止 DSM 障碍类型中得到家庭治疗师研究最多的问题，其原因可能在于有证据显示，酗酒和物质滥用是"家庭疾病"，因为滥用行为会对家庭中的每一个成员产生影响，反过来，滥用者也受到家庭成员的影响。因此，多数治疗项目都包括了家庭成员并将家庭互动视为治疗的组成部分。例如，夫妻行为治疗的一个目的是强化有益于戒酒的关系因素（O'Farrell & Fals-Stewart，2006）。

针对酗酒家庭的研究发现，家庭仪式、惯例和信念受到酒精的强烈影响。其实，家庭可能产生"酒精认同感"，从而默许酗酒行为继续。有时，家庭也会体验到酒精带来的积极影响，而非只有不良影响。例如，一位丈夫兼父亲只有在饮酒后才能放松并且积极参与家庭生活，因此家庭中的其他成员就可能不会阻止其酗酒行为。

部分研究采取发展的视角来看待物质滥用。他们认为酗酒家庭的身份认同在婚姻早期即已埋下种子，在夫妻决定遵循某种模式和保持某种信念的时候——多数是内隐的过程（Steinglass，Bennett，Wolin & Reiss，1987）。酒精和饮酒行为在家庭中的角色，尽管受到原生家庭的影响，却是新婚夫妻共同做出的一项"决定"。基本上，一系列接受酒精和饮酒行为的微小的"同意"会导致巨大的"认可"，最终形成酗酒家庭。

我们相信每一个酗酒家庭都了解酗酒行为的以下特征：长期性；涉及心理生理活性物质的使用；循环反复；引发可预测的行为反应以及有一定

的发展过程。然而，家庭对于这些问题的反应各不相同，因此关于酒精在每个家庭中所扮演的角色需要进行个别化的评估。

近期有关酒精和毒品的研究综述和元分析对不同社会心理干预措施的效果进行了检验（Dutra et al.，2008）。经受了检验的社会心理干预措施包括：应变管理（contingency management）、复发预防、认知行为治疗以及其他综合性治疗。一般来说，应变管理，涉及一系列针对具体行为的强化和惩罚措施，被证明疗效最好。动机访谈，即关注来访者动机水平的治疗措施，也被证明有效（Arkowitz，Weston，Miller & Rellnick，2008）。源自于这些模型的准则可被应用于家庭治疗之中。

家庭治疗对酒精成瘾的疗效受到一些特殊情境的影响（Edwards & Steinglass，1995；O'Farrell & Fals-Stewart，2006；Rowe & Liddle，2007）。家庭在激励酗酒者接受治疗及改变其饮酒行为上有着强烈的影响。家庭的参与，特别是在评估阶段有不酗酒的家庭成员的参与，是酒精成瘾治疗的惯例。家庭治疗的效果会因以下因素而有所不同：性别（配偶的参与对男性的帮助更大）、对于关系的投资（此处的投资可以激发更多改变饮酒行为的动机）以及家庭对于戒酒行为的支持。

此类研究中包含了大量控制组和多种类型的治疗干预组。他们普遍发现家庭治疗具有与其他治疗方法相同甚至更佳的疗效。家庭治疗总是优于未接受治疗的控制组。研究显示，在治疗中包含不酗酒的配偶能够显著改善疗效，并且促发更多的戒酒行为、更快乐的关系、更少的家庭暴力以及更少的关系决裂（Jacobson & Gurman，1995；O'Farrell & Fals-Stewart，2006）。此外，儿童也能从以家庭为基础的治疗中获益。

有趣的是，多数成功的戒毒项目都源于结构式或策略式治疗的传统，而有效的酒精治疗项目却来源于行为治疗的传统（Fals-Stewart，O'Farrell，Birchler，Cordova & Kelley，2005；Rowe & Liddle，2007）。这两种理论取向均采取积极的、问题解决的方式处理现有问题。促进家庭成员之间的沟通和提升问题解决技能是这些治疗措施的关键成分。尽管在运用家庭治疗对物质滥用问题和酗酒问题进行干预方面仍有大量需要探索的部分，但是已经可以得出一个结论，即积极而聚焦的方式是保证治疗有效性的关键。

新手治疗师常会问，"家庭治疗或婚姻治疗已经足够了吗，还需要联合使用其他形式的治疗吗？"对这个问题的回答要根据家庭的特殊环境。许多家庭治疗方案结合了个体治疗、教育项目以及药物治疗。一般来说，研究显示，夫妻行为治疗能够比单独使用典型的个体治疗带来更多的戒酒行为和更好的关系功能。对于许多拥有必要资源的患者而言，联合治疗当然是最为理想的。

部分家庭治疗项目结合了其他治疗方法的某些部分。例如，Liddle 让个体治疗师与有物质滥用问题的青少年形成联盟，与此同时请独立的家庭治疗师进行家庭治疗（Liddle & Dakof，1995；Rowe & Liddle，2007）。决定是否需要独立开展家庭治疗的一个方法是评估家庭对于问题的影响程度。例如，对于年少的青少年，家庭治疗的疗效优于其他治疗，然而在年长的青少年中则不存在这种优势（Sprenkle & Bischoff，1991）。此外，在酒精成瘾治疗中，若夫妻在治疗开始前报告存在一些婚姻上的问题，那么婚姻行为治疗或配偶参与治疗则能提高疗效。谨记古老箴言所述"若未坏，则勿动"。然而，部分研究显示，即便是没有婚姻问题的夫妻，若在治疗物质滥用的过程中使用婚姻治疗，也能够增进其婚姻满意度和沟通技巧，并预防关系的恶化（Alexander，Holtzworth-Munroe & Jameson，1994；O'Farrell & Fals-Stewart，2006）。

在决定婚姻或家庭治疗是否应成为独立的治疗手段时，治疗师可以询问患者他有多希望让家庭参与治疗。当然，从另一方面，有限的资源或结构化的干预方案都阻碍着个体做出请家庭参与治疗的决定。一般来说，婚姻和家庭治疗应成为干预的一部分，因为越来越多的证据已支持其有效性。

除了减轻物质滥用外，家庭治疗的另一个益处是，增进家庭成员对于婚姻和家庭关系的满意度。在治疗结束后，回想起应激期时，家庭会拥有共同的经历和全新的理念。配偶可以在治疗结束多年后互相提醒治疗中的获益。配偶和家庭参与的潜在效应，就算索引病人有物质相关的问题，就体现在了家庭治疗组的长期疗效优于其他治疗组上。

若治疗目标是带来长期的改善，而不仅是短期快速改变，那么在治疗中纳入患者生命中最重要的人就是理所应当的，因为家庭成员会在治疗结束后的漫长岁月里仍陪伴着患者。关于酗酒和物质滥用的文献对临床工作有以下提示：

- 无论主诉问题是什么，都需要考虑物质滥用存在的可能性及其角色。
- 评估酒精或物质在家庭中扮演的角色。例如，如果一个家庭认为他们的父亲在喝酒之后"最为有趣和放松"，那么他们会认为酗酒行为具有正性功能。
- 考虑其他家庭成员"促进行为"的可能性。
- 评估物质对于家庭信念、仪式及日常生活的影响有多深入。
- 接受不同的家庭成员对于问题的严重性有着不同的观点。有些成员可能会把问题最小化，而其他成员可能将物质使用问题视为家庭的关键问题。
- 考虑暴力或虐待行为存在的可能性，因为他们常与物质使用并发。
- 考虑停止家庭治疗，并将治疗的焦点重新放在停止成员的物质滥用行为之上。
- 考虑物质的来源。对于阿片类物质，至少在最初的时候，患者可能是从医生开出的用于治疗其慢性疼痛的处方药中获得的。

冲动控制和神经发育障碍

近期研究显示，心理健康专家对冲动控制障碍的发生率有所低估。这里的冲动控制障碍指的是以下 DSM 诊断：对立违逆障碍、品行障碍、间歇性爆发障碍以及这一类障碍中最为著名的注意缺陷 / 多动障碍（Dell'Osso，Marazziti，Hollander & Altamura，2007；Grant，2008）。这些障碍在 DSM 中隶属于两个大类别：神经发育障碍和破坏性冲动障碍。所有上述障碍都被认为是大脑的障碍，通常起于儿童期，日渐成型。此外，所有这些障碍均包含冲动行为、情绪失调以及无法自我安抚的特征。

这些障碍远比人们早年所认识到的更为普遍，而且也并不是指那些无法在椅子上安坐的活泼的小男生。相反，这些问题可能贯穿患者一生，并且具有一个普遍的特征——情绪失调的问题（Gross，2007）。不幸的是，在发生率最高的问题类型中，冲动问题最易受到忽视且得不到足够的治疗。此外，冲动问题常发于男性群体，而相较于女性，男性更少寻求治疗。若是学校不帮助识别冲动问题，那么下一个接管这个问题的公共机构常常就是法律系统。

对立违逆障碍和品行障碍常在儿童期或青春晚期得到诊断。二者都是行为问题，常见于男孩群体。对立违逆障碍的严重性小于品行障碍。此类问题最初多出现于家庭，而后在学校等环境中出现。事实上，研究发现此类问题的发生与家庭环境的某些特征相关。例如，对立违逆障碍常出现于有着严重婚姻问题的家庭中。患有注意缺陷 / 多动障碍的儿童则常成长在父母一方或双方患有毒品或酒精依赖的家庭之中。其他研究显示，庞大的家庭规模、母亲糟糕的心理健康水平、有犯罪记录的父亲以及高水平的家庭冲突都与儿童的冲动控制障碍相关。研究还显示，冲动障碍可在家庭内部传递，通常是通过基因联系。因此，家庭治疗师有大量的机会去干预和帮助因这些问题而走弯路的家庭和患者。

尽管男孩的冲动问题比女孩内化的抑郁等问题更为直观，但是他们仍常被忽视或未得到有效治疗。此外，若孩子在未识别出注意缺陷 / 多动障碍的情况下长大成人，那么他们就极有可能再也不会得到诊断和治疗。这还是在已有充分的证据证明注意缺陷 / 多动障碍和冲动控制障碍会带来糟糕的影响的前提下。尽管我们已经了解到成人注意缺陷 / 多动障碍与失去工作、家庭和收入以及多种其他不良后果相关，但这些后果仍常被视为是患者的"个人堕落"（Kessler et al.，2006）。事实上，研究显示，成人注意缺陷 / 多动障碍的影响还涉及离婚和失业。

多数冲动问题始于少年阶段（Pallanti，2006）。现实情况是，多数家庭已无法回想起孩子何时开始出现冲动行为。然而，最近神经科学的研究结果显示，早期出现行为问题的儿童并未被判"死刑"，注定要过上失败的生活。事实上，至少某些类型的注意缺陷／多动障碍的根源在于大脑发育的延迟，而非学习缺陷。而年轻的大脑通常可慢慢发育，特别是在支持性且健康的家庭和学校环境之中。

冲动控制问题是家庭治疗师能够为家庭带来巨大不同的领域，若这些疾病能够在儿童成长为成人之前得到识别。但是即便如此，其过程也是极具挑战性的。对于女孩来说，冲动控制问题可能表现为对其他女孩的攻击性，且经常被当作"青少年之间的打闹"而受到成人的忽视。患有注意问题的女孩则会以白日梦的形式表现，而非过度活跃，其糟糕的学习表现则易被归因为缺乏学习动机。因此，多数患有冲动问题的女孩从未得到诊断。此外，一旦长到成年，一个人的学习风格经常已经定型，而其在工作上的困难或其他方面的不足则会被认为是"懒惰"或"缺乏动机"的表现。即便儿童的问题得到了正确的识别，家长通常也不愿意考虑药物治疗，而药物治疗正是治疗注意缺陷／多动障碍的主流方式。

冲动问题常与潜在的情绪相关，如愤怒或攻击性的感受。注意缺陷／多动障碍的核心症状群包括冲动性、注意缺陷、情绪失调以及过度活动。对立违逆障碍的核心症状包括抵触和反抗，而品行障碍的特征则是有意地忽视他人的权威并出现诸如残酷的、破坏公物、撒谎以及偷窃的行为。即使冲动问题未导致犯罪行为，它的症状仍能使人的成年生活充满挫败、愤怒和失败。

家庭治疗师可以为受困于冲动问题的家庭带来极大的不同。除了对于部分诊断考虑使用药物外（如注意缺陷多动障碍），家庭治疗师可将焦点放在家庭内部的情感调节方式上。家庭如何处理挫折、愤怒和失望情绪？通常，受制于自身情绪困扰的父母，如抑郁的母亲或暴力的父亲，在面对孩子想要安慰的需求、肯定孩子的情绪、提供结构时，常会过度反应或反应不足。这些模式常在非常早期就已出现，在孩子还是婴儿的时候，并且一直持续到孩子成年。

如果家长本身拥有足够的情感资源和能力来帮助孩子，那么研究发现父母的抚慰和提供结构能够为孩子带来巨大的改变，可帮助孩子学会如何识别自己的感受，控制自己的行为，以及如何使自己平静下来。进一步地，这些能力能够促进使人受益一生的"执行功能"的发展——组织自己的生活及应对压力的能力。普遍来讲，家长越早开始解决自身的情绪问题以及他们的孩子所面对的困境，那么这条路就会越容易。家庭治疗师可以作为家长的教练和顾问——给予他们相关的信息和工具去创造出能够使孩子健康成长的家庭环境。而且，家庭治疗师可以帮助家长在学校系统中提出符合孩子需要的要求，尽量确保孩子有最佳的学习环境。家庭治疗师需要熟悉相关法律和政策，确保儿童能够获取神经心理测试和其他评估。他们还能帮助家庭完成针对孩子的个体化教育计划（individualized educational plan，IEP）。

然而，若是冲动控制障碍未得到诊断，那么问题可能持续至成年期。家庭治疗师或许会在成年患者身上看到与丧失和失败相关的模式，而这些模式最初似乎无法得到解释。经常更换工作、未完成的教育、突然中断的关系、糟糕的驾驶记录以及物质滥用的历史，这些都是患者患有冲动障碍的警示标志。通常，在被给予诊断后，患者不是感到羞耻而是解脱，因为终于获得了对于自身痛苦的合理解释。正如一位患者所说，"我很高兴，因为我的行为终于有了一个名字，在此之前，我所拥有的唯一的称呼就是'失败者'。"

研究显示，儿童早期的一些细微改变会给长大后的孩子带来显著的影响。只要想到简单的投入—产出比，那么帮助家长解决自身的问题就非常有意义，因为这能帮助他们更有效地行使父母的功能。事实上，一项大型研究显示，心理障碍常始于儿童早期，因此这提示着公共健康干预应更关注于儿童和青少年（Kessler, Berglund, et al.，2005）。将这些理念谨记于心，家庭治疗师在对有冲动控制问题的家庭进行治疗时可考虑以下目标：

- 当你在治疗患有冲动问题的儿童或青少年时，可将评估扩展至父母身上。基因和环境的影响常造成多个家庭成员有冲动控制的问题。

- 确保自己随时更新相关文献，特别是注意缺陷／多动障碍领域的文献。将心理教育作为治疗工作的重要组成部分。
- 同时在两方面对家庭进行工作：一方面使用行为干预的方式为家庭建立结构，另一方面使用情感干预的方式让家庭学会抚慰和自我调节。
- 在治疗中涉及其他系统，如学校，并教会家庭如何为孩子出声。
- 使用外部资源。考虑神经心理测评、心理药物治疗、家教和教练以及其他帮助家庭的方式。

小　结

　　酒精或毒品滥用、焦虑、冲动控制以及抑郁是治疗师在临床实践中经常会遇到的最为常见的四类个体障碍。治疗师不能在真空中看待这些障碍，而是应将其放在现有和过去的社会和情感问题以及家庭现有优劣势的背景下进行审查。此外，治疗师应时刻牢记，心理障碍个体的症状之所以能够得以保存，往往有其家庭原因；并且与对患病个体的作用一样，心理教育和支持对整体家庭的幸福感也有着至关重要的作用。

第十一章

走出治疗困境

"我已经与这个家庭工作好几周了，但是似乎没什么进展。现在我该做些什么呢？"督导师和有经验的同事常会从新手治疗师处听到这类问题。很明显，治疗并不是一项对于任何人来说都一帆风顺的工作，治疗师常在这条道路上遭遇各种艰难和阻碍。让我们来看一看史密斯一家的案例。

史密斯一家最初前来治疗的原因是他们16岁的女儿在性方面的冲动行为。史密斯夫人发现了女儿的一封信，上面详细描述了她所有的性幻想，并且记录了可能是她与一位住在几百公里之外的年轻男性的性交过程。参与家庭会谈的成员包括两位正值青春期的女儿，分别是16岁和13岁，还有她们的父母。这个家庭的成员聪明、善谈，受过良好的教育，能够很好地表达自己的想法，但是在直接沟通和表达情感方面存在不小的困难。经过数次家庭会谈，这个家庭得到了稳定，并且意识到多数问题都源于旷日持久的婚姻问题。

于是，这个家庭的父母就开始了痛苦而缓慢的夫妻治疗过程。性关系上的紧张，缺乏亲密的感受以及大量的争吵导致受伤感和情感上的退缩达到顶峰。丈夫曾有过暴怒、无法控制自己的情绪，并在家中砸摔物品的时候。这些被妻子描述为"像孩子发脾气一样"的反应导致了妻子的退缩、抑郁以及卧床不起。双方均对恋爱期未解决的冲突心怀愤懑。丈夫坚称问题的根本在于妻子。他的论据是妻子的退缩和缺乏感情引发了诸多问题。家庭中并未有酒精滥用的迹象。妻子曾几次短期服用抗抑郁药。这些药是由她的家庭医生开的——她拒绝去看精神科医生。

夫妻治疗进行了几周，但是进展甚微。妻子拒绝谈论她的原生家庭，除了稍微提及她曾遭受过虐待。她认为她的丈夫并不理解她，并且只运用这些信息来对抗她。丈夫倒愿意讨论他的原生家庭，但是似乎与自己婚姻问题的关系不大。由于缺乏接触和改变，丈夫愈发感到挫败。妻子的抑郁症状增加，包括长时间哭泣、睡眠问题、回避、过度担忧以及嗜睡。她感到婚姻治疗"太过了"，反而为婚姻带来了更多的压力和困难。丈夫则威胁，若妻子再不改变就要跟她离婚。

家庭治疗师可以预见到人们对于改变的矛盾心理。关于改变的痛苦挣扎是任何关系中不可避免的部分，即便在治疗环境下。如何激发新的行为方式并且终止旧的行为方式是所有治疗过程的中心问题。在接下来的部分，我们将对治疗中常见的"受阻"源进行阐释，并提供相关的思考和处理方式。

理解来访者对于改变的矛盾心理

新手治疗师需要认识到所有来访者对于改变都怀有某种矛盾心理。幸运的是，前来接受治疗的来访者通常愿意尝试新的事物，或是将精力用在与以往不同的方面。治疗师对来访者或家庭的全情参与也能够带来和促进改变。然而，真正发生变化，可能并不受要求改变的人们的欢迎。所有人都具有走老路的惯性——这便是自稳态。熟悉的，就是舒适的。

当然也有一些外部因素，会成为治疗的掣肘。例如，家庭或许对治疗极有热情，却受到严重交通不便的限制。家庭也可能因为工作过于繁重而没有时间，或是没有足够的经济条件来支付治疗费用。所有这些限制都会造成治疗的困境，但是这些会被视为抑制治疗进程的外部条件，而非阻抗。

阻抗是治疗正常的组成部分，并不是意外情况。在遇到阻抗时，年轻的治疗师有时会认为这是自己的失败。为了能够更加通透地阐述来访者的阻抗，我们需要一个明确的定义。我们使用的是来自于 Anderson 和 Stewart 的著作《征服阻抗》（*Mastering Resistance*，Anderson & Stewart，1983）中对于阻抗的工作定义：

> 阻抗可被定义为治疗系统中所有阻碍家庭治疗目标达成的行为。治疗系统包括所有家庭成员、治疗师以及治疗进行的背景条件，即进行治疗的机构或代理部门。当阻抗出现且治疗系统中的这三方对其通力合作时，阻抗极易成功，也就会最终导致家庭治疗的中断或失败。

不同的理论取向对于来访者的矛盾心理和阻抗有着不同的标定。例如，结构家庭治疗认为家庭不愿根据成员发展性需要的变化来调整自己的结构是阻抗的体现，而代际家庭治疗则会认为阻抗是家庭处理原生家庭中未完事务的一部分。无论是在哪种情况下，阻抗都与改变相伴随。在了解阻抗的定义之后，治疗师需要清楚自己的理论取向以及家庭的治疗目标，从而能够向家庭正确地解释阻抗。阻抗是治疗领域的固有组成部分，因此不能将其视为失败，而应将其视为治疗工作中必会发生的部分。

来访者系统害怕改变是因为这是某些新的而且无法预料的东西。例如，有位来访者是一位酗酒的单身母亲，她来治疗的原因是她孩子的学业问题。若这位母亲不愿思考自己的酗酒行为（通常在治疗的随后阶段就会检查的问题）对孩子学业问题的潜在影响，我们就将遭遇阻抗。来访者系统的阻抗也可以是婚姻治疗中的一对夫妻，即便已向他们提供了新的互动方式且已在治疗中进行练习，他们却仍在会谈的间隔期继续维持着虐待的互动模式。改变旧的、舒服的应对和沟通模式是具有威胁性的。对于来访者而言，改变后的未来是未知的。

治疗师可以通过识别矛盾心理为来访者提供显著的情感支持。言语上认可改变是困难的、易引起惊慌且不舒服的过程。同时，将阻抗"扔还给来访者"是重要的使阻抗消散的方法。告诉来访者，"你改变得太多了"，或是"你前进得太快了"，或者"肯定有其他更为重要的问题阻挡了你尝试新事物的道路"以及"旧的方式也可能不是那么糟糕"，这些能够卸除治疗师身上的压力，并且允许来访者重新评估想要获得成长的领域。

尽管本节关注的是来访者对于改变的矛盾心理如何导致阻抗，然而上文所述的对于阻抗的定义也表明了阻抗还可源自其他因素，例如治疗师本人因素或机构的背景因素。治疗师引发的阻抗可以是由于其所追求的治疗目标与来访者想要工作的点不相符。治疗师还需思考机构的因素如何作用于治疗系统中的阻抗。要真正了解阻抗，治疗师需要全盘考虑三方面的因素及其互相的作用。

治疗师—来访者之间计划和时机的不匹配

阻抗可以源于治疗师目标和家庭目标的不匹配。特别是家庭治疗的新手治疗师，怀着满腔热情开始工作，常希望自己能够"改变世界"和"修正"家庭。治疗师—来访者之间的不匹配在治疗师开始引导来访者走向他们并不想要的方向时变得尤为明显。例如，一个 10 岁的女孩因为在学校和家里长期撒谎而被她的单亲妈妈带来治疗。治疗师在解决问题的过程中，将关注点放在邀请孩子的爸爸参与会谈，而这位父亲在女儿的一生中只来看望过她五次，最终这位母亲也不愿继续接受治疗。当治疗师更多地关注于自己所抱持的理论观点或是自己内心的计划，而不是与来访者的工作关系时，治疗师—来访者的不匹配情况将更易发生。

除了清晰了解来访者和治疗师想要的改变类型，干预的时机也必须予以考虑。家庭治疗强调，需要有意地安排何时特定的任务需要完成，以及应将谁纳入改变之中。这些问题在整个治疗过程中需要重复思考。再婚夫妻首先需要解决双方的差异，发展出更好的沟通技巧之后，才能邀请前妻进入治疗来共同解决上大学的女儿的问题。如果在再婚夫妻解决好自己的冲突之前就引入前妻，那么治疗师将会遭遇阻抗。为了有效推进治疗，治疗师必须能够处理好治疗计划和干预时机匹配的重要问题。

　　避免来访者与治疗师之间对于治疗走向预期不匹配的一个办法是，定期评估来访者对于治疗走向的感受。例如，可以询问来访者，他们认为治疗中最有帮助的是什么，以及最没有帮助的是什么。定期与来访者确认这些问题有助于揭示不匹配的情况是否正在发生，同时给予治疗师一个机会来做出必要的调整。

对来访者指导性上的匹配程度

　　阻抗的另一可能来源在于治疗师的指导性与来访者不匹配（Beutler, Harwood, Michelson, Song, & Holman, 2011）。部分来访者喜欢治疗师直接给出如何改变的建议或指导。这些来访者对于治疗师指导的依从性较好，例如完成家庭作业。

　　然而，另一些来访者则会消极抵抗或是积极反对治疗师的建议。治疗师需要想到的一个可能性是来访者不喜欢被告知该做什么，而这可能是阻抗的潜在根源。例如，杰伊告诉他的治疗师，他讨厌在治疗中被布置"家庭作业"，因为这会让他想起自己孩子阶段由于没有完成学校布置的作业而与父母之间发生的争吵。此类来访者通常对更为间接一些的治疗方式反应较好，要绕开他们对于被告知做什么的阻抗。

　　悖论干预或许是一种有效的干预方式，因为来访者要么通过改变来抵制治疗师，若是继续原有的行为方式则就要接受治疗师对于问题的建构。罗德里格斯一家已经进行了三次会谈，但是父亲一直没有参加。父亲拒绝参加治疗，并且声称治疗是浪费他的时间，他的工作如此繁忙。然而，他总是询问家庭其他成员会谈的内容，并且想要了解其他成员正在做出哪些改变。在连续几次邀请他参与会谈之后，治疗师建议告知父亲，短时间内，不会再邀请他参与治疗了。同时，其他家庭成员被告知不要与其谈论会谈中的内容，但是允许他对此抱有好奇。然后告诉他，他可能会在会谈中被谈到。

运用该悖论干预是由于罗德里格斯先生表现出了阻抗，而且可以断定他对治疗不会有依从性。因此，他被告知不会再邀请他了。由于他早已选择不参与治疗，所以如果罗德里格斯先生接受这个决定，那么任何变化都不会发生。然而，罗德里格斯先生表现出了对于会谈内容的兴趣。基于他的好奇同时又感觉被排除在外，那么他就有可能想要参与会谈。此时，罗德里格斯先生或许会抵制治疗师对于他无法参与治疗的判断，而坚持他应该参与治疗。

治疗师进行干预的迟疑

另一项使治疗"受阻"的关键领域在于治疗师对于采取干预的迟疑。治疗中的对话原则与日常礼貌谈话中所使用的原则不同。那些在非正式对话中看似是打断别人的行为可以是治疗中的干预手段。某些来访者会持续地说话，却缺乏清晰度。治疗师可能需要介入，帮助他们重新聚焦或将他们拉回轨道。在干预时，治疗师需要找到帮助来访者重新定向且保持延续性的机会。

有时，受训治疗师一直要到弄清所有事情后才敢开始干预。缺乏经验和焦虑会导致新手治疗师收集过多的信息或花费过多的会谈次数在未聚焦的事情上。来访者需要在治疗的早期阶段体验到一些进展，不然，他们将不会继续接受治疗。一种方法是在治疗早期就为来访者提供某些治疗性的"礼物"，甚至是在治疗方向确定之前。这些礼物包括正常化、重新赋义、放大家庭中的良性互动，或者是对来访者寻求帮助的勇气的肯定。

同时，在两到三次会谈之后，治疗师需要使用第五章中所述的临床推理过程来理解主诉问题并且聚焦到可能的干预方法上。一旦完成这些部分，你所需做的就是跳进去尝试。

治疗师缺乏概念化清晰度

另一项在治疗过程中常见的由治疗师引发的问题是治疗师缺乏如何进行案例概念化的清晰度。这个问题的一种表现形式是治疗师绕着来访者所说的具体内容打转。作为家庭治疗师，我们的目标在于更多地聚焦于过程而非内容，我们要帮助来访者改变其与他人以及问题联系的方式。因此，我们要观察家庭的互动过程并对其进行反馈，从而实现对于过程的关注。随着治疗经验的增加，这个过程会变得更容易。

缺乏概念化清晰度还可源于治疗师没有试图将理论用于个案，或是在应用理论时缺乏一致性。新手治疗师总是急于将课堂所学用在治疗上。在建立关系和评估阶段之后，治疗师可能会采用"一揽子"的方式进行干预。例如，约翰和琼在一次决定取消订婚的争吵后来到治疗室。他们从高中阶段就开始交往，然而临近婚礼，他们以及他们纠缠的家庭在婚礼计划上出现越来越多的紧张感——双方对于婚礼的风格和预期不同。治疗师在头两周对小夫妻俩的沟通和问题解决技巧进行工作，但是之后转向了结构化的观点来处理母女之间的紧密关系。在接下来的那次会谈中，我们又发现治疗师鼓励对于哀伤的表达。尽管这些临床干预或理解没有一个是不正确的，但是治疗师已经丢失了对于理论观点、该理论下恰当的干预方法以及治疗目标的关注。当这类情况发生时，督导师经常会听到新手治疗师说"我迷茫了"。

你的理论取向将有助于决定你对特定来访者进行工作的中心治疗领域是哪个。情感、行为、认知或者关系领域都是治疗的主要领域。治疗师需牢记哪些领域会受到治疗的影响。例如，在体验式治疗中，情感领域需要得到重视。因此，如果一个家庭还没有做好准备允许悲伤感受的表达，那么治疗师将会难以对家庭中遭到冷落的孩子的感受进行工作。体验式治疗也要求家庭成员全部到场，以达成真实而诚实的自我暴露。如果被冷落的孩子未到场，那么治疗将是不充分的。相反，策略式的观点以行为序列为中心，他们可能认为对于叛逆的青少年的家长而言，当他们的孩子真的乖乖听从他们时，他们可能又会反对"追着孩子让他遵守规则"。因此，要让这个家庭发生改变，孩子是不一定需要在场的。

治疗师若能关注并且有意安排自己能够提供给家庭的东西，那么这将有助于来访者积极地应对自身的阻抗。丢失了治疗目标和治疗领域（根据他们的理论取向所定）的治疗师会让自己和来访者都感到挫败。由于每一个督导师都有着自身的治疗安排，若是新手治疗师从不同的督导师处获得有冲突的反馈，这也会使情况变得更加糟糕。

使治疗能够维持在促进改变的道路上的最有帮助的方式是在头几次会谈时设定清晰的目标，然后选择能够最好地实现这些目标的理论观点。有意识地去融合不同的理论通常是合适的；然而，需要对治疗目标进行排序——哪个最重要，哪个第二重要，哪个第三重要？这些问题需要在初始的几次会谈中进行处理。若是没有对目标的优先性进行排序，那么治疗安排对所有人都会是不清晰的。

改变和接受

来访者与治疗师若是对于能够改变哪些东西抱有不切实际的期望，那么治疗也可能因此受阻。治疗师（以及来访者）工作的出发点往往在于为了改善来访者的生活，必须发生某些改变。然而，并不是所有的事情都可以改变的。例如，个体的气质或人格较难发生变化，至少是难以达到显著的变化。与此类似，对于某些来访者而言，与精神疾病或身体疾病的长期斗争就是个事实。在不可能发生改变的地方追求改变必然导致挫败，致使治疗受阻。因此，治疗师和来访者都应对改变的前景持理智的预期。

《宁静祷文》（the Serenity Prayer）教导我们去接受无法改变的事物，

有勇气去改变能够改变的事物，有智慧去分辨二者。作为治疗师，我们的部分角色就在于帮助来访者了解可以改变之物和必须接受之物之间的区别。

当改变是不可能的时候，发展接纳之力要求从问题解决转换到学习如何更好地管理问题。帮助来访者找到应对问题的办法，包括自我照顾，则能够有助于减少痛苦。接纳还意味着对于问题有更深刻的理解和觉察。例如，针对精神疾病的心理教育能够减轻家庭及患者对于自身的消极归因。梅森是一个 12 岁的男孩，因注意缺陷 / 多动障碍而一直学业表现不佳。由于学业上的困难，梅森认为自己极为愚蠢。他的治疗师——肖内尔——帮助他意识到他的学业困难是因为注意缺陷 / 多动障碍而不是愚蠢。由于梅森喜欢汽车，肖内尔就用了汽车的比喻，无论再好的汽车，如果其中的某个发动机坏了那它都没法开得快。她帮助梅森意识到由于注意缺陷 / 多动障碍使他难以维持注意力，这个才是问题，而不是他的智商有问题。

反移情：治疗师的问题如何产生影响

莎伦是一位 25 岁的实习治疗师，她在一家家庭服务机构工作，主要工作对象是青少年和即将成为青少年的孩子。她对自己的工作感到满意。某个下午，莎伦遇到一位母亲，她的女儿刚 7 岁。这位女士对孩子极为苛刻，并对自己的女儿抱有不切实际的期待。莎伦认为这位母亲希望女孩事事"完美"，而她感到自己需要保护这个孩子。她认同这个小女孩，并且注意到这位母亲的挑剔和要求唤起了她与自己母亲之间关系的记忆。认识到这层联系后，莎伦能够将自己从与这位母亲的权力斗争中解脱出来，并且在接下来的会谈中保持冷静。之后，她寻求了督导，并在督导的帮助下区分了自己对于这位母亲的反应和对自己母亲的反应。

上述过程在治疗中极为常见，源于分析性取向治疗的术语"移情"和"反移情"。这些过程常受到家庭治疗教科书的忽视或重新命名，但它们与

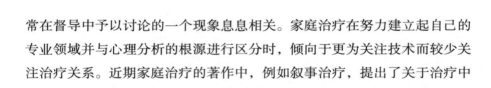

常在督导中予以讨论的一个现象息息相关。家庭治疗在努力建立起自己的专业领域并与心理分析的根源进行区分时，倾向于更为关注技术而较少关注治疗关系。近期家庭治疗的著作中，例如叙事治疗，提出了关于治疗中人际背景的重要问题。确实，自我和家庭都是在人际的舞台上得以塑型的。

用非常简单的话来说，移情指的是由来访者带入治疗关系的人际材料，而反移情指的是治疗师带入治疗关系的人际材料。客体关系理论将这些成分视为治疗的基本工作领域，因为通过移情，来访者在治疗中再现了其情感、行为和认知方面的问题，而这些内容可在治疗中重新获得成长。反移情，则应在个体内部予以监管，而在人际间予以运用来促使治疗性进展的产生。

无论所使用的术语是什么，治疗过程的一部分（特别是当治疗维持一段时间后）必然涉及过去的感受、行为和认知在当下治疗环境下的重现。例如，一位单亲妈妈因抑郁前来治疗。在几周的工作中，治疗师共情了她当下的境况，并且鼓励她动用生活中没有得到充分使用的资源。然而，来访者变得更为安静，偶尔会说，"我知道你肯定马上要对我发火了，但是……"来访者预期治疗师将会像她母亲曾经表现的那样对她做出反应——苛责她，对她缺乏进步表示失望。

感受、想法和认知也可以源于治疗师的过去。在督导实习学生时，我们几乎每周都会听到这些话语，"我觉得在会谈的部分时间里，我的爸爸（妈妈、男朋友或前任男友）就跟我一起在这个屋子里"。

应对移情和反移情，最重要的是正常化治疗中的个体反应。在夫妻或家庭治疗中，这些现象发生的概率远不如个体治疗来得高，因为在夫妻或家庭治疗中，有多个人可以担任投射认同的对象。也就是说，有其他人，而非治疗师，可以被当作个体自身背景中的重要他人。

一些常见的但是各不相同的主题可在这个过程中得到理解，包括无助、控制以及性。多数时候，当系统中存在某些形式的焦虑时——对于任何改变过程的正常反应，这些主题就可能出现。部分来访者呈现出"快帮帮我的"哭喊，其强度远高于"我需要帮助"；这些来访者总是展现出受害者的姿态，即使他们已不再受到伤害了。治疗师常见的反应是感到被来访者所淹没。例如，某位实习治疗师评论说，"我发觉自己不时打电话给这个家庭，甚至在睡觉前都在担心他们。他们实在太耗心力了。"

在我们的工作中，确实有许多来访者正处在巨大的痛苦之中，需要大量的帮助，因此悯惜的反应是我们工作的一个部分。然而，良好的治疗需要建立工作关系，在这种关系中，系统中的每一位成员都共享治疗的进步。若是没有这个工作联盟，来访者将会阻滞在受害者的位置，而治疗师将会被来访者系统"消耗殆尽"。在治疗中，若是无助感的主题持续存在，那么就需要对治疗中每一位来访者的责任进行回顾和澄清。

当系统中的某一位成员命令或指导其他人治疗应如何或是不应如何进行时，那就代表着出现了控制权的问题。若是来访者试图争夺掌控权，那么治疗师将会感到被挑剔或无法胜任。特别是年轻的治疗师通常都需要来自来访者的赞同来证明自己能够胜任。与一位颐指气使且挑剔不满的来访者一起工作，常导致治疗师难以集中在促进改变的主要工作目标上。更甚者，治疗师可能会被诱导像其他家庭成员一样反应，或许这些反应是被动的。但对于治疗师来说，重要的是了解自己的局限并且主动地解决它们。新手治疗师需要能够自如地坦诚自己还是新手。只要治疗师有坚实且支持性的督导作为后盾，那么这就较为容易解决。

治疗师可能会在无意间参与到控制权的争斗之中。想要"统筹负责"的内部压力会损害治疗师与来访者分担促发改变工作的责任的能力。与此同时，看似矛盾的关键点在于，寻求控制权的个体需要被"重新解读"为最为脆弱或最没有控制感的人。控制的个体通常是具有强烈需求的个体，需要予以小心的对待。如果治疗师发现自己具有需要控制权的风格，那么对这种态度的根源进行探索就非常至关重要，因为这是促进与家庭建立更具治疗性的联盟关系的前提。

第三个主题是性。特别是在有不同性别的治疗关系中，浪漫的或带有性欲的信息可能会通过言语或非言语的方式引入治疗会谈之中。治疗师可能会受到此类信息的吸引或恐吓。许多实习生透露他们曾出现过与来访者的性梦。在性主题上有几个重要方面需要注意。首先，性别因素是所有人类关系的一个方面；这是不可避免的。其次，部分个体会将这些性别因素性化，特别是当他们曾遭受虐待或在这方面的需求较强时。最后，来自原生家庭的情绪传承将会影响该问题在治疗关系中进行处理的自在程度。

作为一项普适的原则，寻求治疗或同辈咨询是职业发展的必要组成部分，无论治疗师已具有多少经验。当治疗师原生家庭的问题与来访者的问题不期而遇时，治疗工作将会"加重"。所有治疗师在其工作中都有软肋，但是在我们的工作中运用我们自己最为脆弱的部分能够较大程度地增强和丰富治疗效果。

最后，在特定原生家庭经历的背景之下，认识到自己所擅长的工作类型能够为治疗师提供对自身优势的坚实聚焦点。自我认识是一条贯穿一生的道路，而我们的职业将会为这条道路带来美妙的风景。

取消预约和爽约

一位 19 岁的来访者因抑郁而接受治疗，他因为要参加工作面试而缺席了一次会谈；他忘了打电话给治疗师取消这次预约。一位年轻的青少年来访者因为睡过头而没有在上午的预约时间出现，她责怪妈妈没有提前叫醒她。一个正在为了两个孩子的焦虑问题而求诊的家庭开始不断取消和重新安排预约时间，最终导致 4 周内没有一次实现会谈。

取消预约和爽约能为治疗师提供重要的信息，必须予以重视和评估。由于系统式思考设定治疗工作具有关系性的本质，因此取消预约和爽约需要从关系性的角度进行解释。两种情况下，治疗师都需要做出反应，通常是通过电话，来决定爽约或取消预约的隐含意义。有些时候，其意义是非常具体而实际的：仅仅是错过了预约时间——"我在路上时轮胎爆胎，来不及按时修好它"。此时，重新回顾对于取消预约和爽约的规定非常有用，可以澄清误解。多数机构都有 24 小时取消制度，也就是说来访者若是未能提前 24 小时告知取消，那么来访者将为这次预约买单。这项规定在紧急情况下可以不生效；但是，需要对"紧急情况"做出定义。

爽约或取消预约提示着需要对治疗过程进行重新评估。对于治疗目标的评估应贯彻整个治疗过程，来访者自身在目标评估中应有所参与。但是当来访者无法参与时，他们可能会通过取消或者爽约的方式来表达自己的不满。例如，夫妻前来治疗是为了减少争吵的次数。这个目标通过鼓励充分的沟通技巧，如"我"的陈述方式和积极倾听，部分得到了解决。在得到一些解脱之后，这对夫妻开始取消或者不断地调整预约时间。治疗师提出安排一次重新评估会谈，来讨论治疗是否满足了夫妻的目标以及是否需要结束，还是拉长会谈之间的间隔，或者需要达成另外的治疗目标。在重新评估过程中，重要的是设立合作的基调，因为来访者和治疗师的目标通常是不匹配的。

取消和爽约还可能提示着来访者系统中的部分成员对治疗进程有所质疑。例如，抑郁的青少年开始能够更加坚定地表达自己的需求，有时甚至可能出现喊叫，而其他的家庭成员开始怀疑治疗是否在往好的方向引导，因为这"并不是我们想要的行为"。取消预约和爽约可能只是反映了系统对于改变的矛盾心理。

爽约和取消预约也可能源于治疗联盟的破裂。这种情况特别容易出现在有原生家庭问题的来访者身上，如有被抛弃感，或是符合二轴诊断的来访者，如边缘型或回避型人格障碍。部分来访者对于治疗师在家庭会谈中的立场极为敏感，治疗师肯定另一个家庭成员就意味着否定自己。于是，来访者通过爽约或"忘记预约"来间接地表达。再次，可以根据治疗师的理论取向，对来访者这部分的反应进行或多或少地探索。在不断前进的过程中，所有治疗师需要确定治疗联盟的稳固性，来获得治疗的成功。

缺乏动机的来访者以及生活缺乏稳定性的来访者，更容易取消预约或爽约。可以预期，被强制要求治疗的来访者只会不定时地参与治疗。由其他治疗师转介而来的来访者也可能因心存怀疑而爽约，直至他们与新的治疗师建立起治疗关系。对于来访者的动机水平和对治疗的需求持有符合现实的预期能够帮助你更为有效地管理案例负担。

取消预约和爽约也可源于现实困境，特别是在社交和经济上存在困难的来访者。例如，来访者需要在为治疗付费还是偿付生活用品或租金之间做出抉择。无法获得交通工具也可能限制来访者参与治疗的能力。对于治疗师而言重要的是，对这些现实性的局限时刻保持敏感，并且与来访者协商如何增加其资源来维持治疗。每周一次的治疗安排并非是因为这样的安排具有什么魔力。这个形式是从早期每周三到五次的分析性干预工作传承演变而来的。系统式干预可以更有创造性，以部分家庭治疗师（米兰小组）所采取的方式为例，他们可能一次就对家庭进行几个小时的高强度工作，之后隔几个月才再会见家庭。

关键点在于，治疗师需要主动参与理解来访者爽约或取消预约的含义，并且对这些含义进行治疗性的处理。

其他家庭成员难以参与治疗

没有在治疗中现身的家庭成员，其缺席的原因有以下几种。第一个需要探索的领域是家庭成员之间的沟通。他们有否被邀请？关于这件事，家庭成员之间是如何讨论的？有时，治疗本身可能成为家庭争吵的一个源头，致使它成为家庭的问题而非解决问题的媒介。每个家庭成员都可以决定自己是否参与治疗，在家庭决策过程中行使部分权力。若是家庭成员陷入了权力争夺之中，那么治疗师作为中介进行干预来邀请成员进入治疗会有所帮助。治疗师与不愿参与治疗的成员取得电话联系能够为其建立起通往治疗的桥梁。

家庭成员不参与治疗可能是因为他们认为自己没有问题。夫妻一方希望进行治疗，而另一方持不愿或矛盾态度的情况并不罕见。不愿的一方通常感到自己并没有问题，因此"为什么我要去"处理这种情况的有效方式是，治疗师提示不愿参与治疗的一方，他的观点非常有价值，而且也可以提供重要的相关信息，这些无关乎谁才是有问题的那个。对于部分来访者而言，以下的解释能够安定其心：你并不需要是创造问题的一环，但是你依然可以是解决问题的一环。更进一步，治疗师也可以向犹豫的来访者指出，他们才是自己故事的最佳讲述人。缺席或许就意味着他们的声音无法被听到，他们的立场被误解。

部分家庭成员不愿参与治疗是因为他们对家庭其他成员有所不满。在一些情况下，在将所有家庭成员一起引入治疗之前，首先对子系统进行工作，并使他们得到有效融合将会有所助益。在部分家庭中，聚在一起进行直接沟通是个罕见现象，因此需要通过几个会谈，先助其达到较高的交流水平。

不愿参与治疗的来访者也可能是对治疗的价值有所怀疑或曾有过负面的治疗经历。他们先前的经历和对于治疗的看法需要得到探讨和理解。建议来访者先只参加一次会谈便有助于处理这种情况。那么，在这次来访者参加的会谈中，治疗师应向来访者提供发言的机会，并保证他的话能够得到他人的倾听，同时他也将听到其他成员的想法。这次会谈的关注点应在于提供一个安全的交流场所，而不是做出改变。一次积极的体验或许就能为犹豫的来访者打开愿意参与未来治疗会谈的大门。

治疗师需确认自己是否不愿其他家庭成员参与治疗。对于治疗师而言，个体治疗更为简单易行，因为只需要与一个人建立关系。而对一整个系统进行治疗，其挑战性更高，因为你必须与系统中的多个人建立关系，而每个人又有着极为不同的立场和需求。当多个人身处一屋时，掌控整个会谈就不只是一项挑战。然而，在治疗中包括家庭成员能够让你更易触及和改变关系模式，而这些关系模式或许正是解决问题的关键。

秘　密

部分治疗师喜欢个体治疗的"纯净性"，因为它大大简化了临床契约。然而，系统取向的治疗师认为治疗中涉及的人员多于一人是改变的有力资源。伴随这种力量而来的就是保密性的问题和由于秘密而可能产生的潜在问题。对于系统式治疗师而言，所需要了解和避免的最为重要的内容就是共谋的陷阱，或是在治疗中重新建立起与致使来访者前来治疗的关系模式一样的关系动力。

接下来的例子将会展示共谋是如何产生的。一位焦虑的来访者给你打电话预约治疗，目的是谈一谈她的丈夫。你单独会见了这位女士并倾听了她的故事。期间，她告诉你，她在过去的 5 个月内与一位家庭友人发生了婚外情。她认为她的情人想要结束这段关系，而她不知道接下来该怎么做。"当然，一部分的我希望我的婚姻能够完美，所以一定不能让我的丈夫知道这件事。所以我希望你能够保证当我把丈夫带来做婚姻咨询时不透露这件事。"若是治疗师快速地再次保证来访者的信息是保密的，并且立即开始婚姻治疗，而没有对秘密可能导致的影响进行工作，那么此时共谋就产生了。更为重要的是，由于治疗师没有探讨秘密可能如何影响临床工作，因此他可能会错失一部分对于来访者而言重要且有力的信息。就像阻抗一样，共谋就产生了。治疗师应明确并且主动参与对于相关信息的掌控。若不如此，那么治疗师的工作将会束手束脚。

部分治疗师处理这个困境的方式是不允许任何保密性信息的出现——所有的会谈都是全家参与的，所有的电话接触的内容将会在下次会谈时详细阐述。部分治疗师则尊重信息的保密本质，因此在部分情况下决定对信息保密，但前提是不会对治疗工作产生影响。部分家庭治疗理论认为秘密一贯是造成不良后果的有力因素。鲍文理论可能会将秘密视为在之后引发病理反应的因素；因此，揭示任何秘密都具有治疗性。其他的理论，例如情感聚焦治疗，可能对于过去真相是如何管理的并不感兴趣，而是只关注治疗会谈中情感和行为信息的诚实分享。

再次，治疗师需要明确自身的理论关注点以及维持治疗联盟所需要的内容，从而能够有建设性地处理家庭的秘密。

应对我们不喜欢的来访者

或早或晚，你总会遇上自己不喜欢的来访者，这是所有治疗师都会遇到的问题。不幸的是，不喜欢来访者可能会通过影响治疗联盟的形成而破坏治疗。若是治疗师不喜欢夫妻或家庭中的一员，它会导致治疗师没有像宣称的那样平等地对待每一方。治疗师不喜欢某位来访者的原因可以是各种各样的，这也就要求他们有不同的应对策略（Linn-Walton & Pardasani, 2014; Williams & Day，2007）。例如，治疗师不喜欢的来访者可能有挑战其能力或信誉的，威胁其情感或生命安全的，以及没有什么改变动机的。

治疗师不喜欢来访者的另一可能原因是出于反移情的因素。来访者是否让你想起了生命中某个与你关系不好的人（如父母、兄弟姐妹、其他重要的人物）？或是，这位来访者对某些人造成的伤害（如儿童虐待、家庭暴力、无法生育），让你想起了自己的类似经历？来访者属于某个你不喜欢的群体（种族或民族、性取向、宗教信仰等）？若对上述问题的答案是肯定的，那么这就意味着存在反移情的因素，这需要在督导或者自我体验中予以解决。在更为极端的案例中，转介给其他的治疗师或许是最大化来访者利益的方式。

在许多案例中，对于来访者的不良感受具有诊断意义，能够提供重要的评估信息。例如，如果你感到被一位来访者激怒，因为她在不断地指责他人，那么这能够帮助你识别出来访者的外部控制源较弱。易激惹且挑剔的来访者可能正承受着抑郁的折磨。在另一种情况下，你会发现你与来访者的动力关系呈现出与其在夫妻或家庭中与其他人的动力关系相平行的模式。对潜在的临床问题或平行过程予以识别通常能够使你更加客观地看待来访者，减少对来访者不喜爱的感觉。

我们对于来访者的感觉也会受到他人对来访者的看法的影响。他人对来访者的负面感受也会影响我们对于来访者的看法，特别是当我们在见到来访者先前听到了有关于他的负面评价时。相反，从喜欢来访者的他人处了解来访者的优点能够对治疗有所帮助，因为这么做能够使我们了解来访者某些被我们忽略了的优点。

治疗师对于来访者的初始反应可能是焦虑或不喜欢，但是随着对于来访者问题的深入了解，治疗师可能改变他的观点。一位总是生气或指责他人的人，在其强悍表面之下的可能是恐惧、受伤或被拒绝。自尊极为脆弱的个体会发展出相应的补偿方式（如变得非常自恋），使得他们很难相处。来访者会在最初阶段给自己配备上防御盾以此来帮助自己应对治疗过程带来的恐惧和焦虑。有这样一位来访者，40岁，男性，在他第一次会谈时就宣称治疗师有三次会谈的时间来让事情好转，要不然他就停止治疗。来访者的宣告其实是他维持控制权和处理焦虑的方式。在初始阶段，治疗师应加入来访者，帮助他感到安全，并且重复确认他拥有对于改变过程的主控权。一旦这点得到确立，他才愿意更多地暴露自己的问题。当他感到被治疗师理解，并且感到能够影响治疗过程时，那么时间表将不再成为问题。

其他一些方式也可以帮助你应对不喜欢的来访者。积极寻找来访者的长处能够帮助你抵御对其的负面感受。在某些案例中，不良的特性（固执）可被重新赋义为积极的品质（毅力）。有时，治疗师因来访者伤害他人的问题（如儿童虐待、家庭暴力）而受困于对其的不喜爱之中。在这类情况下，将来访者的人与他的问题区分看待将会有所帮助。有一句话阐述的正是这个哲理："上帝憎恨罪恶，但仍热爱有罪之人"。将人与其问题分开看待能够使人对他怀有慈悲，同时避免对其行为的破坏性的忽视。你也可以通过了解他的生活来发展出对来访者更多的共情。通常，你会了解到以往的挑战、生活经历以及其他环境因素如何造就了来访者今日的行为。了解个体多代际的背景特别有助于产生对于来访者更多的（并且更具共情心）的理解。

若是你陷入了对来访者喜爱与否的困扰之中，我们也推荐你寻求督导。你的督导师可能会提供针对来访者的不同观点。在许多案例中，治疗师不喜欢的个案通常也会是难以治疗的案例。你的督导师可以为你提供一些如何处理困难案例的建议，这将会减少你面对此类来访者时的挫折感。

治疗机构的影响

通常来说，机构和组织的建立与发展是为个体的需求服务的。关注个体的机构和组织在进行夫妻和家庭的工作时，需要做出调整以适应不同的认识论，即系统式思考。例如，机构是否允许治疗师记录"家庭档案"，还是必须对每个家庭成员进行单独的评估——即给出诊断或心理状态测评？机构是否有熟悉家庭治疗理论和实践的高级督导？从实际层面上看，机构所提供的房间是否足够大，或者是否能够提供晚上或周末的工作时间以满足家庭的需要？若是没有考虑这些问题，那么机构的组织架构可能就会对家庭治疗的效果产生影响。

在开始工作之前，新手治疗师需要了解所处机构对系统取向治疗的认可程度。这样，治疗师才能积极地设定自己的预期并促使机构改变。正如实施良好的治疗一样，治疗师需要了解谁对家庭治疗持支持态度，将机构作为一个整体探索家庭治疗在其中的位置。当机构需要做出明显的改变时，治疗师应愿意作为变革过程中能够起到帮助作用的协助者，例如帮助编辑和审核预约表。在阐述了你处理案例的方式之后，提出你对于案例的观点或不带防御性地询问其他理论流派的反馈。如果你在机构中是独行侠，那么请在机构外寻找家庭治疗的支持。

有趣的是，阻抗最强的案例往往出现在所有系统——来访者、治疗师和机构——集体受阻的时候。这被称为同构现象，指的是在一些系统中出现相似的关系结构。来访者、治疗师以及督导系统自治疗开始就已存在。由于系统可在多个水平重塑自己，而且新手治疗师在多个系统中均有涉及，因此很多时候，一个系统水平的问题可在另一水平中看到。例如，一位妻子陈述的问题是感到无力改变其丈夫。治疗师尝试了多种干预手段去帮助她以不同的方式应对她的丈夫，但是她仍维持着旧有的方式。督导师指导治疗师对这位女士采用不同的治疗方式，但是治疗师仍想要在接下来的几次会谈中继续使用现在的方式。而我们在这三个系统水平之中看到的是同构现象或跨系统间出现了相似的互动类型。同构有时是积极的，但是它更多的是治疗关系受阻的预示因子。接下来，请看卡尔，一位家庭治疗师，与他的来访者鲍勃的故事。卡尔在他的工作机构中遇到了一些困难，而这反过来对鲍勃的康复过程产生了直接的影响。

鲍勃，一位 32 岁的高加索男性，非常不情愿地同意参加住院物质滥用干预项目。他的妻子威胁要离婚，同时他的雇主也提出由于酗酒而导致的矿工已严重影响鲍勃的工作表现。鲍勃认为自己仅在消遣时饮酒，并且能够掌控自己的问题。他确实同意自己不应在工作日喝那么多，但认为自己能够控制饮酒量。他甚至曾经"几次完全戒掉，大概 2 到 3 个月的样子"。他认为妻子应该更加理解自己的工作压力，并且关注于她自己的问题。他对于失去工作的担心和妻子的激励使他参与了治疗项目。他表现得非常刻薄，而且对自己不得不去那里而感到愤懑不已。他宣称，自己会参与一段时间，因为他答应了妻子。当被问及治疗目标时，他说，"我仍然在试着弄清我为什么会在这里以及谁到底应该为此负责。"

鲍勃的治疗师是卡尔，一位 40 岁的高加索男性，婚姻和家庭治疗师。他是一位康复的酒精成瘾者，已在物质滥用领域工作了 7 年。他成功戒酒 12 年。卡尔是一位非常尽心尽责的专业人员，他认为 12 步项目和心理治疗的结合能够帮助来访者达成戒酒。他每天工作很长时间，并且对自己的工作极为满意。他认为即使"时间有限且酒精成瘾问题很复杂"，但他对于可以通过治疗得到怎样的成果有着现实的图景。

卡尔已处理过多个与鲍勃类似的来访者，他们开始时都表现出高强度的阻抗并且"否认自己问题的严重程度"。卡尔预期鲍勃的敌意会在开始参与一些小组会谈并且接受自己的问题后逐渐消散。

在他们的初次会谈中，鲍勃的部分愤怒直接指向了卡尔。鲍勃坚称卡

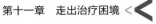

尔无法真正理解自己，认为卡尔唯一的目标就是将自己困在医院里来保住他的工作。卡尔的反应则是继续与鲍勃的愤怒维持距离，只是进一步询问鲍勃对于接受治疗的感受。卡尔的反应能够部分停止鲍勃的攻击，但是鲍勃在整个会谈过程中依然相当有敌意。在他们的第二次会谈中，鲍勃谈论了他的首次小组聚会。他首先刻薄地评价了几个小组成员，然后谈论了为什么他认为自己并不属于这里。治疗师进一步提问，想帮助鲍勃澄清对于两位小组成员的认同感，他们也对治疗过程有所质疑。卡尔在整个会谈过程的提问帮助鲍勃发现了自己对于治疗的部分恐惧。第二次会谈后，卡尔认为自己已开始与鲍勃建立起治疗联盟，治疗过程已经开始。

鲍勃的治疗在第一周进展良好。他很快开始喜欢和尊敬卡尔了，并且在良好地运用治疗过程。卡尔也对鲍勃的进展感到满意，于是开始小心地暴露他自己与酒精的战斗过程。卡尔在鲍勃身上看到了自己的影子，所以他觉得与鲍勃对话比与其他的来访者更容易一些。

在治疗进行一周左右时，卡尔开始对他的督导师和机构的部分政策感到不满。他需要完成越来越多的书面文件。医院对超时的限制变得更为严格并且制定了相应的政策来抵制超时。卡尔的督导师认为他对来访者的工作进行良好，但是他的案例记录没有做到位，必须在这个方面有所改进。卡尔认为他的督导更关注于保护自己的工作而不是提供高质量的关注，因此他与督导师之间就这个问题发生了激烈的争执。

当与鲍勃会面时，他仍处于对督导师的不满中。于是他开始在会谈中谈及了他在医院和工作中遭遇的部分挫折。这成了当次会谈的主要内容。鲍勃对于卡尔在工作中遇到的困难非常感兴趣，提出了许多问题。在会谈临近结束时，鲍勃提出他与自己的老板也有着相同的问题。

在他下次的小组聚会中，鲍勃宣布他将离开治疗项目。他称自己已经了解到这个项目"并不重要"，并且他"不属于那儿"。

对于新手治疗师或是任何治疗师而言，关键在于当同构过程产生时能够予以识别。没有经过确认的同构会对治疗产生致命的影响。若是能够对同构有所识别，那么随之而来的是更加有效地促进来访者改变的能力。

机构造成治疗受阻的另一方式在于严格依从某种治疗模型。由于某一特定治疗框架在治疗特定问题或人群上表现良好，所以机构或组织就坚持使用这一框架。在其他情况下，也有督导师，而非机构，坚持必须使用某一模型来进行工作。尽管特定的模型在治疗特定人群或一般性问题上表现良好，但是仍可能无法满足部分来访者的需要。若是遇到这种情况，你需要声明为何你的来访者需要不同的或是调整过的治疗方式。你的督导师或机构更愿意接纳的方式或许是，你对治疗计划进行调整，保留原有治疗模型中的多数关键元素。若是你评估无法调整机构要求的治疗方案来满足来访者的需求，那么你需要考虑转诊。

督　导

许多常见的阻碍会对治疗的成功产生干扰，特别是新手阶段。得以移除这些阻碍的关键在于愿意从失误中学习，并且对新的知识持开放态度。支持性、安全的以及"实战数据"的督导（使用录像或是直接观察）能够为新手治疗师提供至关重要的知识，帮助新手治疗师规避问题，脚踏实地地做好治疗。

理想的情况是你能够获得一位有着丰富临床和督导技能的督导师的督导。例如，由美国婚姻与家庭治疗协会认证的督导师就专门接受过关于督导的培训（包括对于督导的督导）。

尽管督导师的资质非常重要，但是你也必须愿意做好自己的工作以使得督导经历有价值。这就要求你愿意与督导师分享困扰你的问题和案例。对于你感到受阻或是挫败的案例，你需要乐意寻求现场督导或是观看案例录像。只愿意呈现自己满意的案例的治疗师将会失去成长和通过督导拓展自身的机会。尽管要呈现自己受困的个案不是件容易的事，然而这么做正是体现了你希望成长为一名治疗师的决心。同时，你也要记得很有可能你自己看待自己所做的治疗会比督导师和督导小组的同伴们更为负面。

　　提前准备好督导内容对于督导师和受督导者都很有益。准备好经过思考、切题的问题。如果你能够带着有聚焦点的、具体的问题前来督导，那么督导就会更有成效。例如，你或许提出需要关于个案概念化方面的帮助，或是关于如何更好地处理治疗中出现的某个主题。又或许你想要与督导师讨论个案对你造成的影响（如自信，反移情）。一般而言，问题准备越是充分，就越是能够得到有用且清晰的指导。

　　尽管一般来说，督导对新手治疗师有着不可估量的价值，但是它也可能面临一些挑战。在某些情况下，督导师提出的建议似乎不能说服你，与你所认为的来访者需要的有所不同。此时，相比于单纯就忽视督导师的建议，更好的方式是与督导师一起探索，为什么你认为督导师的建议并不能特别好地适用于这位来访者。对于你所提出的、能够更为清晰地理解来访者的反馈，多数督导师都会予以肯定。而之后你与督导师之间的对话就会走向新的、更有帮助的方向来讨论如何进行干预。

　　如果你正在接受超过一位督导师的督导，你可能接收到不同的甚至是有冲突的建议。在部分案例中，你能够凭你的临床直觉来解决问题。由于你在来访者身上花了大量的时间，你可能会拥有哪个方式更适合来访者的直觉。若是你没有出现哪个方式更适合的直觉，那么这可能是一个信号，代表着你需要进行进一步的评估。进一步收集更多的信息有助于澄清哪个概念化建构更加适合这个案例。你甚至可以将两种概念化建构都呈现给来访者，并从他们那里获得反馈：哪一种更为正确和有帮助。最后，你或许可以考虑将冲突性建议的这个问题带回给一个或双方督导师。这样你们就可以在督导中探讨每一种方式的优点和缺点，并且探索解决争论观点的可能途径。

　　如果治疗师和督导师之间没有良好的匹配，那么治疗师可能在督导中遭遇问题。治疗师和督导师之间的"匹配优度"可由多项因素决定。匹配度的问题可能源于督导师和治疗师案例概念化所依据的理论观点不同，也可以源于督导师的督导方式与治疗师需求的不匹配。例如，一个想要探索自我作为治疗师话题的治疗师可能会在一位主要关注理论和案例概念化的督导师那里感到挫败。督导师也可以在指导性和非指导性的、层级制还是合作制的，以及提供正性反馈和建设性意见之间的平衡等方面有所不同。上述以及其他因素都会对治疗师感觉督导师满足自己需要的程度产生影响。如上所述，你应该清晰地表达自己希望从督导中获得什么，这将有助于督导师做出必要的调整来更好地满足你的需要。如果可行，你也可以考虑寻找其他更为适合你的督导师。

自我督导提问

除接受合格的督导师的督导外，你应开始发展自身的自我督导技能。换句话说，你需要发展出自我反思的方法和问题，而这些反过来也可用于接受他人督导的过程。观看自己治疗会谈的录像有助于提供更客观的视角来审视治疗中发生的问题。通常，治疗师报告，若在接受督导前先观看自己的录像，就会获得对于自己工作的重要内省。

你也可以发展出一系列当案例受阻时有所帮助的自我督导提问——常导致治疗困境出现的问题核查表。表 11.1 列出了自我督导提问的一些范例。例如，治疗师因案例进展缓慢而受挫，当他根据核查表进行自我督导后发现，他一直比来访者更为努力。这能够引导治疗师去探索来访者的治疗动机或改变可能引发的潜在负面效果。通过这样的实用方式，核查表将会成为帮助你自己排除困难的有效方式。

表 11.1　自我督导提问

当感到受阻或遭遇来访者阻抗时，可以问问自己：
1. 作为治疗师，我是否比来访者更努力？如果是，那是因为什么？
2. 改变可能引发怎样的负面效果而导致我的来访者受困于此？
3. 问题是否有其积极功能或目的？

4. 我对来访者目标的评估是否清晰，来访者是否认为我正在为达成那些目标而努力？

5. 我有没有与来访者建立坚实的治疗关系？

6. 来访者是否认为治疗或治疗师是可信任的？

7. 我的挫败感是否来自我自身的个人问题？

8. 我的反应或回应是否与系统同步的？

9. 我是否恰当地平衡了改变的责任？（还是我更多站在了某方的一边）

10. 我是否确定了两个或三个关键的治疗主题或问题，还是我关注了过多的事情？

11. 我有没有对可能影响治疗和治疗关系的文化和背景因素保持敏感性？

利用研究和文献来走出困境

家庭治疗的相关文献是一个巨大的宝藏，贮藏着大量关于如何处理困难案例的相关信息。当你对于特定问题或人群工作的经验不足时，参阅文献将会对你尤其有帮助。例如，从未对不育的夫妻进行工作的治疗师可以通过阅读书籍、研究性文章或其他文献来了解不育夫妻面对的问题。

在寻找临床工作所需的研究或其他文献上，5A（Ask, Acquire, Appraise, Apply, Analyze 和 Adjust）模型可以作为指导模型。第一步，提问（Ask），你要提出需要由研究或文献来解答的问题。你主要关注的是评估的问题，还是在寻找针对某案例的治疗方法？越具体，就越能帮助你缩小搜索范围，使文献搜索更为有效。

在提出问题后，你需要通过搜索来获得相关的文献［第二步，获取（Acquire）］。PsyINFO（www.apa.org/psyinfo）提供了最为全面的心理学研究和文献数据库，是搜索工作最佳的起点。多数大学或学院图书馆有PsyINFO 的使用权。然而，你也可能用到其他的数据库。GoogleScholar（https://scholar.google.com）可以用于全网搜索学术文章。有用的研究也可以通过搜索医学数据库获得，特别是针对与健康和心理病理学相关的问题。例如，《心理健康实证研究》（Evidence Based Mental Health，ebmh.bmjjournals.com），是对医学和精神病学杂志中的心理健康相关研究进行总结的在线杂志。Medline 提供了最为广泛的生物医学文献列表，可以通过 PubMed（www.ncbi.nlm.nih.gov/pubmed）免费获取。有些数据库专门提供研究的综述性文章，你或许也想有所了解，例如，Cochrane 系统综述数据库（Cochrane Database of Systematic Reviews，www.cochrane.org）、Campbell Collaboration（www.campbellcollaboration.org），以 及 UpToDate（www.uptodate.com）。

如果初步的检索结果显示仅有少量文章，那么你可以通过查看这些文章的参考文献列表来获取其他的相关文献。参考文献列表中其他文献的题目或许也会提示着可用于扩展检索的关键词。部分数据库会提供后期引用了该篇文章的其他文献，这也能帮助你查找到其他相关文献。

另一种情况是你搜索到了一大批与你所提文献相关的文献。若是数量过于巨大，你可以通过限定发表日期、发表类型（如，同行评阅）、研究群体的年龄阶段（如，青少年、成人），以及其他的标准来缩小搜索范围。而且，若是在某一主题上已经有大量的研究，那么就有很大概率可以找到相关的综述或元分析文章。找到这些文章能够节省大量的时间，因为它们已为你定位和总结了关键的文献或研究。

第三步，评估（Appraise），如果这篇文章是一篇实证研究，那么你需要对文章中阐述的实验研究的质量进行评估。非常明显，若是研究方法严谨，那么研究结果的可信度就越高。表 11.2 列出了一系列问题，对研究有基本了解的读者可以根据这些问题来鉴别效力较强的研究和有严重不足的研究。然而，许多间接的方式也可用于评估研究的质量。读者对于同行评审的杂志中发表的文章可以给予更高的信心。此外，越有名望的杂志通常会发表更高质量的研究，因为他们有更多可选择发表的文章。

表 11.2　评估研究质量的问题

导言和文献回顾

1. 研究的目的和重要性是否得到清晰地阐述？

2. 文献回顾是否覆盖了相关的研究？

3. 所引用的文献是否是近期的？

4. 文献回顾有否为现有研究提供思考和批判，还是仅仅对其进行了总结？

方法学

测量方法问题

1. 研究中所用的工具是否得到了恰当地描述？

2. 是否有研究中所用工具的内部一致性或重测信度的报告？

3. 如果使用评分系统，那么是否报告了评分者间一致性信度？

4. 是否有证据显示工具的效度（如内容效度、项目分析、共同效度和／或结构效度）？

5. 是否存在其他的测量学上的问题（如反应性、敏感度）？

取样问题和外部效度

1. 研究采取了哪些步骤来确保样本对研究人群具有代表性？使用了概率取样（随机、系统、层级、多阶取样）还是非概率取样（如方便取样）？

2. 是否存在回收率过低而威胁到样本代表性的问题？

3. 样本的人口学变量是否得到了恰当地描述？

4. 样本是否具有适当的多样性（如民族或种族、性别）？

5. 在推广性方面（外部效度）存在的潜在威胁是否在研究中得到了解决？

内部效度问题

1. 对于实验研究，是否包含治疗组和比较组（控制组或其他治疗方法组）？被试是否随机分配到各组？

2. 疗效研究是否有对潜在混淆变量进行阐释或处理，如安慰剂效应、注意力效应，或死亡率？

3. 是否有证据显示治疗是自愿参加的或者被试对治疗有依从性？

4. 对于相关研究，研究者是否不恰当地暗示了因果关系？是否可能存在虚假关系？

5. 在横断研究中，是否有对队列效应而带来的对于内部效度的威胁进行阐释？

续表

质性研究的方法学问题

1. 研究者有否阐明理论框架，以及其他可能对数据解释产生影响的潜在偏差？

2. 对于被试而言，研究者的角色是否有清晰的定义（如参与还是不参与、隐匿的还是不隐匿的）？

3. 对于质性研究，所选被试的入选标准是否有清晰地描述？

4. 研究者是否具体阐述了所收集数据的类型以及它们是如何收集的？

5. 研究者是否具体阐述了数据是如何进行分析的？

6. 研究者是否报告了他是如何建立信度和效度的（如，数据的三角化、饱和度、让被试核查数据）？

7. 引用的证据或描述是否支持结论？

其他方面

1. 是否存在任何伦理方面的问题（如，风险大于获益、知情同意书、自愿性、隐私性）？

2. 对于疗效研究，治疗方法是否得到充分地描述？

3. 是否运用了恰当的数据统计方法来分析数据？

结果和讨论

1. 研究者是否根据结果得出了恰当的结论，或是基于研究在内部或外部效度方面的局限，他们的讨论已经超出了恰当的范围？

2. 文章是否清楚地阐述了研究的局限？

3. 研究者是否对临床显著性进行了阐释，还是只局限在讨论数据显著性上？

4. 对于治疗的意义（或者是禁忌症）是否得到了讨论？

5. 是否包括未来研究展望？

注：引自 Williams，Patterson & Miller（2006，第31-32页）。版权所有美国婚姻和家庭治疗协会。转载许可。

　　第四步，应用（Apply），你需要将从研究或文献中习得的知识应用到临床工作中。在应用研究或文献中的内容时，你需要考虑多个因素。第一，你需要评估文献中的发现与你的来访者想要解决的问题的相关程度。与来访者的问题不直接相关的文献也可以是有启发性的，但是你在应用的时候需要更加试探性地使用。第二，你需要思考你的来访者与研究中报告或描述的群体的相似度如何。如果他们非常不同，你在应用研究发现时需要更加小心。此外，你需要在应用时进行必要的调整，因为文化、年龄、性别、性取向以及其他因素都可能带来不同。第四，来访者的偏好也必须纳入考量。治疗师应向来访者阐明具体的治疗方法，然后征询他们的意见，来形成最优的治疗方案。第五，在你成功地将研究成果应用于个案之前，你可能需要采取一些必要的额外步骤，例如向作者索取治疗手册、评估工具或是接受培训。

对上述因素进行通盘考量要求你有自己的临床判断力。因此，尽管研究和其他文献能够提供有帮助的指导，但是仍需要你动用自身的临床经验来思考如何将所学最好地应用于具体来访者的具体需要和情境。

在应用来自研究或文献的内容时，你需要评估你所应用的方法的有效性，并且做出必要的调整（第五步，分析和调整，Analyze 和 Adjust）。为了解决来访者的特定问题，你对治疗方案进行了调整或本土化，那么这一步就至关重要。除了直接询问来访者，治疗师还可以使用多种工具来评估治疗的进展，如，结果评定量表（Outcome Rating Scale），结果问卷 –45（Outcome Questionnaire-45），系统式治疗改变问卷（Systemic Therapy Inventory of Change）。

除杂志文章和书籍之外，治疗师也可以在网上寻找到大量的有用信息。然而，如果你要使用来自网上的信息，你必须确保信息来源可信。机构（如大学、医学机构）或政府资助的网站提供的信息基本上比个体创建的网站更为可靠。

小结

　　无论出于何种原因，在治疗过程中受阻是每位治疗师早期工作阶段的普遍现象。请时刻谨记，每一个"受阻"的点都是提升自信和胜任力的良好机会。本章阐述了治疗师最易遭遇挑战的地方，并且我们也谈及了如何"解困"。保持对于治疗过程的高度警觉，发展特定的技巧，并且了解在受阻时可采取的步骤，这些是我们工作的基本组成部分。

第十二章

结　束

　　卡桑德拉正在看上次与索菲亚和格雷会谈的记录。一边等待着索菲亚和格雷前来进行今天的治疗，她一边回顾了这对夫妻在过去六个月的治疗里的进步。在这对夫妻开始接受治疗的时候，索菲亚正因为格雷的婚外情而想要离婚。而格雷对此悔恨万分，并称只要能挽回婚姻，他可以做任何事。索菲亚承认，她很爱格雷，但是不知道自己在经历了如此巨大的背叛后是否还能再次信任他。在早期的会谈中，卡桑德拉对于这对夫妻是否能够挺过此次危机感到十分担忧。然而，最终，夫妻取得了显著的进步，特别是格雷在卡桑德拉的帮助下说出了出轨背后的原因之后。夫妻也探讨了如何将此次由婚外情引发的危机转变为加强婚姻的动力，同时解决了索菲亚和格雷为了避免冲突而深埋地底的未被满足的需要。在上次的会谈中，索菲亚告诉卡桑德拉，尽管她依然会时不时陷入信任的挣扎中，但对于与格雷的婚姻关系十分坚定。卡桑德拉现在不知道治疗应该去向何处。她应该启动结束治疗，还是应该继续对信任问题进行工作？三周前，卡桑德拉曾暗示治疗可以逐步减少，但夫妻表达了对于是否有能力自己处理问题的恐惧。这是夫妻仍需要更多支持的信号，还是针对治疗结束的正常的焦虑？她该不该在今天的会谈中直接提出可以进入结束阶段呢？她怎样把结束阶段引入治疗才能对索菲亚和格雷最有帮助呢？

结束是治疗工作的重要组成部分，尽管它在文献中并没有受到足够的关注；这就像在学车时从来不学习如何正确地停车和关闭引擎。成功的结束在治疗中的重要性源于以下几个理由。

结束可以成为赋予来访者和治疗师力量的有效方式。成功的结束能够巩固和强化来访者在治疗中取得的收获。对于需要转诊的来访者，成功的结束能够增加来访者在新治疗师那里获得良好体验的可能性。对于作为治疗师的你而言，成功的结束能够帮助你了解自己如何能够在最大程度上帮助来访者，从而建立起你的自信。

结束的重要性也在于它们意味着治疗师—来访者关系的终止，这至关重要，特别是当来访者已与治疗师建立起紧密的联结时。若是得到恰当地处理，那么结束就能够帮助来访者和治疗师应对终结治疗关系带来的丧失感。结束也为来访者提供了一个机会，学到一段关系可以以积极的结果结束。能够意识到这一点，对于曾经经历过创伤或是有丧失或被抛弃问题的来访者而言特别有帮助。

本章将会讨论三种类型的结束：共同结束、治疗师结束以及来访者结束。共同结束是指治疗师与来访者双方均同意结束，这通常发生在双方都认为治疗目标已达成时。治疗师和来访者结束是指单方面决定终止治疗。

尽管这三类结束将会作为三种独立的现象予以讨论，但是更为精确的方式可能是将其视为连续谱。来访者和治疗师结束可被认为是连续谱的两端，而共同结束则代表着中间点。因此，在每类结束之中列出的治疗性思考也可部分应用于其他类型，取决于具体的情况。

共同结束

多数治疗师在为达到共同结束而不懈努力，此时你和来访者达成一致，认为问题已得到恰当地解决，不再需要继续治疗。在少数情况下，你和来访者都同意治疗不应继续，但不是因为问题已得到解决。例如，治疗师和来访者双方都认为来访者应中断治疗直至度过这个特别困难的学期，因为她需要把大量精力投入到完成课业任务之中去。来访者可在过完这个学期后再重新开始治疗，那时她可以将更多的精力投入到个人成长之中。

何时结束

尽管来访者有时也会提出结束的话题，但是在通常情况下，都是由治疗师来引发关于结束治疗的讨论的。因此，能够识别何时该开始结束阶段对治疗师而言尤为重要。

共同结束一般是因为已成功达成治疗目标。若是治疗目标曾经得到清晰的定义，那么识别何时该对治疗进行总结就相对比较容易。若是没有得到清晰定义，那么就需要依赖于其他的指标。如果来访者在治疗中难以找到讨论的主题，那么这通常就提示着治疗接近尾声了。类似地，另一个需要考虑结束的情况是，你和你的来访者在会谈中花了大量时间在闲谈或进行非治疗性对话上。爽约也可能是治疗接近结束的信号。如果来访者已经获得了显著的改善，他们就不会再有刚来治疗时的紧迫感。

夫妻或家庭治疗可能存在一项特别的困难：家庭成员对于接受结束所做的准备程度不同。有时，这只是因为家庭成员对于没有治疗师的指导而需要自己独立应对问题的信心水平不同造成的。面对这种情况，通常最为有效的处理方式是减少会面频率直至所有家庭成员都拥有足够的自信去结束治疗。

在另一些案例中，家庭成员无法就结束达成一致意见是因为他们对于希望通过治疗所达成的目标的预期不同。这种情况下，你所面对的困境与在治疗初期来访者拥有不同治疗预期的情况是相同的。通常，你可以帮助夫妻或家庭达成某种妥协。在一个案例中，一对夫妻已经在降低他们的冲突水平上达成了显著的改变。丈夫报告对于改变非常满意，并表达了结束治疗的意愿。而妻子尽管同意夫妻关系已得到较大改善，特别是在减少冲突的原始目标方面，但是她同时还表达了希望继续治疗来改进夫妻之间的性关系的愿望。最终，双方互相妥协达成协议继续对性关系进行工作，但是将治疗频率降低到两周一次，而非以前的一周一次。

结束的目标

在结束治疗时，牢记三个目标将会有所帮助。第一个目标是帮助来访者巩固通过治疗取得的成果。结束阶段应该对来访者新习得的技巧、行为或思考方式进行强化。

结束的第二个目标是赋权来访者，使其产生更强的信心，能够在未来依靠自己的力量应对问题。激发来访者的另一结果是拉平治疗师和来访者之间的力量水平，减少来访者对你的依赖而加强他们的自我信赖。

第三个目标是对与结束相关的丧失感保持敏感性。许多来访者会与治疗师建立起紧密的关系，因此当治疗接近尾声时会产生丧失感。这在个体治疗中最易发生，而夫妻甚至是家庭治疗中也会有此体验。丧失感在社会支持有限的个体身上会特别强烈，因为他们没有可用于补偿治疗关系丧失的其他社会关系。

和来访者一样，当需要与特定来访者结束治疗时，你可能也会体验到丧失感。有时，治疗师会与特定的来访者发展出特别强烈的联结，而当关系走向终点时会触发悲伤的感受。这些感受可能混合着你所经历过的其他丧失。例如，当新手治疗师因为毕业而需离开培训项目时，他们所报告的悲伤感不仅源于需要与他们所关心的来访者结束关系，同时也是因为要与同事和朋友分离。你需要做好准备去承认并积极应对这些感受。

将结束视为过程

如果结束能够被认为是一个过程而非一个事件，那么它成功的概率就更大。治疗师应在最后的会谈之前就思考如何以及何时开始为来访者做好结束的准备。事实上，我们可以认为治疗师应在初始会谈时就将结束放在

心中。治疗师若了解到来访者的社会支持极为有限，那么就可预期来访者
有更高的可能性发展出对你的强烈依赖。若是这种强烈的依赖没有得到解
决，那么结束就会成为来访者更加严重的丧失。事实上，过于依赖治疗师
的来访者可能会制造出问题来延长治疗关系。因此，这种情况下的治疗师
应在治疗中就帮助来访者发展出更加强大的社会支持系统。这么做不仅能
够给予来访者更多的资源，同时还能减少来访者的丧失感，因为他可以及
时从他人处获得情感支持。

结束过程中的治疗性干预

你可以使用某些干预手段来帮助双方达到结束的目标。一个常见的干
预手段是降低会面频率。这个策略能够给来访者时间去巩固他们的收获，
同时来访者可以通过这段时间来建立自己处理问题的信心。

在帮助来访者巩固治疗收获时，你可以提出一些问题。你可以要求
来访者清楚阐述他们获得的改变以及他们认为是什么引发了这些改变，或
者你可以将他们当作专家，请他们提出自己在解决该问题的过程中取得的
成功，并且请他们给一些建议，在以后对有类似问题进行工作时可以如何
做。这种方法在巩固来访者的治疗收获之余还能激发来访者。在询问来访
者什么导致改变时，需要允许来访者对治疗之外的事物表示感谢。例如，
一对夫妻认为除了在治疗中所学得的内容，延伸家庭搬离了他们家极大程
度上改善了他们的婚姻关系。部分来访者难以回答自己发生了哪些改变。
针对该问题，可以询问他们以前所做的事中哪些会让事情变得更糟，这通
常能够让他们领悟自己发生了哪些积极的改变（Hoffman，1981）。在部分
案例中，你需要帮助来访者强调他们所做出的改变。

告知来访者未来可能出现短期的复发，这点对来访者非常有帮助。可
以告知来访者改变是一件"进两步退一步"的事情。这能够帮助来访者较
少受到短时间的退步的威胁，并且这能反过来为来访者带来更多对于独立
应对问题的信心。

当你能够与来访者分享一些他们所教会你的特别的事情时，来访者的反馈会是非常积极的。这不仅能赋权于来访者，更能使他们感到关系是互惠的。例如，一位治疗师告诉一对夫妻，在与他们的治疗中产生的某个隐喻被用于对其他来访者的治疗并且效果良好。

部分治疗师也喜欢给来访者一些小礼物作为结束的纪念。礼物应该很便宜，这样才不会让来访者有回礼的压力。但礼物应具有较强的象征性意义。一位治疗师曾给了一对夫妻一个洋葱，来象征他们共同探索的不同层面以及治疗引发的不同情感。礼物不仅传递了治疗师对于来访者的重视，更是代表了重要的治疗主题。贾斯敏对德文进行了治疗，一个害羞的九岁男孩，有着严重的自尊问题。在 20 次治疗会谈中，贾斯敏将德文拖了出来，让他看到了自己的优势。在治疗结束时，贾斯敏给了德文一块晶石。石头粗糙的外表面代表着德文最初认为的自己，而内部美丽的水晶象征着德文通过治疗发现的内在天分。

结束中的特别事项

结束时会产生的特别事项之一是，是否接受来访者的礼物。治疗师（以及他们工作的机构）在该问题上有不同的看法。部分治疗师认为他们在任何情境下都不应接受来访者的任何礼物。这么做的好处在于你从不需要去判断礼物是否过于贵重了。而可能的坏处则在于可能会伤害来访者的感情，特别是当礼物具有某些象征性意义时。因此，其他治疗师认为接受来访者的不那么贵重的礼物是可以的。在接受礼物之前，治疗师必须衡量礼物的货币价值和象征性意义。这会使判断更为困难，但是同时也使你有更多的选择。每位治疗师都应在如何对待来访者的礼物上做出个人的选择。

结束时的另一事项是来访者可能希望与你建立治疗外的关系。我们建议你尽量避免这个情况。治疗关系一旦建立就很难转变为其他类型的关系。治疗关系是建立在来访者说，咨询师听的基础之上的。它不存在典型的双向分享，而是来访者进行自我暴露，咨询师则提供安全的倾听场所。在治疗结束后与来访者保持联系可以以随访的方式进行，而且随访也是极为有价值的，但是将来访者 - 治疗师的关系转变为任何其他类型的关系都会变得非常复杂、混淆，并构成双重关系。来访者因为产生新的问题而回来治疗的情况并不罕见。若是你与来访者在治疗结束后建立了私人关系，而他又要重新恢复治疗，这会将你放在非常不舒服的双重关系上。因此，需避免在结束后建立私人关系的一个主要理由就是需要为来访者保留回来治疗的权力。

避免治疗外关系不仅能够保护来访者，也能够保护治疗师。若是治疗外的关系出现了问题，那么你的专业行为就极有可能受到质疑。在治疗结束后，与来访者陷入浪漫关系的治疗师可能会在关系变质时被指责利用来访者。

最后，治疗师不时会遇到的另一个问题是来访者不愿意结束治疗，而是希望以更低的频率继续维持治疗。部分治疗师会将此视为来访者过于依赖治疗师的信号。而有些治疗师则认为这是完全合理且贴近来访者需求的设置安排，也有部分治疗师认为应提升治疗频率来稳固治疗效果。

当来访者提出继续治疗时，你应仔细评估此项要求背后的动机。这类要求确实可能提示着来访者对你有过度的依赖，特别是当你的来访者要求较为密集的会面频率时（超过每月一到两次）。通常，可能除了你之外没有人能让此类来访者有强烈的情感联系。这时，你应帮助来访者建立他们自己的社会支持网络，从而降低对你的依赖。

当然，继续治疗的要求也并不一定都是过度依赖的信号。部分来访者希望定期与治疗师会面来维持家庭关系的健康稳定发展。对于这些来访者而言，心理治疗就像是每隔 6 个月见一次牙医进行预防检查一样。部分来访者则只是想要继续成长，他们将治疗视为促进成长的一种方式。治疗师被当作教练或人生导师，而不是危机处理者或问题解决者。因此，若治疗是作为预防手段或促进成长的方式，那么治疗师可以接受定期会见来访者。例如，夫妻治疗的疗程成功结束之后，伊莱持续每隔 3 个月会见这对夫妻一次，以此来促进他们的持续成长并继续丰富他们的关系。

治疗师结束

治疗师单方面决定结束治疗的情况也时有发生。与来访者结束相同，多种原因可能导致治疗师单方面结束。最为常见的原因是你需要搬家或是你与该机构的雇佣关系结束了。在某些情况下，治疗师也可能因为案例中的特定问题而决定结束与某个特定来访者的治疗关系。治疗师可能是感到无法处理这个问题，或是感到个人因素已经对个案造成了影响。

若是治疗协议中的某些意见无法达成一致，或是你强烈怀疑来访者并未做好改变的准备，那么此时你也可能会建议终止治疗。然而，你需要与来访者就此问题进行紧密的工作，以使治疗结束尽可能成为共同的决定。例如，在一个案例中，治疗师认为有必要将丈夫对妻子极为严重的不信任感作为双方动力关系中的重点予以工作。但是，丈夫始终不同意治疗师的评估，不认为这是双方之间需要解决的重要问题。因此，治疗陷入了僵局。于是，治疗师就将讨论的主题放在双方对这一关键问题的看法缺乏一致性会如何影响治疗疗效的取得上。最终，这对夫妻同意并达成了共同的决定，结束治疗并转诊至另一治疗师处寻求其他的观点。

当需要结束治疗时，你必须尽早通知来访者。治疗突然结束对来访者而言是一件压力事件，特别是对于那些在被抛弃感方面存在问题的来访者。提前告知来访者能够让来访者有时间为结束做好情感上的准备。对于你预期在处理结束方面有困难的来访者，如果有可能，最好能够提前2—3个月予以通知。这使你有时间来处理来访者对于更换治疗师的恐惧。对于结束的预先通知也能够激发来访者在治疗中更加努力地工作来避免更换治疗师。

若来访者还需要继续接受治疗，那么治疗师能够恰当地转诊或推荐就非常重要。若是将来访者推荐到外部的其他机构，最为理想的是你能够提供至少三个推荐选项来让来访者选择。这能够增加来访者找到合适治疗师的机会。或者，你可以将来访者转介至同一机构中的其他治疗师处。

有效的转诊需要顾及来访者、离开的治疗师以及接诊的治疗师三方的需求（Williams & Winter，2009）。对于转诊，来访者会有各种需求或问题。例如，他们需要确保在你离开后，治疗仍能有延续性。若是可行，理想的方式是在结束前让新的治疗师参与到你与来访者的治疗中，至少一次，这样能够让你将新的治疗师介绍给来访者。你也可以选一些干预方式来对转变进行标识。例如，新的治疗师可以在转诊会谈时作为观察者，在会谈结束时进行小结性发言，以此来标识他将会从此刻开始接手。若是因为新的治疗师此刻没有时间接诊而导致治疗不得不中断一段时间，那么应告知来访者新治疗师何时有空，以及在那之前若遇到紧急事件可以与谁联系。

来访者对于接受新的治疗师可能会有所保留。例如，多数人不希望再重复讲述自己的故事。即便你能够向新的治疗师交代这个案例的内容，但是来访者也不可避免地需要讲述一些在先前的治疗中已讲过的内容。来访者对于重复讲述自身故事的担忧是合理的，然而你可以向来访者解释，与另一个人分享相同的故事时也许能够获得新的观点。来访者也可能担忧自己是否会喜欢新的治疗师。若是你能够对谁将会是新的治疗师有所了解，那么你就能够向来访者确认新的治疗师是根据他们的需求来选择的。来访者担心新的治疗师是否会喜欢他们的情况也极有可能出现。你可以向来访者再次确证新的治疗师将会乐意与他们一起工作，这能够有效减轻来访者的这些担忧，特别是如果你能够说明自己是为何乐意与他们一起工作的。

与其他类型的结束相同，与来访者共同回顾治疗迄今为止取得的进展非常重要。转诊可被比作是结束了一个篇章，而与另一个人一起翻开新的篇章。正如前文所述，来访者可能会体验到丧失感。这在对你有强烈依恋或依赖的来访者身上犹是如此。某些来访者还可能对被转诊怀有愤怒情绪，无论是否表达出来了。在部分情况下，这种愤怒会直接指向新的治疗师。重要的是，你和新治疗师都不应以防御的姿态对这份愤怒做出回应，或是表达对愤怒产生的失望。相反，而是应该肯定来访者对于被转诊的愤怒和丧失感，这么做有助于促进新的治疗关系的确立。

作为离开的一方，你也有需要予以考虑的重要需求。就像其他的结束一样，你也会体验到治疗结束带来的丧失感。正式的转介或结束会谈能够同时为你和来访者画上句号。你也可能会担忧来访者未来的福祉。在部分案例中，治疗师还会体验到内疚感，因为他们担心来访者的需求可能因治疗的结束而无法获得满足。特别是当治疗师无法将来访者转交到他熟悉的或是有信心的治疗师的手中时，这种内疚感会尤为强烈。

接受转诊的治疗师的需求也不应被忽视。新的治疗师希望你能够向其传达对于案例较为完整的理解。理想的状态是，你们两人可以在你离开前就案例进行讨论。新的治疗师能够阅读你的治疗记录，或是向你的督导师咨询，以此来获得对于案例的更多了解。接诊的治疗师也可能因被信赖度的问题而感到困扰，特别是如果他们是资历更浅的一方。那么较为理想的处理方式是，你可以通过强调他的个人优势或能力来表示对新治疗师的肯定。假以时日，他也能获得来访者的信任。新治疗师也需要对治疗协议进行重新协商。治疗的目标可能会随着时间的流逝而有所改变，因此需要予以回顾或重新确定。对于治疗的其他期待也需要重新协商（如治疗的方式、谁参与治疗、预约的时间或频率）。询问来访者对治疗喜欢和不喜欢的地方能够让新治疗师了解来访者可能带入治疗的期待。

来访者结束

单方面的终止无论是由来访者还是治疗师发起的，未参与商量的一方通常都会感到非常受挫。而来访者结束更让人难受的原因是他们可能在毫无预警的情况下发生，并且来访者可能永远不会给出为何终止治疗的解释。来访者可能就是不再出现了，或是取消了一次预约后就再也不约了。治疗师对于来访者终止的反应包括指责来访者（"他们的动机不足"），感到轻松（"他们是非常难搞的案例"），接受（"这种情况在所有治疗师身上都会发生，这只是治疗工作的一部分"），或是自我指责（"我肯定是哪里做错了"）。

当来访者不再出现在治疗室时，新手治疗师常担心是因为自己哪里做错了。尽管这是需要思考的一种可能性，但你不应自动化地假设治疗的终止是你这方工作失败的标志（Ogrodniczuk，Joyce & Piper，2005；Skovholt, 2010）。作者之一因实习过程中的两个案例而对此有着深刻的体会。一对夫妻在治疗脱落的 5 个月后突然再次来访。当治疗师表达了再次见到他们的惊讶后，他们解释了当时工作的调动和短暂地搬家使得继续治疗变得非常困难。但是，他们也表达了继续治疗的迫切心情，因为他们发现，早先的治疗工作非常有帮助。

不久之后，一对新的夫妻来访，并且报告是另一对夫妻推荐的。让治疗师感到讶异万分的是那对夫妻会推荐他的治疗，因为那对夫妻毫无征兆地终止了治疗。在两个案例中，治疗师都担忧他们的脱落是自己治疗失败的标志。

来访者可能因为各种各样的理由而终止治疗（Barrett et al., 2008; Knox et al., 2011; Renk & Dinger，2002; Roos & Werbart, 2013）。对于部分来访者来说，他们可能只是觉得问题已经得到了解决，因此不再有继续治疗的需要。或是来访者觉得问题改善的程度已经足够了，不想再在治疗上投入更多的时间或金钱。

部分来访者则可能是失去了重新回到治疗中的动力。他们可能取消了一次预约（因为生病）或是承诺会重新打电话预约（在放假或出差回来之后）。部分此类个体是因为已经获得了足够的解脱，因此他们不再感到迫切需要重新开始或继续治疗，或是他们优先安排其他的事情。

也有来访者受外部因素的制约而无法继续治疗。经济困难会使部分来访者无法继续治疗。一位男士通知治疗师他无法继续负担开车前往治疗地点的汽油费。交通困难、搬家、工作变更或是身体疾病都可能是造成治疗无法继续的原因。一位单亲母亲带着三个孩子来过一次后就不再出现。在对她进行电话随访时，她说带着三个孩子乘坐公交车去治疗机构对她而言压力太大了，因此她找到了另一家提供上门服务的机构。

如果来访者的治疗动机因为缺乏希望而被消磨殆尽了的话，他们也可能终止治疗。若是他们对于改变的发生不抱期望，那么个体就会质疑是否还该在治疗上投入时间和金钱。对于治疗的游移不定也可能是造成早期脱落的因素之一。例如，如果夫妻之中的一人或是双方都对是否要就他们的关系进行工作持犹疑态度，那么早期脱落的风险就更高（Mondor et al., 2013）。

当然，有些来访者终止治疗则是因为对治疗不满意。治疗师若是没能与来访者建立坚实的治疗联盟或治疗关系，那么来访者脱落的风险就很高（Sharf et al., 2010）。这在夫妻或家庭治疗中更为复杂，因为治疗师必须与多个个人建立治疗联结。在有些案例中，治疗师可能以某种方式损伤了治疗关系。当来访者感到变化发生地不够迅速时，他们也可能离开治疗。这种不满意可能源于来访者对治疗不切实际的期望，也可能源于治疗师无效的工作。

尽管来访者终止治疗是治疗工作中不可避免的一个部分，但是你依然有许多事情可以做来最小化来访者过早结束治疗的可能性（Barrett et al., 2008; Ogrodniczuk et al., 2005; Rainer & Campbell, 2001; Swift, Greenberg, Whipple, & Kominiak, 2012）。第一，你必须时刻关注治疗关系，包括建立治疗关系和维持治疗关系。第二，你需要监控来访者是否认为治疗是有助益的。有很多工具可以用于测量来访者对于治疗关系和治疗进展的知觉（对于这些工具的综述，参见 Williams et al., 2014）。有些工具非常简短，可以便利地用于治疗之中，例如会谈评估量表（Session Rating Scale，SRS）和结果评估量表（Outcome Rating Scale，ORS），这两个量表各包含四个条目，分别测量了治疗关系和治疗进展。进程评估可以帮助你快速锁定问题（如果有），给你机会与来访者解决该问题。第三，你应该在初始会谈时评估来访者对于治疗的期待。若是来访者对于治疗应能解决什么的期待没有得到实现，那么来访者就会对治疗产生不满从而从中脱落。问题也可能源于来访者的期待是不切实际的。例如，有些来访者认为他们的问题可以在一到两次会谈内得以解决。部分来访者需要接受关于治疗的教育（如，治疗持续时间，治疗师和来访者在治疗中的角色），这样他们的期待才能是恰当的。第四，时刻注意影响动机的因素，例如对治疗的犹豫以及缺乏希望。例如，植入希望就能够预防来访者在足够的成效取得之前就过早终止治疗。第五，留意影响来访者参与治疗的能力的外部因素（如，经济困难）。你或许可以帮助来访者解决围绕这些因素的困难，从而降低他们因此过早结束治疗的可能性。

如果来访者没有任何解释就终止治疗，你最好能够对其进行跟进来确定其终止的理由。而你下一步的措施则取决于来访者终止治疗的原因。对于因经济困难而终止治疗的来访者，你或许可以与他协商更低的费用。若是你伤害了治疗关系，你可以尝试修复治疗关系，或是你至少可以为来访者提供推荐或转介。在有些案例中，你可以邀请来访者进行一次结束会谈来为治疗画上一个适当的句号。

小　结

　　结束对来访者和治疗师来说都是困难的时刻，特别是在双方并未对此达成一致时。当治疗师不得不终止治疗时，来访者可能因此感到被抛弃或是不放心与另一治疗师开始新的治疗。反过来，当来访者过早终止治疗，治疗师可能会质疑自己是否为其带来了有效的帮助。即便是双方因治疗目标成功达成而共同同意结束治疗，治疗关系的结束仍可能带来丧失感。有效的结束会同时处理这些丧失感，并且帮助来访者巩固治疗取得的成果并使他们对未来生活更有自信。

第十三章

未来的家庭治疗

拉尔夫简单看了下预检表。来访者在主诉问题处填的是"持续的、未解决的问题"。拉尔夫不明白来访者这简短的描述是什么意思。在初始访谈中，他了解到了安德里亚·贝克汉姆痛苦挣扎的病史，她自从22岁被诊断为双相障碍之后就非常努力地想要解决自己面临的问题。那时，她有一份带很好医疗保险的工作，因此她接受了药物和心理治疗。她还与一些家庭成员一起参加了心理教育式的支持性小组。事情一直进展顺利，直到她的公司裁员，她因此失去了工作。她就无法负担昂贵的药物，而私人门诊也太贵了。她试图申请政府资助的健康保险但是不符合资格。

最终，她只能放弃，寄期望于能找到一份新的工作。在她前来拉尔夫这里预检的时候，安德里亚已经失去保险一整年了，而她的生活也在恶化。然而，最近有一位朋友告诉她社区门诊采取的是浮动付费，所以她决定再试一下。在初始会谈的最后，拉尔夫不知道怎么告诉她，这里的治疗会谈有八次的上限，而且机构最近也没有得到资助，无法负担聘请精神科医生进行药物评估的费用。当安德里亚说到，"过去一年我都不知道该怎么办，现在我终于看到希望了"，拉尔夫不知道该说些什么。

与新手治疗师息息相关的问题

新手家庭治疗师在离开研究院进入心理健康市场时通常都怀有崇高的目标——帮助来访者减轻他们的痛苦和不幸。但是，21 世纪的治疗师所面临的挑战远超过培训时所提及的基础问题。许多机构中的临床工作意味着与医疗系统内的其他人员协作和分享，更为关注个体和 DSM 诊断，遵守他人制订的治疗守则，以及依从医疗评价体系。多数时候，家庭治疗师会发现自己扮演着双重角色：为治疗形式和长度受限于医保计划的来访者寻找创造性的解决方案，同时帮助专业人员证明家庭治疗的有效性，以此来确保家庭治疗能够成为治疗选项之一。

医疗服务付费，包括心理健康服务，是个世界性的问题。当国家在为经济改革而努力的同时，领导人也注意到了家庭所面临的压力。在全球经济一体化的进程中，政府领导人在寻求支持家庭和儿童的方式，包括创立能够支持家庭的心理健康服务机构。无论新的系统会采取何种形式，家庭治疗师可以肯定的一点是自己和来访者都会受到改革的影响。

在美国，每个地区所设定的心理健康服务的可利用程度各不相同。我们希望立法能够支持心理和生理健康服务的平等性，这将意味着更多的来访者能够接受心理治疗。平等性指的是来访者在心理问题上所获得的医保偿付额度将会与生理问题所获得的相同（Glied & Frank，2008）。从历史上来看，多数支付方即使愿意为身体检查付费，也不会愿意偿付来访者的心理健康费用。大量的保险计划，即使提供了部分的心理健康偿付额度，也会对心理健康服务的偿付总额设置特定的限制。

关于平等性的争论的中心问题是成本分担和"医疗必要性"。即使是在私人保险计划中，来访者为其心理健康服务所支付的额度要高于生理保健。"医疗必要性"通常指的是被大众所认可的属于医疗服务范畴的部分，或是满足大众对于医疗服务的界定的部分。因此，付费方不会愿意为沟通问题付费，但却愿意为符合 DSM 诊断的问题付医疗费，如焦虑障碍、注

意缺陷 / 多动障碍、抑郁、双相障碍以及精神分裂症。

在本章，我们将会带你（从正反两个方向）略微涉及家庭治疗当下和未来的"生意"对你工作的启示，希望当你航行于医疗改革的变幻莫测的汪洋中时能够找到方向。此外，我们将会谈及可能对你工作产生影响的心理健康服务的趋势。最后，我们会在对于治疗工作可能如何影响你个人的讨论中结束本书的内容。

医疗改革：对你和来访者的启示

世界卫生组织（The World Health Organization，简称 WHO）用金字塔描绘了心理健康服务的最佳构成形式（图 13.1）。WHO 同时关注了基本上没有心理健康服务的国家，以及有着多种资助来源的国家（如美国）：政府资助、私人资助以及自费的心理健康服务。WHO 的金字塔表达了一个观念，对于多数需要轻微心理健康服务的人们而言，自我照料和非正式的社区护理是足够了的。在下一个水平，初级护理被视为实施基本心理健康服务的理想设置。再往金字塔顶走，费用不断提升，且越来越少的人需要以及能够接受这些服务。WHO 的金字塔极好地提醒了心理健康并不能孤立存在。正如 WHO 所述，并不存在"心理不健康的健康"（Prince et al., 2007）。此外，心理健康服务永远反映的是具体社区里利益相关者的资源和信念。

近年来，美国花费了大量的力气在改善心理健康服务和整体健康服务上。但是正如国际上的健康政策专家都在努力应对如何才能提供良好护理的困境一样，美国也仍有许多争议亟待解决：

- 个体治疗对群体治疗：心理健康服务者应该提供个体化的护理（一名治疗师为一名来访者提供服务）还是基于群体的护理（为有着共同特征的一组个体提供打包治疗）？这一决策会如何影响治疗的成本？
- 社会干预对生理干预：哪种类型的干预投入产出比最高？例如，我们应该将有限的财政资源用于家长教育还是提供免费的精神科药物？

● 诊断对痛苦：判断治疗能否得到偿付的标准是什么？一个人要有多少条症状才能够得到医疗护理？而医疗护理费用又会如何支付？（Patel et al., 2013; Patel & Saxena, 2014）

● 心理健康护理该如何支付？该由谁支付——个人、雇主、政府、还是其他？支付计划会如何影响护理的获取？预防性心理健康护理应该作为"福利"吗？

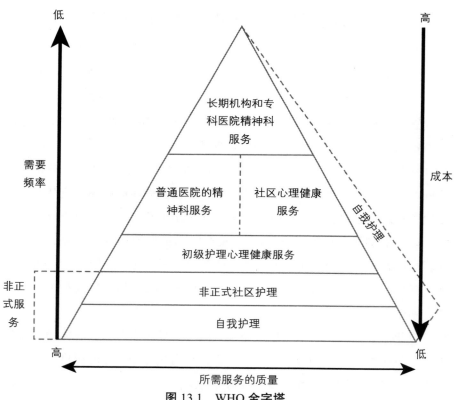

图 13.1　WHO 金字塔

上述问题依然未有定论，而治疗师、政策制定者、立法者、保险体系以及其他机构之间的讨论会对治疗师未来的工作产生重要的影响。

医疗改革对于心理健康服务的供应方和消费方而言是一个好消息也

是个坏消息。家庭治疗师应该对故事的两个方面都有所了解（Edwards, Patterson, Scherger, & Vaikili, 2013）。好的一面是，在 2018 年之前未能获得保险的大量美国人将能够接受治疗。增加医疗可获取性的这一目标与家庭治疗师的价值体系是一致的。而坏的一面是，这将增加治疗师的压力，因为需要进行个体治疗而非针对家庭关系的治疗，并根据个体的症状提供相应的治疗。

同时，来访者和治疗师可能会陷入平衡成本收益比和治疗质量的争斗之中。随之而来的问题可能有治疗延迟，官僚制度的妨碍致使来访者放弃治疗，以及对于来访者能够寻求哪些人的治疗有严格的限制。此外，大量慢性问题和特定的急性问题可能会失去接受治疗的资格。与此相似，治疗次数受限已经有明文规定，即便部分问题的解决需要长期的治疗。最后，在严格要求成本收益比的环境中，可能会出现对于药物的过度依赖。由于开出某些畅销药物的处方非常便利，并且可以将这些作为诊断工具，因此这将导致来访者无法寻求其他形式的治疗。

虽然这些问题对于成人来访者和他们的治疗师来说非常重要，但是对于治疗儿童和青少年的治疗师而言，它们就更具挑战性了。一项测查心理健康问题比率的全美研究支持了为儿童和青少年提供良好医疗保健的重要性（Kessler, Berglund, et al., 2005; Kessler et al., 2007）。研究显示，半数心理健康障碍起于 14 岁之前，而 3/4 起于 24 岁之前。焦虑障碍和冲动障碍的平均发病年龄是 11 岁。

尽管已经付诸多种努力，但是至今为止，儿童和青少年仍多以个体方式接受治疗，家庭对他们的影响常遭到忽视。人们总是急于让儿童和青少年接受精神药物治疗。尽管我们承认药物所带来的巨大效用，例如治疗注意缺陷多动障碍的药物，但是我们希望你仍能坚持呼吁基于家庭的治疗对处于发展期的儿童和青少年的重要性。

如同硕士水平的护士和认证助理医生一样，硕士水平的家庭治疗师可能会在未来的医疗市场上占优势。以更为便宜的方式为常见问题提供符合质量的医疗服务将会成为新型医疗组织的基础。为了满足人们的医疗需求，家庭治疗师会与多种人群协同合作，例如临床心理学家、精神科医生以及初级护理医生等。家庭治疗师与主治医生的联系越密切，就越能维持生物—心理—社会的观点。

若主治医生和家庭治疗师能够协同合作一起来关心个体和家庭，那么服务的质量将得到显著的提升。整合心理健康工作和保健工作的新型治疗模式将会盛行。至今为止，已得到研究强力支持的合作模型是针对老年抑郁的治疗模型（http://aims.uw.edu; www.cfha.net; integratedprimarycare. com）。此外，政府组织和机构也为没有私人保险的个体设立了基本医疗模式。多数的协作医疗模式都聚焦于问题解决，且为短程治疗（5 ~ 7次），可以将精神科药物作为治疗的组成部分，也可以不运用药物。尽管传统的以私人付费为主的私人实践模式将会继续存在，但是我们预测医疗改革将会从财政上支持以良好的协同合作为基础原则的新型治疗模式。

新型支付模式的优势在于治疗师不会因为家庭无法承担治疗费用而中断治疗。而其劣势则在于治疗师认为必要的部分治疗仍未能获得支付，同时其他获得支付的治疗也有时间的限制。治疗师需要有创造性地使用批准的治疗次数，或许需要用其他方式来替代标准的每周一次每次 50 分钟的治疗设置。由于新型的支付模式可能会将成本控制的部分压力放在治疗师身上，因此家庭治疗师必须对个案管理和厉行节约有所了解。家庭治疗师需要在治疗效率、功效、成本、来访者满意度、利用度以及可获得性等问题的思考上有所训练。

因此，他们必须能够作为跨学科团队的一个部分进行工作，团队人员可能包括主治医生、营养学家、护士、精神科医生以及其他有效治疗所必需的医疗体系内的专业人员。作为跨学科团队的一员将会面对的问题包括丧失主控权，与其他专业人员保持平等或层级的关系，以及家庭治疗服务的可靠性（相比于生物科学和医学模型治疗清晰可测的结果）。家庭治疗师必须了解其他专业人员如何看待问题，例如，精神科医生关注个体的躯体症状，而家庭医生则关注实用的有效治疗（Patterson et al.，2010；Patterson & Magulac，1994）。主动咨询其他专业人员并理解他们的观点的能力对家庭治疗师而言尤为重要。

作为医疗改革的组成部分，具体的诊断和治疗计划非常重要。由于效用管理、实证研究以及其他宏观的问责制，对于问题症状的表现、可能的治疗方案、最终选用的治疗方案以及预期结果的清晰描述就非常重要。换句话说，家庭治疗师需要向付费方传递恰当的信息，并且必须对具体的标准有所了解。例如，要获得治疗授权通常需要：描述并证明 DSM 的诊断、功能受损的程度、需要治疗的程度以及预后。证明医疗必要性意味着同时强调诊断和功能性标准。除了提供 DSM 的诊断，治疗师还需要给出临床稳定性的证据，包括来访者潜在的对自身和他人的伤害性、目前的医疗状态以及实施基本自我照料的能力。在完成授权的文书工作时，治疗师还需阐述来访者的人际关系以及其从事职业和其他活动的能力——此处的问题可被归为"功能性损伤"。

尽管部分诊断（如恐怖症）有严格的诊断标准和明确的疗效研究结果，但是治疗中所涉及的其他问题更为广泛而且或许不会得到支付。例如，多数医疗计划并不覆盖治疗沟通问题的夫妻治疗。然而，痛苦的丈夫可能会告诉他的主治医生他非常抑郁，因为这痛苦的婚姻让他整日无法睡觉或进食。针对抑郁的部分治疗可能是婚姻治疗。无论确立的问题和治疗目标是什么，治疗师需要使用行为方面的标准来反映症状的减轻。治疗模式也需根据实验研究支持的原则来确立。

从实践角度，家庭治疗师需要尽早明确治疗焦点并将其记录在案，同时使用行为方面的衡量标准。进程记录必须是清晰的并且需要及时更新，应展示出每次会谈间可测量的改变。更进一步，治疗师需要向评阅人展示治疗遵循了临床治疗纲领或当下的治疗标准。

维持治疗与来访者改善程度之间的关系是需要考虑的重要问题。已被证明与个体治疗拥有相同疗效的团体治疗可能会被优先考虑，因为它们的成本效益较高。使用网络来为来访者提供教育和服务将会变得越来越普遍。由于家庭治疗师一直在与家庭小组或系统一起工作，因此他们应已具备完成此类转变的必要技能。

最后，来访者满意度也是重要的方面，并且可以通过简单的问卷进行测量。这应是家庭治疗擅长的领域，因为关系技巧一直是家庭治疗的基本组成部分。研究显示，病人最常抱怨并要求更换医生的理由包括：（1）医生不关心他，（2）医生没有做到倾听，以及（3）医生没有用简单易懂的方式进行解释（Desmond，1993）。类似地，治疗师也需要向来访者表达自己的关心和关注。

过去，家庭治疗师的工作焦点在于帮助家庭更有效率地行使功能，通常是通过改变他们的互动模式来得以实现。如今，新的家庭治疗师必须同时考虑成本效益、研究有效性和在"现实世界"中运用治疗的实际有效性、治疗授权的标准、治疗纲领、次数有限的治疗、医疗服务使用情况评审机制以及问责机制。医疗模式可能将会是跨学科的和生理—心理—社会模式的，因此家庭治疗师将会与其他专业人员一起来关心来访者的整体健康。新手家庭治疗师需要超越传统家庭治疗训练的边界，拓展自己的知识，对医疗服务形成的硬性要求有所了解，这都将对治疗师自身和他们的来访者有所帮助。

治疗领域的新兴趋势

尽管家庭治疗将会始终聚焦于以家庭为基础的治疗方式和生物—心理—社会模型，但是该领域也正受到更广泛的影响和整体变化的影响。在这部分，我们将阐述一些正影响着家庭治疗的重要力量。虽然这些领域在传统课程中没有被经常提及，但是我们相信它们将会影响到你们未来的临床工作。

循证治疗

前面已提及付费方和政府的兴趣在于支持经过研究证实有效的治疗

方法。医生和治疗师也有着同样的目标。这些目标在美国推动形成了一项运动。在任何健康相关学科，学者都倾向于支持循证治疗（Hunsley & Mash，2005; Mash & Hunsley，2005）。循证治疗指的是在做出治疗决定时，能够将坚实的研究证据与临床技能以及来访者利益进行有效的结合（Sackett，Strauss，Richardson，Rosenberg & Haynes，2000）。在第五章和第十章，我们已讨论过确定最佳治疗计划的过程并给出了具体的建议。循证家庭治疗包括功能家庭治疗、多系统家庭治疗、结构家庭治疗、认知行为夫妻治疗、情绪聚焦治疗等。循证治疗运动表明，未来的偿付机制将会与被证实对某一问题有效的循证治疗紧密结合。现今，问题的类型通常依据 DSM 诊断系统。

如果你对循证治疗的接触较少，你仍有机会去训练自己。除了我们在第十章"进行文献检索"部分所提及的步骤之外，网络上的培训模块也能够使你学到实施针对来访者问题的检索或是进行系统总结的基本技巧（ebbp.org/training.html）。此外，网络上也有许多循证治疗资源，包括会议报告、讨论小组以及专家讨论。本书的部分作者也曾就家庭治疗的循证治疗写过一本书《给临床医生的家庭治疗研究方法指南：循证实践的基础》（Clinicians's Guide to Research Methods in Family Therapy: Foundations of Evidence-Based Pratice, Williams et al., 2014）。

家庭治疗师对于循证治疗的局限性也有所顾虑（Patterson，Miller，Carnes & Wilson，2004; Williams, Patterson, Miller, 2006）。例如，治疗师或许会感到进行文献检索和综述占用的时间过多。另一顾虑在于丧失了根据来访者个体的环境选择与之匹配的治疗方法的自由性。部分治疗师认为循证治疗过于简化，而没有考虑到来访者生活的复杂性。心理治疗师并非唯一认为循证治疗存在局限性的人群。一位著名的医生曾说道："数据只能作为医生个人经验的补充……医生对于来自临床试验的'最佳'治疗方法是否适合病人的特殊需求和利益的知识也是如此"（Groopman，2007）。

尽管存在上述局限性，我们仍是相信公众和付费方将会越来越需要循证治疗。因此，学术期刊、专业组织以及政府机构都在建立网站来提供有关循证治疗的信息。他们已经为治疗师完成了耗时的文献综述工作，简明地对研究发现进行了总结并提出建议。第十章中提供了部分包含这些总结信息的网站地址。我们建议你熟悉这些信息，同时仍时刻关注来访者个体的需求和环境。

科技

在上一部分，我们已提到过你可以运用网上的资源来学习新的技巧。科技，特别是网络，已经改变了人们获取和运用信息的方式。此外，在线医疗——通过电话或网络实施的医疗护理——正在逐渐成为某些保险计划覆盖的福利内容。对于家庭治疗师和他们的来访者而言，网络提供了振奋人心的机会，但同时也具有一些风险性。

许多来访者会自己在网络上进行搜索，并且在初次治疗会谈中带来自己下载的有关他们问题的信息。然而，在对治疗方法进行搜索时，他们可能难以区分安全有效的治疗和江湖骗子的治疗。很多时候，我们的来访者会在网上搜索我们的名字或我们诊所的名字，因此他们在初次会谈之前就已经对我们有所了解。此外，有些治疗项目仅限网络提供，来访者与治疗师仅有的接触就是偶尔的电话联系。例如，"心境健身房"（MoodGym）就是其中一个在线抑郁治疗项目，有证据表明此类项目可以在没有治疗师的情况下运作良好（Haldane, 2006）。《纽约时报》上刊登的一篇文章阐述了在线治疗的优势。作者写道：

> 在线治疗……可以帮助到一些疾病缠身但无法参与线下治疗的来访者，包括附近没有治疗师、害怕被评价或是对治疗感到尴尬、工作不能请假或是对其而言治疗费用过高的情况。它使得人们可以把治疗揣在口袋里；凌晨两点用；不花钱或者花很少钱。（Rosenberg, 2015）

可供来访者和治疗师使用的数字资源越来越多，包括各种移动终端应用。部分在线治疗项目一步步带领来访者完成治疗过程，如使用 CBT 技术的焦虑治疗包。也有一些资源像是手机应用软件，可以下载到手机上，来访者坐在上班的公交车上时就可以进行冥想练习。

网络也会为来访者带来风险。来访者可能因为每天晚上都把时间花在看博客或网络聊天上而忽视了家人。他们可能在网上寻求色情作品以及其他高风险网站。来访者也可能从网络上获得关于他们问题或治疗方法的错误信息。

但另一方面，网络为我们提供了进行特定主题的文献搜索的快速通道。除了在第十章中提到的网站之外，家庭治疗师还可以利用许多网络资源。例如，谷歌学术（www.scholar.google.com）就是一个可以免费搜索多学科的大量学术文献的搜索引擎。政府支持的搜索引擎，例如 PubMed（www.pubmed.gov）和 MedLine，都免费提供了大量健康领域的文献。MedLine，是 PubMed 最大的组成部分，包含将近 5200 个美国杂志和 80 个其他国家的杂志。关于如何在 PubMed 中进行检索的免费指南可通过下面的网站获得：www.nlm.nih.gov/bsd/disted/pubmedtutorial。搜索某些政府机构的网站也会有所帮助，例如美国心理健康研究院（www.nimh.nih.gov）或是物质滥用和心理健康服务机构（www.sabhsa.gov）。其他数据库包括 Thomson 自然科学数据库（www.isiwebofknowledge.com）和 Wiley 数据库（www3.interscience.wiley.com）。许多杂志如今都会将所有的内容进行在线分享。其中部分资源需要付费索取，而部分则是免费的。

除使用搜索引擎之外，家庭治疗师还可以参加讲座和接受网络培训。除了之前提及的循证治疗培训，治疗师还可以通过美国马萨诸塞州医院精神病学会（www.mghcme.org）参加心理健康问题的现场讲座。只要登录就能获得免费的网络广播、视频和音频播客，以及专家在线讲坛。培训中心也会将讲座放上网。例如，家庭治疗师可以通过登录匹兹堡身心灵中心网站（pmbcii.psy.cmu.edu）观看关于婚姻在社会支持系统中扮演着独特角色的讲座。

治疗师也可以利用视频会议和其他新型交流工具。我们的同事使用

Skype 来为其他国家的家庭治疗师提供督导。新型科技所带来的一项最激动人心的优势是不需要亲身去到其他国家就能够与其他国家的家庭治疗师一起工作。远程会议和教学能够通过视频会议的方式得到实现。

医学和心理健康领域的创新者正在探索通过网络的方式提供服务，以及使用移动电话、短信息和邮件提醒的方式来进行健康宣传和预防。近期研究已经证明，电话治疗的脱落率低于传统治疗，并且部分来访者喜欢将新科技作为治疗的媒介是因为这些方式的便利性和匿名性（Mohr，Vella，Hart，Heckman & Simon，2008）。希望能够为农村地区来访者提供服务的家庭治疗师正在探索如何运用科技途径来实施治疗会谈（Bischoff，Hollist，Smith & Flack，2004）。今天，来访者可以找到愿意通过网络提供治疗的治疗师，同时部分治疗师也将新科技作为拓展其实践工作的方式。

然而，家庭治疗师需仔细考虑来访者的需要以及自己通过这种媒介提供治疗的能力。尽管新科技的使用与科技自身的发展速度几乎同样快，但是美国各州的法律和专业组织的规则和伦理纲领并没有达到同样的更新速度，至今仍没有国际性的指导纲领。通过网络或其他技术进行服务的家庭治疗师需要在达成治疗协议之前了解相关法律和监管规则，同时包括自己所在州的和来访者居住地的相关政策。治疗师也需要仔细考虑运用新科技提供服务的局限性，并在实施治疗前接受恰当的培训。

全球化

全球化是一种将会对未来的家庭治疗产生广泛影响的趋势，同时它也将激励家庭治疗师努力让自己在处理文化多样性、经济差异以及性别差异等问题上更有胜任力（Keeling & Piercy，2007）。2007 年，《柳叶刀》（*Lancet*），著名英国医学期刊，刊登了一系列文章讨论以前没有心理健康服务的国家对于心理健康服务的需求。世界银行依据国民生产总值（gross domestic product，简称 GDP）进行界定，此类国家通常归于低或中收入国家。目前，世界范围内，关于在先前没有心理健康服务的国家建立、实施以及支付心理健康服务的倡议正在不断产生。家庭治疗师也正在全球社区中提供服务（Crane, 2013; Patel et al., 2007, 2013; Patel & Saxena, 2014; Patterson, Edwards, & Vakili, 2017; Prince et al., 2007; Saxena, Thornicroft, Knapp, & Whiteford, 2007; Underhill, 2007）。

　　家庭治疗的全球化带来了一些重要的问题。在不同的社会，性别角色、对于不同家庭形式的观点以及对于家庭的精确定义都与美国标准有所不同。例如，在许多国家，当来访者提及家庭时，他们指的是大家庭而非核心家庭。更甚者，治疗诸如抑郁症或注意缺陷多动障碍的心理健康服务机构在许多国家是不存在的。此外，在许多文化实践中，"重复发作的地点特异性的异常行为模式……或许是也或许不是与特定的 DSM 诊断标准相关的"（American Psychiatric Association，2000）。换句话说，文化差异与心理障碍之间的界限并不清晰。全球化的不断加剧意味着文化对于心理健康服务的影响变得越来越重要。

　　普遍来说，美国之外的家庭治疗师通常存在于发达国家。尽管美国之外的多个国家都有由美国婚姻和家庭治疗协会认证的督导师，但是大部分都集中在欧洲或中国香港。专业组织，例如国际家庭治疗协会（www.ifta-familytherapy.org）、欧洲家庭治疗协会（www.europeanfamilytherapy.eu）、亚洲区域性家庭专业组织以及亚洲地区家庭研究所联合社团（www.cifa-net.org），正在建立他们自己的家庭治疗专业人员团体。此外，许多地区都创建了自己的家庭治疗杂志，例如《澳洲和新西兰家庭治疗杂志》（*Australia and New Zealand Journal of Family Therapy*，www.anzjft.com）、《英国家庭治疗杂志》（*Journal of Family Therapy in the United Kingdom*，www.aft.org.uk）。

　　除了关注自己国家的性别、经济差异以及文化多样性问题之外，家庭治疗师正在将焦点拓展到全球的家庭和他们的困难上。在会两种语言的前提下，使用网络进行教学或督导、跨文化的交换教学以及阅读关于家庭及其处境的国际性文献，都是了解家庭治疗领域全球化问题的有效方式。

　　家庭治疗领域有着大量的全球化的努力尝试。一项在中国香港的家庭治疗培训项目通过视频会议的方式与在中国台湾的一项培训项目共同进行了现场小组督导。日本的同事将一本流行的英文家庭治疗书籍翻译成日语。来自国际家庭治疗协会的同事设立了一个自愿者项目，将知名的治疗师派遣至发展中国家的机构中去工作。来自澳大利亚、以色列以及其他国家的同事在美国的杂志上发表他们的研究。某所大学将他们家庭治疗方向的一组学生带到亚洲，参加家庭治疗的会议。美国的家庭治疗项目在讨论与亚洲和欧洲家庭治疗机构共同培训并提供共同学位的可能性。相关人员进行着关于颁发国际认证的家庭治疗证书的讨论。

在未来的日子里，越来越多的国家将会发展出自己的家庭治疗项目并建立自己独特的培训项目和模式。未来的家庭治疗师需要在梳理出家庭的共同特征的同时会立即看到区域性的差异。种族、性别、文化以及阶层等因素对于家庭成员心理健康状态的影响将会变得更为复杂。全球化的复杂性在为家庭治疗带来更多挑战的同时，也将会使家庭治疗师这项事业变得更为有趣。

基因和神经科学

对于家庭治疗师而言，学科间正在发生的最为激动人心的趋势就是与传统意义的生物学和其他自然科学的结合。基因和神经科学的研究为我们提供了对于复杂问题的新理解。与其他心理健康方向相同，家庭治疗师在评估来访者问题时需要关注可观察到的体征，并依赖于来访者报告的症状。这就意味着来访者在问题发展稳定之前通常是无法接受治疗的。家庭治疗师，与其他医疗专业人员相同，更为关注治疗，而非预防。而仅仅关注治疗是一件令人感到挫败的事情，因为多数家庭治疗师都有关于人类发展的丰富的背景知识，同时也清楚家庭互动的有力影响。那么对于家庭治疗师而言，有没有可能尽早地进行干预，赶在问题和疾病造成残疾和严重痛苦之前？

近期在神经科学和基因研究方面的进展指出，潜在的生物学因素是人类痛苦的强大根源。然而，同样的研究也显示出，生物学因素并非无法逃避的命运。事实上，对于多数（但是不是全部）心理疾病而言，个体的基因只是病因学的一个部分。一位来自斯坦福大学的生物学和神经学教授曾对先天和后天之间的古老争论进行了如下的总结：

> 基因并不决定行为。有时，他们影响行为……基因影响行为，环境影响行为，同时基因和环境之间有着交互作用……基因对于有机体的作用通常会随着环境的改变而改变，而环境的作用也会随着有机体基因构成的改变而改变。（Sapolsky，2005）

神经科学的研究也开始阐述我们对于心理障碍的理解。例如，神经科学研究指出，大脑的可变性远比科学家曾经认为的更强。大脑的可塑性和成人大脑继续制造新的神经元的事实为人们带来了改变环境（例如，创造支持性的、充满爱的家庭环境）能够影响家庭成员个体生物因素的希望。神经科学家在探索后天因素的影响，或是环境塑造基因表达的方式。其中最为有趣的关于环境塑造生物的研究基于依恋理论，叫作人际神经生物学（Schore，2003a，2003b，2005; Siegal，1999，2007）。简单地说，这部分研究显示，一个人的大脑在接受到来自温暖的养育者的爱和滋养时，发育状态最佳。

正如在第九章中所述的，基因和神经科学的研究也正在改变我们对于心理疾病的看法。许多在过去基于症状和体征被视为一种疾病的 DSM 障碍可能是多种障碍。新的研究结果告诉我们，心理疾病是基因障碍（受到环境或表观遗传的影响）、大脑障碍以及发展性障碍（Insel, 2014）。根本上，即便一个人有某种疾病的基因倾向，随着年龄的增长，这个疾病的症状可能出现也可能不出现。Sapolsky（2017）识别了多种决定行为的影响因素。

其他的结果显示，早期干预能够带来个体发育的重要改变。在动物研究中，接受母鼠舔舐（依恋行为）的幼鼠在成年期能够发展出强大的抗压能力，并且科学家已经找到了大脑内负责依恋行为和压力调节机制的神经通路（Insel & Quirion, 2005）。更简单地说，研究显示，"一起被激活的神经元，将会串联在一起"（Hebb, 1949）。相同的情况也发生在家庭治疗领域，主要关注家庭对儿童层出不穷的心理疾病的影响作用。例如，在儿童双相障碍的研究中，"激发理论"认为，相对于后期的躁狂发作，首次躁狂发作与重大应激事件的相关关系更大，这就提示着应激事件可能改变并且强化了中枢神经系统的通路，因此未来的躁狂发作就不再需要外在刺激的存在。为了防止儿童的大脑变得越发敏感，同时或许能够预防首次躁狂发作，研究者正在探索家庭治疗是否能够帮助孩子抵抗双相障碍的基因易感性（Egan, 2008）。在基因和神经科学的研究解释清楚生物和环境交互作用的通路之前，家庭治疗师不能只是等待。相反，我们可以开始应用当下对于家庭如何影响心理健康的理解，来帮助家庭创造支持性的养育环境，减少应激和负性事件的影响。

神经科学和基因学的多数研究仍处于兴起阶段。然而，作为家庭互动和家庭发展过程方面的专家，家庭治疗师会在未来拥有激动人心的机会。尽管有些心理疾病仍然难以用心理社会的干预手段进行治疗，但是多数心理健康问题可以通过创造健康的家庭来得以改善，特别是支持、滋养年轻成员的家庭。通过这种方式，家庭治疗师或许可以成为预防工作的促进者，而不仅是提供治疗。在关注成本效益的医疗体系文化中，在家庭背景下影响儿童和青少年具有重大意义——特别是研究已表明，多数心理健康问题起于儿童和青少年期。在理解健康的家庭对儿童健康发展的重要性方面做出贡献是家庭治疗师工作的一项附加价值（Patterson & Vakili, 2014）。

身为治疗师的责任和获益

作为治疗师的工作具有丰富的意义感。对于治疗师而言，能够分享来访者的学习和不断增长的理解就是最好的奖励。弗吉尼亚·萨提亚

（1967）将与来访者之间的这种联结视为她能提供的最好的礼物。治疗师还可以获取自我成长和终身学习的机会。然而，尽管专业需要治疗师照顾好他人，但是他们也需要照顾好自己。

或许，多数治疗师在维持其工作有效性上面临的最大的困扰就是职业倦怠。倦怠包含三个方面：情绪耗竭、去人格化以及个人成就感降低（Maslach, 1993）。情绪耗竭指的是疲惫和枯竭的感觉。这会导致共情耗竭。去人格化指的是一种消极的或怀疑的态度，与类似"我不确定治疗到底有没有用，有没有帮助"这样的想法相关。这种厌倦感、自我怀疑以及负面自我评价的产生可能源于对于他人痛苦和折磨的认同和代入。

因此，不时有这些感受是正常的，特别是人们常对治疗的有效性产生质疑。治疗进程会因许多无法控制的变量而变得模糊不清。来访者的动机各不相同，还有许多外部因素，无论是生理上的、心理上的、还是 / 或是社会因素上的，会对治疗结果产生影响。了解这一点就能有所帮助，但是自我怀疑还是会在没有预料到的时刻渗入进来，给治疗师带来紧张和焦虑感。来自同事或督导师的帮助往往是治疗师焦虑的最佳解药。

治疗师的个人和职业发展旅程

在学生硕士毕业时，我们会问他们一个问题，你认为五年后的自己会在哪里。部分学生回答可能在从事一份很好的工作，部分则回答可能会就读于博士项目，并且几乎所有人都希望能够有机会从事治疗工作。家庭治疗师任职于公共和私人部门的机会在不断增加。可以发现，该领域的工作包括临床工作、管理、咨询、教学以及作为行政官员。

许多治疗师服务于多种机构。治疗师在机构、学校或研究所兼职，并且同时进行私人开业的情况并不罕见。教学和咨询工作对于专业领域的同事很有帮助，同时为自己带来接触该领域新观点的机会。多数治疗师非常享受工作中的多样性，并且在安排工作任务和时间表方面享有相当的自由度。接触拥有不同生活经历和各种背景的来访者也会使治疗师的生活更加丰富多彩。

在毕业时，我们还会问学生另一个问题，想一想自己的生活，想要如何平衡自己的个人和职业目标。我们与他们分享了这些年来我们的部分目标，并且问他们有哪些内容是他们希望自己在开始接受培训时就知道的。这里是他们提到的部分内容：

> "我都不知道在研究生阶段会带出这么多我与自己家庭的纠缠。我希望我能够更早开始我的个人体验。"

> "在研究生阶段学习家庭治疗并进行临床培训时，我投入了比读本科时更多的情感。"

> "有良好的工作环境比什么都重要。我愿意接受一份报酬更低的工作，只要它能让我感到有价值并且受到支持。"

> "我认识到如果你不爱这份工作那么从事这份工作就毫无意义，因为你在很长的日子里就将是一名治疗师。此外，我还认识到作为治疗师是一种生活方式，不仅仅是一份工作，因为我将和一群需求不会在五点钟结束的人们一起工作。"

> "钱和工资很重要。在我开始研究生学业时，我从未考虑过未来的收入。现在，我面临着偿付学业贷款和养活家庭的压力，我非常关心是否能够找到一份薪资较高的工作。"

> "找时间照料自己并且不要让来访者占据整个生活非常重要。最初，我感到被来访者的需求所淹没，以至于不能够为自己留出时间。最终我意识到如果我想要长期从事这份职业，那么我必须能够从来访者那里解脱出来。"

> "从根本来讲，我与自己家庭和朋友的关系是我生活中最为重要的部分。刚开始时，我不可避免地忽视了我的家庭和朋友，因为我过于关注来访者的需求。随着时间流逝，我意识到如果不能和自己爱的人在一起，那么我终将不会快乐。"

治疗师身份的一个独特方面是个人生活和职业生活的融合。治疗师需要清楚自身的个人界线，并且清楚他们的个人生活会如何影响他们的工作。此外，多数治疗师已经了解到他们的专业工作会对个人生活中的选择产生影响。

小 结

"我极少听到我的同事抱怨自己的生活缺乏意义。治疗师的生活是一种服务他人的生活"（Yalom，2002）。这份职业为治疗师提供了不断从他人身上学习、自我反思的机会。每一次进行治疗工作就像是展开新的一天。多数治疗师都非常依赖他们的洞察力。相信自己对于事物的感受，同时帮助他人为其经历赋予意义，这是一项具有创造性的挑战。对于许多治疗师而言，服务他人和寻找意义的人生加上需要不断有创造性地应对新问题的挑战，使得治疗师值得为其工作中的任何压力而付出努力。

参考文献 *

Achenbach, T. (2008). Assessment, diagnosis, nosology, and taxonomy of child and adolescent psychopathology. In M. Hersen & A. M. Gross (Eds.), *Handbook of clinical psychology: Vol. 2. Children and adolescents* (pp. 429-457). Hoboken, NJ: Wiley.

Adler, L. D., Slootsky, V., Griffith, J. L., & Khin Khin, E. (2016). Teaching the fundamentals of the Risk Assessment Interview to clinicians. *Psychiatric Annals, 46(*5), 293-297.

Ahrons, C. R. (1994). *The good divorce.* New York: HarperCollins.

Ahrons, C. R. (2007). Family ties after divorce: Long-term implications for children. *Family Process, 46,* 53-65.

Ahrons, C. R, & Rodgers, R. H. (1987). *Divorcedfamilies: A multidisciplinary view.* New York: Norton.

Alexander, J. E, Holtzworth-Munroe, A., & Jameson, P. (1994). The process and outcome of marital and family therapy: Research review and evaluation. In A. Bergin & A. Garfield (Eds.), *Handbook of psychotherapy and behavior change* (pp. 595-630). New York: Wiley.

Alexander, J. F., & Sexton, T. L. (2002). Functional family therapy: A model for treating high risk, acting out youth. In F. W. Kaslow (Ed.), *Comprehensive handbook of psychotherapy: Vol. 4. Integrative/eclectic* (pp. 111-132). New York: Wiley.

American Psychiatric Association. (2000). *Diagnostic and statistical manual of mental disorders* (4th ed., text rev.). Washington, DC: Author.

American Psychiatric Association. (2013). *Diagnostic and statistical manual of mental disorders* (5th ed.). Arlington, VA: Author.

Amstadter, A. (2008). Emotion regulation and anxiety disorders. *Journal of Anxiety Disorders, 22(2),* 211-221.

---

* 为了环保，也为了节省您的购书开支，本书参考文献不在此一一列出。如果您需要完整的参考文献，请通过电子邮箱 1012305542@qq.com 联系下载，或者登录 www.wqedu.com 下载。您在下载中遇到问题，可拨打 010-65181109 咨询。

Anandarajah, G., & Hight, E. (2001). Spirituality and medical practice: Using the HOPE questions as a practice tool for spiritual assessment. *American Family Physician, 63,* 81-89.

Anderson, C. M. (2003). The diversity, strength, and challenges of single-parent households. In F. Walsh (Ed.), *Normal family processes* (3rd ed., pp. 121-152). New York: Guilford Press.

Anderson, C. M., & Stewart, S. (1983). *Mastering resistance: A practical guide to family therapy.* New York: Guilford Press.

Arean, P. A., Perri, M. G., Nezu, A. M., Schein, R. L., Christopher, F., & Joseph, T. X. (1993). Comparative effectiveness of social problem-solving therapy and reminiscence therapy as treatments for depression in older adults. *Journal of Consulting and Clinical Psychology, 61,* 1003-1010.

Arean, P. A., Raue, P., Mackin, R. S., Kanellopoulos, D., McCulloch, C., & Alexo poulos, G. S. (2010). Problem-solving therapy and supportive therapy in older adults with major depression and executive dysfunction. *American Journal of Psychiatry, 167,* 1391-1398.

Arkowitz, H., Westra, H. A., Miller, W. R, & Rollnick, R. (Eds.). (2008). *Motivational interviewing in the treatment of psychological problems.* New York: Guilford Press.

Ayers, C. R, Sorrell, J. T., Thorp, S. R, & Wetherell, J. L. (2007). Evidence- based psychological treatments for late-life anxiety. *Psychological Aging, 22,* 8-17.

Ayers, M. M., & Haddock, S. A. (2009). Therapists' approaches in working with heterosexual couples struggling with male partners' online sexual behavior. *Sexual Addiction and Compulsivity, 16,* 55-78.

Baldwin, S. A., Wampold, B. E., & Imel, 2. E. (2007). Untangling the alliance- outcome correlation: Exploring the relative importance of therapist and patient variability in the alliance. *Journal of Consulting and Clinical Psychology, 75,* 842-852.

Bandler, R., & Grinder, J. (1982). *Reframing.* Moab, UT: Real People Press.

Barrett, M. S., Chua, W., Crits-Christoph, P., Gibbons, M. B., & Thompson, D. (2008). Early withdrawal from mental health treatment: Implications for psychotherapy practice. *Psychotherapy: Theory, Research, Practice, Training, 45,* 247-267.

Baruchin, A. (2008, May 22). Nature, nurture and attention deficit. *New York Times.* Retrieved from *health.nytimes.com/ref/health/healthguide/esnadhd-expert. html.*

Baucom, D. H., Hahlweg, K., & Kuschel, A. (2003). Are waiting-list control groups needed in future marital therapy outcome research? *Behavior Therapy, 34,* 179-188.

Beach, S., & Gupta, M. (2005). Understanding and treating depression in couples. *Journal of Family Psychotherapy, 16(3),* 69-83.

Beach, S., & Gupta, M. (2006). Directive and nondirective spousal support: Dif-ferential effects? *Journal of Marital and Family Therapy, 32(4),* 465-477.

Beach, S., & Jones, D. (2002). Marital and family therapy for depression in adults. In I. H. Gotlib & C. L. Hammen (Eds.), *Handbook of depression* (pp. 422-440). New York: Guilford Press.

Beach, S. R. H., Wambold, M., Kaslow, N., Hegman, R, First, M., Underwood, L., et al. (2006). *Relational process and DSM-V.* Washington, DC: American Psychiatric Association.

Beach, S. R. H., & Whisman, M. A. (2012). Affective disorders .*Journal of Marital Family Therapy, 38(1),* 201-219.